U0308600

名医馆

悟岐黄之道
疗五官之疾

刘大新教授学术探源

刘大新 主编

中国中医药出版社
·北京·

图书在版编目（CIP）数据

悟岐黄之道，疗五官之疾：刘大新教授学术探源 / 刘大新主编 . —北京：中国中医药出版社，2018.4
ISBN 978 - 7 - 5132 - 4422 - 0

Ⅰ . ①悟… Ⅱ . ①刘… Ⅲ . ①耳鼻咽喉病—中医临床—经验—中国—现代 Ⅳ . ① R276.1

中国版本图书馆 CIP 数据核字（2017）第 219669 号

中国中医药出版社出版
北京市朝阳区北三环东路 28 号易亨大厦 16 层
邮政编码 100013
传真 010-64405750
山东百润本色印刷有限公司印刷
各地新华书店经销

开本 880×1230 1/32 印张 12.25 字数 276 千字
2018 年 4 月第 1 版 2018 年 4 月第 1 次印刷
书号 ISBN 978 - 7 - 5132 - 4422 - 0

定价 59.00 元
网址 www.cptcm.com

社 长 热 线 010-64405720
购 书 热 线 010-89535836
维 权 打 假 010-64405753

微信服务号 zgzyycbs
微商城网址 https://kdt.im/LIdUGr
官方微博 http://e.weibo.com/cptcm
天猫旗舰店网址 https://zgzyycbs.tmall.com

如有印装质量问题请与本社出版部联系（010-64405510）
版权专有 侵权必究

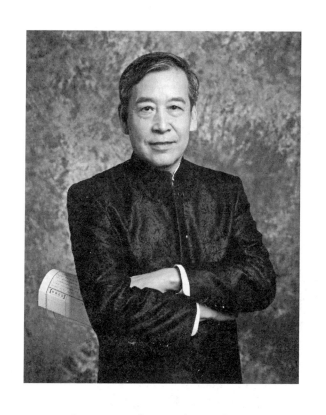

传承岐黄，精进求实
情存慈悲，心求思智
谦以养德，廉以立身
终生谨记，大医精诚

内容提要

  本书为刘大新老师从医 40 余载所形成之学术观点及临床经验的总结与阐述。全书内容分医理、医案、医林拾露三大部分，从不同方面介绍了刘大新老师丰富的学术见解与经验，展现了其摒弃固有观念，真正建立中医思维的思想创新；阐述了其重视"主观病因"，注重分析患者性格、心理、情绪等因素，同时重视心理疏导的临床理念；强调根据当代患者体质特点，应重视顾护脾胃，而不滥用滋阴清热寒凉之品的用药观；渗透了其建立中医思维须以文化修养为基础，要与文化相适应的医学人文观点。全书内容丰富，语言精练，体现了一位中医临床大家独特的临证治学理念，非常值得中青年医师学习参考。

编委会

主　编　刘大新

副主编　陈　灼　崔鲁佳

编　委（以参编内容多少为序）

　　　　孙　静　李　红　陈　灼　刘娇媚

　　　　崔鲁佳　申　琪　魏　然　丁　雷

　　　　李诗梦　王冬梅

自序一

昔《黄帝内经》叹曰："上古之人，其知道者，法于阴阳，和于术数，食饮有节，起居有常，不妄作劳……"《伤寒杂病论》张机自序："怪当今居世之士，曾不留神医药，精究方术……但竟逐荣势，企踵权豪，孜孜汲汲，唯名利是务。"可见为民者，妄劳而极欲，为医者唯利而是图，谈何养生救人之道？

今之医者，解多少"毉"意？子曰："人而无恒，不可以作巫医。"可见巫所以交鬼神，医所以托死生，无恒之人何足任此。更有自古巫彭始做医尔。

何为疾？何为病？何为患？何为辨证？今见证不辨，但见技巧，以管窥豹，望瘿除瘿，望瘰祛瘰，不究其因，割丰扫尘，争当下工，以为治病，自喻圣明。借问，无患何医？无病何药？以患为师，无为而治，临证无我见而从证者，方为良医。

当代中医，分科为专，貌似精深，实则坐井。临证之时，只见其状，少虑其因，谈何辨证？古善战者，皆晓兵法，医病医国，同出一理。《国语》"上医医国，其次疾人"，是之谓也。而今却鲜承古诲，以西诠中，以今衡古，以有形妄无形，洋洋自鸣科学，实则一叶障目。

事有因果，病有源头。若遵古论，审病求因，无疑可陈。今见医家，思有偏颇，以执为念，以偏为验，不知病有二因。二因者，一因谓客，一因谓主。何为客？病症、病位、病因、病机为客，如树之果。何为主？禀赋、德行、好恶、天时、地利为主，如树之籽。籽可果可不果，缘机使然。愚之所见，万物皆藏病因。能悟者，用药如钥；不悟者，用药如锤。

今书中所述，一己之谈，不足为真。所云者切，有感而发。

刘大新

2017 年 5 月

自序二

　　我与中医之缘似始于幼年，家中一本小人书——《扁鹊》，是我四五岁时经常翻看的读物，至今记忆犹新。童年每与邻家同龄人玩耍，我经常扮作医生，号脉诊病。少年当学之时，恰遇时局动荡，小学毕业后便赋闲在家，很少参加社会活动，倒是把家中书籍看了个遍，其中包括兄姐们的中学课本，我基础学历仅是小学而已。随后便是五年"北大荒"下乡生活。那时岁月蹉跎，生活艰苦，也是一种历练，使我平添了"没有克服不了的困难"的精神。20世纪70年代初，大学恢复招生，我便萌生了上学的愿望，后来几经周折才进入北京中医学院。由于学习机会来之不易，学习上真可谓如饥似渴，起早贪晚，读写背念，恨不能把知识都吃进肚子。当时倡导"开门办学"，使我受益匪浅。老师们无不尽心尽力，与学生同吃同住同学习。我跟随指导老师刘渡舟，上午出诊看病，下午课堂学习，晚上聆听讲座。如此半年之久，亲睹不少患者经刘老治疗而愈。对我启发最大的是他熟读经典又能灵活运用之"灵感"，这些奠定了我对中医思维的认识及兴趣。老师半夜起身打坐和喜吃肥肉的情景至今仍历历在目。我也曾一时得到老师青睐，毕业时将我留到学校伤寒教研室，但最终还是服从组织分派，到了东直门医院耳鼻喉科。

　　从事耳鼻咽喉专业伊始，认为该专业所涉只不过是些局部疾病，日久才认识到耳鼻咽喉之患无不与五脏六腑相关，于是潜下心来，饱读专业书籍，努力掌握西医之技，深入体味中医之法。四十年来，归纳了哪些属于中医优势病种，而中医对于诊治哪些疾病已无优势，也在理论和技术方面提出些许个人见解。尤其近十余年，与全国同道促膝交流，每每收获不小，更开阔了眼界。

随着对中医思想的深入理解，自己对中医临床、中医教学、中医科研现状的疑问和困惑也日渐增多。作为中医人，多希望同道们能真正传承这门传统医学，发掘先贤对生命未知的理解与深藏的智慧和技术。然而，每每感到个人所能极微，正如庄子所言："汝不知夫螳螂乎，怒其臂以当车辙，不知其不胜任也。"

在茫茫传统中医学海洋里，我常常感到自己的渺小与孤独，从不敢提什么个人学术思想。书中所述，充其量算是一点从医感受或学术观点。此次由门生整理内容，汇集成册，其实只是完成一项任务，但愿有那么几页或几行对读者有一点参考价值。

最后还要竭力呐喊：中医人要自强不息，脚踏实地，努力精进，传承岐黄，谨守大医精诚。

刘大新

2017 年 5 月

刘大新语录

学习：学技务深，求知悟道。

临证：以患为师，无为而治。

辨证：洞察病因，不偏不倚。

施治：沿袭古法，人病同治。

用药：排兵布阵，以药为钥。

医患：感同身受，亲疏同待。

教学：在学习中寻找兴趣，在兴趣中深入学习。

自勉：情存慈悲，心求思智，谦以养德，廉以立身。

前　言

　　刘大新，主任医师、教授、博士生导师，1978年毕业于北京中医学院（现北京中医药大学）中医系，毕业后一直从事临床医疗及教学工作，至今已40余载，历任北京中医药大学东直门医院及东方医院耳鼻喉科主任及教研室主任。刘老师数十年如一日，孜孜不倦，精益求精。

　　刘大新老师以其低调谦和的个人作风、深厚广博的文化底蕴、认真严谨的工作态度，深受同行敬重与爱戴，先后获得各类奖项、称号，但他能够记住的只有一个，就是2011年经学生投票选出、全校仅有四名之"我最喜爱的教师"奖。近年还有北京市教书育人先进个人奖（2011）、北京中医药大学东方医院科研工作集体奖（2012）、北京中医药大学第二临床医院优秀教师（2012—2013年度）、第二届岐黄中医药基金传承发展奖·优秀指导老师（2015）、2015年度岐黄中医药基金传承发展奖等。在专业领域执掌学术引导作用，担任国家中医药管理局重点专科学术带头人、国家中医药管理局重点学科学术带头人、北京市中医耳鼻喉科学诊疗中心学术带头人。十年来，历任中国中医药标准化委员会委员，中国中医药名词术语委员会委员，中华中医药学会耳鼻喉科分会主任委员，中华中医药学会耳鼻喉科分会名誉主任委员，世界中医药学会联合会耳鼻喉口腔科专业委员副会长，中国中药协会药物临床评价研究专业委员会副主任委员，北京中西医结合学会理事兼耳鼻喉科专业委员会主任委员，北京市住院医师规范化培训中医五官科专科委员会主任委员等。

刘大新老师近十年来在全国中医耳鼻喉科专业发展上做出了卓越贡献。2006年，他担任中华中医药学会耳鼻喉科分会主任委员。在此之前，全国中医耳鼻喉科专业学术开展较为滞后，仅有一个重点专科单位。刘老师经过八年努力，不遗余力地在各种适当场合宣传耳鼻喉科专业特点，呼吁专科重要性，争取上级领导及主管部门重视，大大促进了全国各地中医耳鼻喉科专业发展。目前全国共有国家中医药管理局耳鼻喉重点专科36家、重点学科11家、国家级重点学科3家。每年一度的全国学术交流会从2005年只有几十人参加，发展到目前700余人参会。在中医标准化建设、科技成果评审、新药评价等领域都有耳鼻喉科专家参与，并发挥积极作用。中医耳鼻喉科专业从一个原来鲜为人知、不受重视的"小科"，成为一个迅速发展、技术创新、中医优势特色突出的专业。蓬勃发展的中医耳鼻喉科专业在全国各地起着越来越重要的作用。在继承中医专科特色技术方面，刘老师努力研究，不断改进技术并广泛应用于临床，如：①创新推广鼻丘割治法治疗过敏性鼻炎技术。本项目已经纳入"国家中医药管理局中医适宜技术推广项目"，目前已经完成全国10家医院260例验证工作。②辨证分型"咽炎贴"治疗慢性咽炎技术。此技术已经应用十余年，并推广到北京地区基层医院。③电针刺激听宫穴治疗神经性耳鸣技术。十余年来，每年接受本技术治疗的患者达

8000 余人次。④穴位贴敷治疗过敏性鼻炎技术。这些技术在中医耳鼻喉临床治疗中起到了积极作用。

虽然是从事耳鼻咽喉专科工作，但刘老师始终强调"中医无小科"，坚持以中医思维指导临床实践，他文化底蕴深厚，其成就深得同行认可，深受晚辈崇敬。在数十年临床实践中，刘老师提出"以患为师，无为而治""两因学说""今之虚非古之虚""肾虚不是当代耳鸣主要病因""咽部异物感不等于梅核气"等观点，并考证"古今喉痹之差异"，提出"虚证喉痹治从脾胃"的学术理论。指出了既往专业书籍"'喉痹'一词最早见于《五十二病方》"的论述不够准确，考证了从明清开始，中医有了"急喉痹、慢喉痹"的认识和记载，并将其纳入行业标准及教科书中。

此次将刘大新老师数十年临床经验及独到的学术观点加以阐述，整理成册，与广大中医学者及相关专业人士共同探讨，亦是为了推动中医事业发展，传承中医文化。本书分为三卷，上卷主要论述刘老师的学术观点及临床经验，中卷为临床验案举隅，下卷为刘老师亲自摘录、汇集、整理的耳鼻咽喉相关古籍论述。

本书编委会
2017 年 5 月

目　录

上卷　医理"新"悟

医理篇——悟岐黄之道………………………………………… 003

学术渊源概述………………………………………………… 005

　勤于学，敏于思，奠定扎实基础……………………………… 005

　勤于实践，辛勤耕耘，取得令人瞩目的成就………………… 006

　仁心仁术，医德高尚…………………………………………… 007

　博学精思，诲人不倦…………………………………………… 008

　学术渊源………………………………………………………… 009

以患为师，无为而治………………………………………… 015

　以患为师………………………………………………………… 015

　无为而治………………………………………………………… 022

　浅析老子"无为"思想及其与中医学的渊源………………… 027

两因学说……………………………………………………… 034

　七情内伤………………………………………………………… 035

　欲与郁…………………………………………………………… 037

性格与德行 ………………………………………… 039

万事万物皆藏病因 ………………………………… 041

古今虚证之差异与补法 ………………………… 044

饮食之异 …………………………………………… 044

劳作之异 …………………………………………… 046

寒暑之异 …………………………………………… 046

论补 ………………………………………………… 050

文化修养是中医思维基础 …………………… 052

急症勿忘扶正 …………………………………… 062

基础理论识急症，掌握病机为根本 …………… 062

建立中医辨证思维，发挥中医优势 …………… 065

当代正虚特点 ……………………………………… 066

中西互补明确诊治要点，扶正注重免疫事半功倍……… 067

从《内经》思考当代人的生活方式 ………… 070

《内经》中的情绪保健 …………………………… 070

《内经》中的睡眠保健 …………………………… 072

《内经》中的病由心生、治病治心观点 ……… 076

从功能角度把握生命规律 …………………… 079

《内经》研究五脏的方法 ………………………… 079

多角度五脏观 ……………………………………… 081

中医传承发展中的"动态观" ……………… 084

哲学层面 …………………………………………… 084

管理层面 …………………………………………… 085

学术层面 …………………………………………… 085

五官篇——疗五官之疾 ……………………………………… 087

耳部 ……………………………………………………………… 089

　当代耳聋耳鸣不全责之于肾 …………………………………… 089

　突发性耳聋辨证论治经验 ……………………………………… 094

　从风痰论治眩晕临床经验 ……………………………………… 096

　隐结构模型客观评估耳鸣证型分布规律 …………………… 099

鼻部 ……………………………………………………………… 115

　鼻鼽治宜固本祛风 ……………………………………………… 115

　鼻渊分型论治经验 ……………………………………………… 120

　益气活血通窍治疗鼻窒 ………………………………………… 122

　玉屏风散合小青龙汤加减治疗"过敏性鼻炎哮喘综合征"

　　临床研究 ……………………………………………………… 124

咽喉部 …………………………………………………………… 160

　咽异感症不等同于梅核气 ……………………………………… 160

　重新考证喉痹含义 ……………………………………………… 161

　喉痹的沿革及现代教材中喉痹的概念内涵 ………………… 162

　虚证喉痹从脾胃论治 …………………………………………… 169

　鼾症从脾主肌肉论治 …………………………………………… 170

　喉喑分型论治经验 ……………………………………………… 171

其他 ……………………………………………………………… 176

　温阳化饮治疗过敏性哮喘 ……………………………………… 176

　从肝郁痰凝论治甲状腺结节 …………………………………… 178

　疏肝健脾治疗舌痛 ……………………………………………… 178

　肠易激综合征治疗应重视疏肝 ………………………………… 179

验方篇 ··· 181

　　耳鼻咽喉相关疾病验方举隅 ·· 183

　　验方应用详解 ·· 190

　　特色茶饮方 ·· 196

中卷　医案小注

耳鸣耳聋 ··· 201

眩晕 ·· 211

耳部其他疾病 ·· 222

鼻衄 ·· 227

鼻渊 ·· 240

鼻部其他疾病 ·· 249

喉痹 ·· 254

喉喑 ·· 268

咽喉部其他疾病 ··· 280

下卷　医林拾露

中医古籍对耳鼻咽喉论述记载摘录 ·· 291

　　耳部相关论述摘录 ··· 291

　　耳部疾病相关论述摘录 ··· 296

　　耳鸣耳聋相关论述摘录 ··· 304

　　眩晕相关论述摘录 ··· 311

　　鼻部相关论述摘录 ··· 317

　　鼻部疾病相关论述摘录 ··· 324

咽喉相关论述摘录 ·· 337

咽喉疾病相关论述摘录 ································· 342

附　录

刘老师对师承学生的要求 ····························· 363

上卷
医理『新』悟

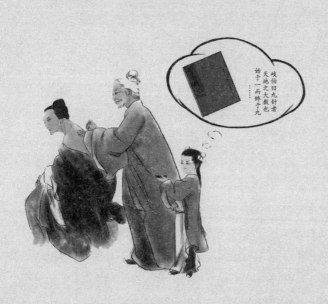

岐伯曰九针者
天地之大数也
始于一而终于九

医理篇

——悟岐黄之道

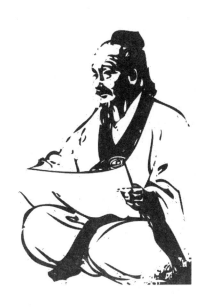

学术渊源概述

勤于学，敏于思，奠定扎实基础

1953年3月，刘老师出生在一个中国传统家庭，从小接受文化熏陶，自幼诵读古诗、练习书法、爱好音律。尽管20世纪六七十年代曾一度中断学业，但那段时间他阅读了家中不少书籍，并自学了部分中学课本，这些都为他以后学习中医打下了基础。1969年，他16岁下乡到"北大荒"历练五年，艰苦生活使他对社会和人生有了深刻认识，锻炼出了刻苦、坚持、奋进的精神。1974年，刘老师进入北京中医学院中医系学习，在校期间如饥似渴地汲取中医知识，废寝忘食地参加医疗实践，曾先后接受过刘渡舟、任应秋、程世德、王绵之、杨甲三、董建华等中医药大家的理论教学和临床带教，这些老师的教诲对他学术思想的形成产生了十分重要的影响。经过三年半刻苦努力的学习生活，他以优异成绩毕业。刘渡舟教授对其青睐有加，将其留在学校伤寒教研室。但因他在临床实习中积极表现，得到多个科室的重视，后经耳鼻喉科主任力争，最终留到东直门医院耳鼻喉科。工作两年后即被送到北医三院进修西医，他专心致志、孜孜不倦地学习理论，临床上潜心实践，努力掌握专科技术操作。这段时间里，他的西医基础理论和临床能力都得到较大提高。他虽是中医专业学生，但在众多与其同时进修的西医学生中依旧脱颖而出，主任查房提问时他总能对答如流，较好地掌握了诊疗疾病的专业技能，奠定了牢固的西医学基础并深受老师赞赏。进修结束时因其表现出色，带教老师推荐他攻读"北医"耳鼻喉科研究生，但刘老师出于对中医事业的热爱，婉然拒绝，其后一直坚守在中医耳鼻喉科工作岗位上。1996年，刘老师担任东直门医院耳鼻喉科主任，在东方医院成立之初又担起开创耳鼻喉科的光荣任务，曾有三年时间同时负责两个医院的耳鼻喉科工作。

勤于实践，辛勤耕耘，取得令人瞩目的成就

刘老师以中医耳鼻喉科的研究和发展为己任，矢志救死扶伤，为广泛、系统、科学地挖掘、整理、研究中医耳鼻喉科专业，更好地为患者服务，他数十年如一日，深研经典，博采众长，师古不泥，取得令人瞩目的成就，现为国家第五、第六批及北京市第四批老中医药专家学术经验继承工作指导老师。刘老师在繁忙的医、教、研工作中注重临床经验的积累和理论研究，他在从医四十年中利用多年积累的知识主编专业书籍46部，如《中医耳鼻咽喉科学》《中西医结合耳鼻喉科学》《中医耳鼻喉科研究生教材》《中医耳鼻喉科学临床研究》《中医耳鼻喉科精编教材》《中医耳鼻喉科常见疾病诊疗指南》《今日中医耳鼻喉科》《化脓性中耳炎》等，还有《中医证候鉴别诊断治疗学》《中医外科治疗大成》《中医大辞典》《中华医药百科全书·中医耳鼻咽喉口腔科学》《简明中医大辞典·耳鼻喉科分册》《实用中医手册》《临床急症诊断治疗学》等，为后人留下了宝贵经验。刘大新老

师已经走过 40 余载医学生涯，其过人的才智、丰富的学识为同事、学生们所称道。

仁心仁术，医德高尚

刘老师数十年如一日，实践着张仲景"勤求古训、博采众方"的学习理念，更赞许孙思邈《大医精诚》中"若有疾厄来求救者，不得问其贵贱贫富，长幼妍媸，怨亲善友，华夷愚智，普同一等，皆如至亲之想"的主张，并以此为行医规范。他在临床工作中的体会和观点无不渗透着前人的影响。他将患者视为老师，诊病时尽显尊重体贴之情；他总是从患者角度出发，本着"少花钱、治好病"的原则，不到万不得已，不用贵重药材及血肉有情之品；他谨遵为医之法，从不"炫耀声名，訾毁诸医"。他在工作中任劳任怨，生活中勤俭节约，始终保持艰苦朴素的作风。虽然日常工作十分繁忙，常感劳累疲乏，但面对求医的患者和家属，刘老师不顾自己辛劳，坚持为每一位患者认真诊疗，开具处方。甚至在 2015 年身患带状疱疹住院治疗期间，遇到外地患者前来求诊，刘老师仍设身处地为患者着想，边输液边接诊患者。回家后，刘老师利用休息时间在互联网上义务答复患者们求医问药，对不方便来京复诊的外地患者，老师总是给其介绍当地最优秀的医生，方便其就近医疗。刘老师这种不求回报、淡泊名利、踏踏实实、竭尽所能为患者服务的精神，为我们树立了榜样。

博学精思，诲人不倦

在临床带教中，刘老师喜欢启发式教学，常有意识地向学生提出问题，总是连续问几个为什么，以启发学生思维，引导学生独立思考，激起学生求知的欲望。他还鼓励学生学习要从兴趣爱好出发，这样才能主动学习，深入思考。

刘老师给学生讲解时语言精练、生动，并且通俗易懂，比如讲到中医对于发热患者的治疗方法时就说："炉子上有一壶烧开的水，水沸腾的本质是什么？是水温高？还是水壶下的火焰？治疗发热患者，中医有一个形象比喻：扬汤止沸不如釜底抽薪。"又如讲"心"的概念，他说中医的"心"是大范围整体结构联系统合，包含现代解剖学心脏－动静脉血管系统，又将一部分神经、精神系统包涵在内。"心"：主血脉——解剖概念，主神志——脑、神经系统，其华在面——外在表现，开窍于舌——神经支配功能；另外"心"还与肺、脾、肾等有紧密的生理联系，这就是中医对"心"的认识。再比如中西医治疗方法不同，刘老师讲：如果说西医治病方法是"直捣黄龙"，那么中医则是"围魏救赵"。所谓直捣黄龙，就是直接消灭病灶和致病因素；所谓围魏救赵，不是直接消灭病灶和致病因素，而是阻断其生存环境。中医的优越性就在于这种"围魏救赵"的治病理念。西医是针对病灶和致病因素施治，需要对人体结构和病理变化及致病因素进行判断，研究哪些药物可以消灭哪些病因，属于一种还原式精确认识。中医则是针对致病因素的生存环境即人体内环境和外环境辨证施治，因而只要创立这样一种医学理论，然后运用这种理论逻辑形式进行生理、病理和药理推理……便能有效地指导辨证施治，正如《伤寒论》"但见一证便是，不必悉具"的治疗指导思想。刘老师用形象的比喻，把医理讲解得通俗易懂，更能引起学生的学习兴趣。

在临床诊疗过程中，刘老师常常结合病例告诫我们，临床医生要培养敏锐的观察力，这是积累经验的重要过程，体现在诊疗疾病过程之中就是如何从表象中分析原因。所以不单要"看病"，还要注重"看人"。上至自然变化，四季更迭；中至社会政治、经济、文化；下至人的体质、喜好、性情、饮食习惯、生活方式等，都将体现在患者身上。在所有专业当中，医学专业学生综合素质应该是最高的。研究中医，除具备专业知识外，还要具有广泛的多学科知识结构及社会认知力，诊病时才能视野开阔、思维灵活。刘老师总对学生说：医学不单纯是一门自然学科，它与历史、人文、自然、哲学、艺术、环境等诸多因素关系密切，所以广泛学习、了解相关知识非常重要，单纯从生物学角度研究人体过于片面。刘老师还强调：医学作为一门特殊学科，不同于其他自然科学的单纯技术层面，应该更加注重患者的个体差异。医学应该是：人文关怀＋科学技术。无论现代医学、传统医学、民族医学，只要不断创新发展、优势互补、提高疗效，就是"最好的医学"。

学术渊源

刘大新老师主要推崇《黄帝内经》（简称《内经》）及《伤寒杂病论》，又旁涉诸家，兼收并蓄，临床识病、处方紧密结合患者实际情况，汲取各家精华，摒弃门户之见，灵活用药，法圆机活。在学习中他强调做学问要注重"学"和"问"，在临证时要重视观察与思考。在学术观点上他强调"疾病整体观"，临证要有战略思想，强调中医临证是"看病人"而非单纯"看病"。他把患病之人比喻成"树"，疾病是树叶、树枝，病因是树干、树根。他的诊疗过程充分体现了"临证如临阵，用药如用兵"的中医思想。

一、源于《内经》

《内经》的理论是我国历代医家经过长期的医疗实践，对人体生理特点、心理活动，以及外感病邪、内伤七情所引起的病理变化进行反复认识、不断检验、整理总结而逐渐形成的一套完善的疾病治疗思想体系。这种思想能反映治疗疾病的一般规律，能有效地指导临床实践。

（一）阴阳平衡整体观

《内经》的产生以五行思想为基础，吸取了道家、法家等百家学术成果及逻辑形式，并将阴阳五行的分类模式运用于临床的各个方面，提出"人与天地相应"的整体医学观。《内经》认为生命在于保持人体内外各种平衡，如阴阳平衡、环境平衡、心理平衡等；认为疾病产生的根本原因是失和，人体疾病的产生与外感六淫、内伤七情、饮食失节、起居失常、劳倦过度等因素密切相关，其关键在于人体生理功能均衡协调的关系被破坏，结果导致脏腑气血的偏盛偏衰。机体功能失其常度则形成疾病。治疗上，关键是使人体恢复气血阴阳和五脏功能的平衡，并与外环境和谐相处。正如《素问·阴阳应象大论》所说："谨察阴阳所在而调之，以平为期，正者正治，反者反治。"即中医治病的目的，主要在于调整人体阴阳偏盛偏衰，以恢复和保持阴阳相对平衡。

《内经》认为人体是一个有机的整体，人体各部分之间相互联系、相互协调，并与自然界密切相关。通过望闻问切四诊，从不同角度观察病情，采集患者的临床征象，加以全面仔细的综合分析，包括病邪性质、病变部位、病程经过等，了解患者机体状态，辨明患者证候，找出疾病的主要矛盾，以此为据，制订相应治疗方案。

《内经》中关于治则的记载颇多，例如"寒者热之，热者寒之，温者清之，清者温之，散者收之，抑者散之，燥者润之，急者缓之，坚者软之，脆者坚之，衰者补之，强者泻之""热因寒用，寒因热用，塞因塞用，通因通用""木郁达之，火郁发之，土郁夺之，金郁泄之，水郁拆之"等，后人概括为：汗、吐、下、和、温、清、消、补法。具体治疗手段有：药物内服、药物外用、针刺、推拿、按摩、艾灸、火罐、手术等，这些治法也是中医最早的治疗方法，对后世药物治疗的发展和完善起了重要作用，至今仍有效地指导着临床。

（二）《内经》奠定了耳鼻咽喉科理论基础

《内经》中关于耳鼻咽喉解剖、生理、病因病理、治疗等方面的论述非常丰富。首次提出五官是五脏的外候，五脏通过经络将五官与全身连为一个整体，如《灵枢·五阅五使》指出："鼻者，肺之官也；目者，肝之官也；口唇者，脾之官也；舌者，心之官也；耳者，肾之官也。"脏腑病理变化可循经反映于五官，因此五官功能活动在一定程度上反映了五脏六腑生理功能和病理变化。《内经》记载了多种耳鼻咽喉相关病症和治疗原则、治疗方法，长期以来指导着中医耳鼻喉科临床实践。总之，《内经》

中的脏腑与官窍相关学说及有关耳鼻喉生理病理的论述为后世中医耳鼻喉科学的发展奠定了坚实的理论基础。

二、源于《伤寒杂病论》

《伤寒杂病论》（后分为《伤寒论》及《金匮要略》）创立了辨证论治的理论体系，书中涉及很多耳鼻咽喉病症，使得辨证论治原则在耳鼻咽喉科中得到相应运用。书中还最早将喉痹从咽痛进行解释，首次形象地描述梅核气病症。对咽喉病的治疗主要采用药物含服以内外兼治的方法，如苦酒汤等。《伤寒杂病论》保存下来近300首方剂，其中的50首至今仍是耳鼻咽喉科处方用药的基础，如半夏厚朴汤、泽泻汤、桔梗汤、小建中汤等，都是刘老师临床常用经方。

三、深受当代医家刘渡舟教授影响

刘渡舟教授一生致力于中医的医、教、研工作，上承《内经》，下继各家学说，最为推崇仲景之学，且善用经方，治学严谨，造诣精深，有着独特的学术思想和临床经验。

刘大新老师在上学期间曾与刘渡舟教授"同吃、同住"半年之久，那段时间上午上课，下午跟诊。刘渡舟先生言传身教，严格要求，在临证时洞察病因，思维活跃，治疗效果显著，这些都给学生时期的刘大新留下深刻印象，并立志努力学习，不负老师教导。在多年临证实践中逐渐形成了一些学术观点和认识。

（一）当代人体质特点多为升降失职

人体气机升降出入功能和脾、胃、肝、胆尤其相关。胆气出、肝气入；脾主升、胃主降。肝、胆、脾、胃气机升降出入正常，则一身之气得以调畅；如果其气机升降出入失常，则一身之气皆有可能受到影响。故治病时应注意顺从其性，恢复升降出入的功能。《伤寒论》的柴胡剂和泻心剂就是调理肝、胆、脾、胃之气的主方。

（二）新病攻邪，久病扶正

《素问》云："邪之所凑，其气必虚。"说明疾病发生的根本原因是正气不足，但古人亦有"虚处受邪，其病则实"的说法。治疗时祛邪应成为治疗的首要任务，邪气去则正气自安，虚弱的正气在邪气离开人体后可自行恢复。若不祛邪，而泛用补益，以期获得正旺邪退之效，不仅容易滞邪留邪，正气也得不到补充。故刘老师在辨证上注重对正邪的辨认，治疗时注重驱除邪气，即实证要祛邪，虚实夹杂证则要权衡利弊，虚证则扶正祛邪。

（三）擒贼擒王，纲举目张

除传统病因辨证、脏腑辨证、八纲辨证外，刘老师还重视六经辨证，认为六经辨证可广泛适用于临床各科疾病的辨证论治。主张"抓主证"，即抓住疾病的本质，依据主证治疗就是治本，就能获得好的治疗效果。他认为"抓主证"是中医辨证的最高水平。

（四）大禹治水，疏而不堵

水邪致病，范围甚广，无所不到。其在表为浮肿，在里为胀满，在上为眩晕、耳鸣、耳聋，在下为腹泻、小便不利，在心为悸动，在肺为咳喘，在胃为呕逆等等。在继承刘渡舟经验的临床实践中，他认识到一系列反映水证的症状和体征，如"水舌""水脉""水悸""水咳""水渴"等；还沿用刘老治疗水证的有效方剂，如"五苓散加生姜、枳实方""苓桂术甘汤与真武汤合方"苍术五苓散"等。

（五）饮食过剩，脾胃受罚

刘大新老师在临证时非常强调脾胃是后天之本、气血生化之源，人得五味之养，全赖脾胃功能健全，脾胃功能正常则人体气血充足、正气旺盛；脾胃功能失常则人体气血来源匮乏、正气虚弱。脾胃居中焦，是人体气机升降出入的枢纽，脾胃升降失常则人体清气不升、浊气不降，上、中、下三焦都可能因此出现病变。现代人饮食过剩，饮酒过度，运动太少，先伤脾胃，故与脾胃相关的疾病在临床上十分多见。重视调理脾胃不仅可以治疗脾胃病变，亦可治疗与其他脏腑相关的诸多病变。有些耳鼻咽喉病症似乎与脾胃无直接关系，但若求之于中焦脾胃，常常也可取得较好疗效。

（李　红）

以患为师，无为而治

中医之法，以《内经》为训，究天人之道，奉《伤寒》为圣，传救治之方，人生百病，无出岐伯、仲景所述耳。时至今日，人有无妄之疾，医乏不死之方。然西学盛行，人皆以西诠中，以今衡古；中药西用，自鸣科学；分科为专，不见整体，貌似精深，实则坐井。昔五老上书之所急，至今尤甚。先贤既没，医道中乖，七诊之义不闻，九候之法鲜著，金简长封，玉字永埋。

临证之道，辨证论治为其根本。不辨其证，以病代之，不审其因，不求其源，不分天时地利之异，不晓禀赋、德行、好恶之别，不辨寒热，不别虚实，囫囵施治，割丰扫尘，轻则饮药而病加，重乃逢医而人废。临证之要，当需"省病诊疾，至意深心，详察形候，纤毫勿失，处判针药，无得参差"。以患为师，审证求因，无我见而从证者，方为良医。

以患为师

刘老师提出，医者临证应"以患为师"，即抛弃固有思维模式，避免先入为主、主观臆断，勿为所学之一叶障目而不见证候之森林；更不可因所谓"门派"而标新立异，特立独行。临证诊疗，应以患者具体情况作为指导治疗的标准，一切从患者实际体质、证候出发，谨遵中医辨证原则，充分考虑患者的性格特点、居住环境、家庭关系、工作性质、精神因素等，具体问题具体分析，根据患者的综合情况遣方用药，此即"以患为师"。

刘老师说，"以患为师"并非标新立异，而是继承中医思维，掌握中医辨证论治体系，发挥最佳疗效的内在要求。"以患为师"是"三因制宜"的高度总结与深刻阐释。

一、因时制宜

整体观念是中医理论的基础，人与自然是统一整体，首先体现在四时气候变化对人体的影响上，即因时制宜。《素问·金匮真言论》："春气者，病在头；夏气者，病在脏；秋气者，病在肩背；冬气者，病在四肢。故春善病鼽衄，仲夏善病胸胁，长夏善病洞泄寒中，秋善病风疟，冬善病痹厥。"《素问·阴阳离合论》："故生因春，长因夏，收因秋，藏因冬。失常则天地四塞，其在人者，亦数之可数。"《素问·六元正纪大论》："用寒远寒，用凉远凉，用温远温，用热远热，食宜同法。有假者反常，反是者病，所谓时也。"充分考虑患者发病时的气候条件，把握人与自然的统一关系，结合患者的体质状况遣方用药，仔细斟酌寒热温凉，方能发挥最佳疗效。

因时制宜还提示应充分认识、分析历史时期差异，不可泥古而一成不变地沿用古人观点。

如"风、寒、暑、湿、燥、火"之外感六淫已沿用数千年，而现代社会空气污染严重，六淫已不能完全概括外邪，刘老师提示在临证之时，应充分考虑"霾"对人的影响。又如"肾开窍于耳"的观点根深蒂固，至今甚至已成思维定式。追本溯源，

《内经》对其病机的认识，除耳鸣责之于肾外，也反复论述其与脾胃、肝、心、肺的关系，如《素问·六元正纪大论》："此厥阴司天之政……民病泣出耳鸣掉眩""木郁之发……甚则耳鸣眩转""少阳所至为喉痹，耳鸣呕涌。"《素问·通评虚实论》："头痛耳鸣，九窍不利，肠胃之所生也。"《灵枢·经筋》："手太阳之筋……应耳中鸣痛引颔，目瞑良久乃得视。"《素问·五常政大论》："厥阴司天，风气下临，脾气上从，而土且隆，黄起，水乃眚，土用革，体重肌肉萎，食减口爽，风行太虚，云物摇动，目转耳鸣。"《素问·至真要大论》："厥阴之胜，耳鸣头眩，愦愦欲吐，胃鬲如寒，大风数举，倮虫不滋，胠胁气并，化而为热，小便黄赤，胃脘当心而痛，上支两胁，肠鸣飧泄，少腹痛，注下赤白，甚则呕吐，鬲咽不通。"其中"脾气上从""土用革，体重肌肉萎，食减口爽""愦愦欲吐，胃鬲如寒"等症状源于厥阴风木，亦与脾胃关系密切。

可见，耳鸣的病机不全责之于肾，与全身脏腑都有密切联系。《素问·脉解》："所谓耳鸣者，阳气万物盛上而跃，故耳鸣也。"阴阳气机升降失常是耳鸣的总病机，而导致"阳气上盛而越"之具体原因，因其时代不同而有所偏重。古时物质匮乏，缺衣少食，故肾精不足是普遍现象。当今社会物质充裕，营养过剩而消耗代谢过少，饮食不节，久坐伤肉，则脾胃首当其冲。刘老师强调，医者须时刻谨记"以患为师"，遵古而不泥古，根据患者具体情况进行辨证论治。

二、因地制宜

《素问·异法方宜论》："黄帝曰：医之治病也，一病而治各不同，皆愈，何也？岐伯对曰：地势使然也……故圣人杂合以治，各得其所宜。故治所以异而病皆愈者，得病之情，知治之大体也。"早在《内经》成书时代，人们就已经认识到地域环境对人的影响，各地自然环境、气候特点、饮食习惯相去甚远，导致各地人们体质截然不同。以患为师，必须充分考虑患者长期居住的地域特点，考虑昼夜、降雨、饮食等差异，以"五味入五脏""五方入五脏"等理论指导用药。

三、因人制宜

因人制宜是中医诊疗思想的精髓，是辨证论治体系的核心要求。《素问·阴阳应象大论》："年四十，而阴气自半也，起居衰矣。年五十，体重，耳目不聪明矣。年六十，阴痿，气大衰，九窍不利，下虚上实，涕泣俱出矣。"叶桂《临证指南医案》："因女子以肝为先天。阴性凝结。易于怫郁。郁则气滞血亦滞。木病必妨土。故次重脾胃。"除年龄、性别不同之外，应考虑到每个人更深层次的德行、性格、情绪等差异。

［案一］

女性学生，山东人士，年方十五，形体偏瘦，面暗焦躁，月经不调，急躁易怒，母女不和，三日小吵，五日大闹。每夜子时起身游荡，数分钟至半小时复睡，已有两年之久。发病初期即就诊治疗，效果不加。后求诊于余，时值雨水。观其既往治疗，多从心论治、从心肾不交论治，以重镇安神、豁痰开窍为主。观其舌脉，舌质暗，边尖略红；左脉弦细、右脉弦滑。

辨证：肝不条达，魂魄失守。

方药：丹栀逍遥散加郁金、玫瑰花、合欢花、合欢皮、益母草、丹参、龙骨、牡蛎。

告诫其母,改善母女关系。服药三周,病未再发。

《素问·举痛论》:"帝曰:善。余知百病生于气也。怒则气上,喜则气缓,悲则气消,恐则气下,寒则气收,炅则气泄,惊则气乱,劳则气耗,思则气结,九气不同,何病之生?岐伯曰:怒则气逆,甚则呕血及飧泄,故气上矣。喜则气和志达,荣卫通利,故气缓矣。悲则心系急,肺布叶举,而上焦不通,荣卫不散,热气在中,故气消矣。恐则精却,却则上焦闭,闭则气还,还则下焦胀,故气不行矣。寒则腠理闭,气不行,故气收矣。炅则腠理开,荣卫通,汗大泄,故气泄。惊则心无所倚,神无所归,虑无所定,故气乱矣。劳则喘息汗出,外内皆越,故气耗矣。思则心有所存,神有所归,正气留而不行,故气结矣。"百病生于气,气随七情易,陈无择在《三因极一病证方论·三因篇》中指出:"七情,人之常性,动之则先自脏腑郁发,外形于肢体。"古时尚且有七情内伤,现代社会人们欲望更大,思虑更多,情志致病更应引起重视。现代人的情志,除了怒、喜、忧、思、悲、恐、惊之外,更多了"欲"与"郁",与《素问·上古天真论》所述之"恬淡虚无,真气从之,精神内守,病安从来。是以志闲而少欲,心安而不惧,形劳而不倦,气从以顺,各从其欲,皆得所愿……所以能年皆度百岁,而动作不衰者,以其德全不危也"相去甚远。欲望太大而得不到满足,使人焦躁,久之而致气结,结而成郁,郁久成滞、成瘀,累及气血而致病。无形之气化有形之邪,是量变到质变的过程,不可忽视,更不可否认。这也是临证须综合考虑性格特点、家庭、精神、工作性质、社会地位等因素之原因所在。

美国心理学家爱马尔（Gates Elmer）在一百多年前就做过关于情绪与健康的研究。"数年前我就开始研究情绪对身体健康的影响，尤其是针对身体分泌和排泄的化学物质的影响。我发现，悲伤和沮丧的情绪会增加可通过排泄物消除的有毒成分的数量，同时，幸福、快乐的情绪会增加人体分泌的有营养的化学成分。"

因此医者在临证过程中务必仔细观察，全面分析，要准确判断客观证候，更要充分考虑其背后的主观因素，洞察患病根源，仔细分析主观病因与客观病因的联系，由无形之"气"把握有形之"证"。

《素问·征四失论》："不适贫富贵贱之居，坐之薄厚，形之寒温，不适饮食之宜，不别人之勇怯，不知比类，足以自乱，不足以自明，此治之三失也。诊病不问其始，忧患饮食之失节，起居之过度，或伤于毒，不先言此，卒持寸口，何病能中，妄言作名，为所穷，此治之四失也。"生活条件、饮食习惯、起居规律，乃至性格特点、精神状态等因素决定了一个人体质状态，若不予考虑，仅按寸口，难以取得很好疗效。今日之医，寸口尚且不按，更忽视其得病根源，只关注病后局部表现，对病开药，千篇一律，割丰扫尘，又岂能取效？

［案二］

古稀男性，京城高管，面白体瘦，肢寒恶风，鼻痒咳喘，十载有余；每秋冬发作，甚则涕如水下，痰清如涌，不得平卧。至呼吸科就诊，时值小寒。服麻杏甘石汤为主十日，其症不减反重，形寒肢冷，遂求治于余。观其舌脉：舌淡苔白，脉细而弱。观其方药：麻杏甘石汤合止嗽散。余甚不解，仲景云："发汗后，不可更行桂枝汤，汗出而喘，无大热者，可与麻黄杏仁甘草石膏汤。"患者本无太阳中风在先，亦无肺郁而热之象，时值冬令，何投此药？纵观当今之医，多视麻杏甘石为平喘之药，不论男女，不见长幼，不解药性，见喘则投此方，问其缘由，言之凿凿："循证以验其效。"四诊合参，为肺虚不固，寒气束表。治以玉屏风合小青龙汤，服药一周，可平卧静息。

"以患为师"是三因制宜的高度概括，以患者体质、证候为指导，综合考虑时代因素、气候特点、地域环境，以及患病自身主、客观综合因素，洞察真正病因，方可药到病除。切不可固执己见，先入为主，不仔细观察具体患者，想当然地用药，敷衍了事，正如孙思邈《大医精诚》所述："夫大医之体，欲得澄神内视，望之俨然，宽裕汪汪，不皎不昧。省病诊疾，至意深心，详察形候，纤毫勿失，处判针药，无得参差。虽曰病宜速救，要须临事不惑，唯当审谛覃思，不得于性命之上，率尔自逞俊快，邀射名誉，甚不仁矣！"

刘老师常说，没有患者何来医生？没有疾病何来治法？医者应对患者怀着感恩之心，以患为师，尊重患者，以诚相待，设身处地为患者考虑，为患者着想，给患者一种人文关怀，以赢得患者信任。给予患者心理干预，让其放下心中防备，才能尽可能地收集到有用信息。这种心理关怀本身也是一种治疗，既能更好地发挥治疗作用，也是当下不良医患关系中对医生最大的保护。正如《大医精诚》所述："见彼苦恼，若己有之，深心凄怆，勿避险巇、昼夜、寒暑、饥渴、疲劳，一心赴救，无作功夫形迹之心。如此可为苍生大医，反此则是含灵巨贼……又到病家，纵绮罗满目，勿左右顾眄，丝竹凑耳，无得似有所娱，珍馐迭荐，食如无味，醽醁兼陈，看有若无。所以尔者，夫一人向隅，满堂不乐，而况病人苦楚，不离斯须，而医者安然欢娱，傲然自得，兹乃人神之所共耻，至人之所不为，斯盖医之本意也。"

无为而治

以患为师，是为了到达无为而治。无为而治，是老子在《道德经》中提出治理社会的最高境界："不尚贤，使民不争；不贵难得之货，使民不为盗；不见可欲，使民心不乱。是以圣人之治，虚其心，实其腹，弱其志，强其骨。常使民无知无欲。使夫智者不敢为也。为无为，则无不治。"刘老师认为，无为而治是道家治国指导思想，无为而无不为，是顺应自然的大智慧，对中医临证诊疗也具有很大指导意义。

一、摒弃前识，顺势而为

"无为"并非消极地"不作为"，而是顺其自然地"不刻意为"。《淮南子·原道训》："漠然无为，而无不为也；澹然无治也，而无不治也。所谓无为者，不先物为也；所谓无不为者，因物之所为。所谓无治者，不易自然也；所谓无不治者，因物之相然也。"所谓无为，是在"物"之前不为，即不可先入为主，以自己固有观念无根据地臆测妄为，即老子所反对的"前识"。《道德经》："前识者，道之华而愚之始。"王弼注："前识者，前人而识也，下德之伦也。竭其聪明以为前识，役其智力以营庶事。"《韩非子·解老》："先物行先理动之谓前识。前识者，无缘而忘意度也。"所谓无不为，是要根据具体的"物"而为，以"物"为指导，具体问题具体分析，才能避免机械的"经验主义"，从而达到"无不为"。所谓无治，是不改变事物的自然规律，即顺应其发展规律而治，根据事物固有属性、规律，才能做到无不治。临证亦然，处判针药，不可先患者而为，以固有观念主观臆断。医者如君，治以君道，只有摒弃前识，虚静无为，方能灵活运用各种治疗方法，应对临床上变化无常的疾病，以"辨证论治"之不变，应对临床病证之万变。

以患为师的内涵，正是一切从患者出发，通过望闻问切，洞察患病根源，具体问题具体分析，让患者作为老师，指导治疗；避免形成思维定式，不可将自己固有的疾病观念强加于患者身上，应当顺应自然规律，无为而治，则无不治。中医精髓在于辨证，而辨证对象是具体的患者，即《淮南子》所谓"物"。如今之中医，多以西方医学疾病概念为依据，以方药与之对应，以至于重局部、轻整体，重方药、轻辨证，重疾病、轻患者。只重视"疾病"，而忽视得病的"人"，只注重患病局部，以固有思维处方用药，则疗效不佳。李中梓《医宗必读·肾为先天本脾为后天本论》："王应震曰：见痰休治痰，见血休治血，无汗不发汗，有热莫攻热，喘生勿耗气，精遗勿涩泄，明得个中趣，方是医中杰。"不为外在表象所乱，治病求本，准确辨证，才是疗效的保障。

[案三]

男性，60岁，领导。咽异感、耳鸣半年。西医会诊结论：慢性咽炎，神经性耳鸣，胃炎。治疗：口服西药共11种。刘老师会诊结论：劳思伤脾，运化失司，津液上乘乏力，咽失所养；脾虚耳窍不通。治疗：停服西药；健脾和胃，利咽通窍。以香砂六君加味，2 周缓解。

按语：局部症状与全身脏腑无不相关，无论各科绝不能单以疾病论治。

二、过犹不及，物极必反

无为而治，不可主观妄为，亦不可"过为"。"中庸"，是中国哲学的核心，世间万物皆有度，不可过，治病亦然。

过度医疗在国内已是一个普遍存在的问题。比如肿瘤的治疗，不充分考虑具体患者身体状况，仅通过影像、病理分型等辅助检查手段就给出治疗方案，其结果是极大的不良反应，徒增痛苦。药物及其他医疗手段在疾病治疗中都应扮演"第三方"角色，在充分调动人体自身调节能力前提下，辅助人体自我恢复到一个相对平和的状态。而非眼中只有疾病，只把疾病当做医疗行为的对立面，让人体成为战场。药物本身有偏性，治病则是以偏纠偏，一旦过度治疗，药便成为了毒。《素问·六元正纪大论》："大积大聚，其可犯也，衰其大半而止，过者死。"

癌症过度治疗现象普遍存在，而近年来，有关恶性肿瘤自行消退现象的案例报道也在逐渐增加，关于肿瘤本身还有很多未知，因此积极手术、放疗及化疗未必是治疗恶性肿瘤的最佳方案。刘老师提出，某些情况下"无为"地"不治疗"，也许比"积极治疗"预后更好。这便是《汉书·艺文志·方技略》所谓："有病不治，常得中医。"又如目前针对幽门螺杆菌的"标准化治疗"，三联或四联用药连续服药两周以上，对胃肠道刺激过大，得不偿失。同时，若不顾扶正，只一味祛邪，也只是舍本逐末，无法取得远期疗效。《素问·五常政大论》："帝曰：有毒无毒，服有约乎？岐伯曰：病有久新，方有大小，有毒无毒，固宜常制矣。大毒治病，十去其六；常毒治病，十去其七；小毒治病，十去其八；无毒治病，十去其九。谷肉果菜，食养尽之，无使过之，伤其正也。不尽，行复如法，必先岁气，无伐天和，无盛盛，无虚虚，而遗人天殃，无致邪，无失正，绝人长命。"众所周知，好莱坞女星安吉丽娜·朱莉为规避患癌风险，切除双侧乳腺后又切除双侧卵巢及输卵管。肿瘤的形成与发展不仅仅由基因决定，更受身体内环境影响，如此极端的做法，实在不可取。

三、恬淡虚无，从容平和

同时，刘老师还提出，应把"无为"心态传递给患者。何谓无为？面对疾病应顺其自然，不过度关注自身疾病，淡泊心态才有利于疾病治愈。

《素问·宝命全形论》："凡刺之真，必先治神，五脏已定，九候已备，后乃存针。"自古以来，中医对患者情志就给予了极大的重视，"治神"也是治病的最高境界。美国心理学家戴维·R.霍金斯（David R. Hawkins）通过20多年的研究表明，人的身体会随着精神状况而有强弱的起伏。他把人的意识映像到 $1 \sim 1000$ 的范围。任何导致人的振动频率低于200（20 000Hz）的状态会削弱身体，而 $200 \sim 1000$ 的频率则使身体增强。霍金斯发现，诚实、同情和理解能增强一个人的意志力，改变身体中粒子振动的频率，进而改善身心健康。根据其理论及实验结果，希望乐观的频率为310，而恐怖焦虑的频率在100。人是复杂的，在任何疾病发展的过程中，精神因素都或多或少地对人体产生着影响，甚至成为主导因素。这就要求医者重视对患者的心理疏导，使患者

"无为"，指导患者正确的生活方式，减轻其心理压力，达到心态平和。

正如希波克拉底所说，医生三宝：语言，药物，手术刀。语言才是治疗疾病最重要的手段。人有着复杂的情绪、心理因素，伴随着疾病的始终，也伴随着人的一生，充分考虑到心理因素对身体的影响，并给予相应的心理治疗，是一个医生应具备的基本素质。即《素问·上古天真论》所谓"恬淡虚无，真气从之，精神内守，病安从来"。

四、医者仁心，普同一等

更深一层，"无为"也是对医者思维上的要求。《后汉书·方术列传》："郭玉者，广汉雒人也……玉仁爱不矜，虽贫贱厮养，必尽其心力，而医疗贵人，时或不愈。帝乃令贵人羸服变处，一针即差。召玉诘问其状。对曰：医之为言意也。腠理至微，随气用巧，针石之间，毫芒即乖。神存于心手之际，可得解而不可得言也。夫贵者处尊高以临臣，臣怀怖慑以承之。其为疗也，有四难焉。自用意而不任臣，一难也；将身不谨，二难也；骨节不强，不能使药，三难也；好逸恶劳，四难也。针有分寸，时有破漏，重以恐惧之心，加以裁慎之志，臣意且犹不尽，何有于病哉！此其所为不愈也。"此乃"医者意也"的最早出处，后世对于"医者意也"的论述有较多发挥，而此处主要论述患者身份地位之不同造成医者心理上的差异。

给位高权重之人看病和给基层百姓看病，心态有所不同也许在所难免，但为医者，应尽力做到一视同仁，不可受到患者身份地位的影响，不馋富，不骄贫。孙思邈在《大医精诚》中说："凡大医治病，必当安神定志，无欲无求，先发大慈恻隐之心，誓愿普救含灵之苦。若有疾厄来求救者，不得问其贵贱贫富，长幼妍媸，怨亲善友，华夷愚智，普同一等，皆如至亲之想，亦不得瞻前顾后，自虑吉凶，护惜身命。"医者亦须做到心中坦然，普同一等，才能不被自身心态所左右，才能确保临证治疗没有偏颇。

另一方面，为医者，当以生命为重，不可在治病同时考虑自身利益，若心术不正，以经济利益为先，必招致祸端。如《大医精诚》所言："医人不得恃己所长，专心经略财物，但作救苦之心，于冥运道中，自感多福者耳。又不得以彼富贵，处以珍贵之药，令彼难求，自炫功能，谅非忠恕之道。"君子爱财，取之有道。为医者，当以做好本职工作、为患者解除痛苦为首，心无旁骛，也是一种"无为"的境界。

刘老师说，行医四十载，得此"以患为师，无为而治"之粗浅体会，一己之见，不足以真，曲碎论之，与同道共勉。

（陈　灼）

浅析老子"无为"思想及其与中医学的渊源

一、"无"和"为"

1. "无"　汉·许慎《说文解字》载："無，亡也。从亡，無聲。""无"古时写作"無"，即没有。字形用"亡"作边旁，用"無"作声旁。《汉语大词典》中，"无"包含"没有""不论""不""不要"等义。

2."为" 汉·许慎《说文解字》载："为，母猴也。其为禽好爪（抓）。""为"古时写作"为"，"为"的部首是"爫"，即"爪"。"为"正如一只母猴，猴尾在左，猴面朝右，爪子放在头顶抓耳挠腮。故"为"，有"猴"义，可引申出"抓"的意义。《汉语大词典》中"为"的含义包括"做""造作""治理""陈设""选择""医治""学习""撰写""种植""穿着""求取""给与""担任""当做""变成""使用""成熟""算是""致使"等三十余种释义。

"为"含义丰富，用法灵活，总的看来，"为"在《道德经》内可理解为"做""作"等义，可视为抽象广义"行为""动作"，几乎包括人类所有行动。

二、"无为"主要内涵

从字义上看，"无为"似乎就是"没有作为"。但《道德经·第三十七章》谓："道常无为而无不为。"《道德经·第七十三章》亦云："天之道，不争而善胜。"可见老子的"无为"绝非"没有作为"，而是为了"无不为"，并且能够产生"无不为"的效果。老子"无为"思想蕴含以下三种主要内涵：顺应自然，少私寡欲，适度而为。中医学天人合一、保全真气、适度治疗等原则，与"无为"的内涵在某种程度上有着一定相似之处。

（一）无为与顺应自然

顺应自然

《道德经·第四十二章》载："道生一，一生二，二生三，三生万物。"老子认为，道化生和养育了包括人在内的天地万物，所以人应取法天地自然之道，顺应自然，辅助天地万物的自然发展状态，要求我们在顺应大环境变化的前提下，因循事物本身自然发展势态。如《道德经·第二十五章》云："人法地，地法天，天法道，道法自然""辅万物之自然而不敢为。"（《道德经·第六十四章》）

顺应自然与三因制宜

"人以天地之气生"，指人是自然界产物，自然界天地阴阳之气的运动变化与人体息息相关，因此人的生理活动、病理变化必然受着诸如时令气候节律、地域环境等因素影响。患者性别、年龄、体质、性格特点、居住环境、工作性质等个体差异，也对疾病发生、发展与转归存在一定影响。因此，在治疗疾病时，就必须根据这些具体因素作出分析，区别对待，从而制定出适宜的治疗方法，即所谓因时、因地和因人制宜。因时制宜和因地制宜即顺应大环境的自然变化，因人制宜即因循事物本身发展势态之自然，这是治疗疾病必须遵循的一个基本原则。

因人制宜，即根据患者的年龄、性别、体质等不同特点，来制定适宜的治疗原则。例如《素问·三部九候论》："必先度其形之肥瘦，以调其气之虚实，实则泻之，虚则补之。"因地制宜，即根据不同的地域环境特点，来制定适宜的治疗原则，根据患者所处的地理位置乃至工作、家庭的小环境调整治法方药。例如《素问·异法方宜论》："故东方之域，天地之所始生也。鱼盐之地，海滨傍水，其民食鱼而嗜咸，皆安其处，美其食。鱼者使人热中，盐者胜血，故其民皆黑色疏理。其病皆为痈疡，其治宜砭石。故砭石者，亦从东方来……西方者……北方者……南方者……中央者……"因时制宜，即根据时令气候节律特点，来制定适宜的治疗方法，顺应一年四时春生夏长秋收冬藏、人体病情在一日中旦慧昼安、夕加夜甚等规律有针对性地采用不同治疗方法，如《素问·四气调神大论》："春夏养阳，秋冬养阴。"

顺应自然与因势利导

顺应人体正邪斗争产生的治法就是因势利导，即根据疾病邪正斗争自然发展势态而及时通利疏导邪气，因患者不同病位及虚实、寒热状态，采取不同治法。如《素问·阴阳应象大论》曰："故因其轻而扬之，因其重而减之，因其衰而彰之。形不足者，温之以气；精不足者，补之以味。其高者，因而越之；其下者，引而竭之；中满者，泻之于内。其有邪者，渍形以为汗；其在皮者，汗而发之；其慓悍者，按而收之，其实者，散而泻之。"

《灵枢·逆顺》载："方其盛也，勿敢毁伤，刺其已衰，事必大昌。"顺应邪气盛衰的变化规律，在邪气盛时避其锋芒，在其衰时及时治疗，能取得较好的疗效。

（二）无为与少私寡欲

少私寡欲

《道德经·第四十六章》载："罪莫大于可欲，祸莫大于不知足，咎莫大于欲得。"无止境的欲望贪婪是最大罪恶祸事，"不欲以静，天下将自定"（《道德经·第三十七章》）。若人没有过多欲望，就能减少纷争，天下将自然得以平定。因此，老子提出"致虚极，守静笃"（《道德经·第十六章》）及"见素抱朴，少私寡欲"（《道德经·第十九章》）。

少私寡欲与恬淡虚无

凝神静心、涤荡杂念能有效地保养精神、避免疾病产生。如《素问·上古天真论》言："恬淡虚无，真气从之，精神内守，病安从来。"

《道德经》和《内经》均认为人应减少欲望，安住于当下，如《道德经·第八十章》云："甘其食，美其服，安其居，乐其俗。"又如《素问·上古天真论》曰："故美其食，任其服，乐其俗，高下不相慕，其民故曰朴。是以嗜欲不能劳其目，淫邪不能惑其心。"

相反，若纵欲过度，肆意妄为，追求享受，过度耗散身体的精气，最终会导致"半百而衰"。如《道德经·第十二章》载："五色令人目盲，五音令人耳聋，五味令人口爽，驰骋攻猎令人心发狂。"又如《素问·上古天真论》说："以酒为浆，以妄为常，醉以入房，以欲竭其精，以耗散其真，不知持满，不时御神，务快其心，逆于生乐，起居无节，故半百而衰也。"

（三）无为与适度而为

适度而为

《道德经·第五十八章》载："祸兮福之所倚，福兮祸之所伏。孰知其极。"

老子发现了物极必反的规律，进而提出"知足不辱，知止不殆，可以长久"（《道德经·第四十四章》）。"持而盈之，不如其已；揣而锐之，不可长保；金玉满堂，莫之能守；富而骄，自遗其咎。功遂身退，天之道"（《道德经·第九章》）。提示人们若要长久，应知满足，及时停止，不宜锋芒毕露、富贵而骄。

适度而为与适当疗养

中医反对过度治疗，攻邪太过反而易伤及正气，应当在适当治疗后给机体自主恢复的机会。如《素问·六正纪元大论》所言："大积大聚，其可犯也？衰其大半而止，过则死。"同样，补益亦当适度，古人生活条件恶劣，其虚证多为物质缺乏；如今生活水平提高，虚证多为人体代谢障碍，某些功能失常，予以适当调节即可。

人们在温饱基础上，不应该过分奉养、享受。《道德经·第五十章》载："出生入死，生之徒十有三，死之徒十有三，人之生，动之死地亦有三，夫何故？以其生生之厚。"老子认为三成人能长寿，三成人会早夭，还有三成人本来能长寿却早夭了，其原因正是补养太过。《素问·生气通天论》也指出了奉养过度的后果："膏粱之变，足生大丁。"

另外，适当地运动劳作能锻炼身体，延年益寿，但过度反而会对机体造成损害，如《素问·宣明五气》所说："久视伤血，久卧伤气，久坐伤肉，久立伤骨，久行伤筋。"

三、"无为"与中医理论的渊源

综上所述，中医学的理论和"无为"思想有许多相通之处。目前广泛认为，《内经》主要篇章形成于春秋战国至西汉后期，至西汉中后期编纂成书。这一时间段恰是道家思想形成与发展的鼎盛时期；中医发展史中，历朝历代皆有"道医"，他们兼具道士和医者双重身份，医学与道学结合，对二者的发展都产生了积极效果，如董奉、葛洪、陶弘景、孙思邈、王冰、张介宾、傅山等；所以，道家"无为"的思想对于中医学的形成与发展有一定影响。因此，有必要对"无为"思想及其与中医理论的渊源进行深入理解与探究，方能促进中医发展。

（申 琪）

两因学说

人之于世，虽不能有生无死，而死多未尽其年。所以然者，外有六淫之乱，内多七情之伤；更以万念纷驰，百感忧劳，故未壮而衰，未老而病。

凡病，皆有因也，而病因有主客之别。所谓客者，既病而成者也：病症、病位、病机，如树之果；所谓主者，所以致病者也，患病之根源也：禀赋、德行、情志、好恶、天时、地利，如树之籽，果与不果，机缘使然。病因藏于万物，万物皆为病因。

今时今日，西学盛行，以"眼见"为实，以"物质"为依，无形者皆谓之虚妄，是不智也。有形之病，实源于无形之因。

世间万物皆藏病因，能悟之者，方可洞见症结，釜底抽薪，用药如匙，覆杯即愈。

何谓病因？

陈无择《三因极一病证方论》："六淫天之常气，冒之则先自经络流入，内合于脏腑，为外所因；七情人之常性，动之则先自脏腑郁先。外形于肢体，为内所因；其如饮食饥饱，叫呼伤气，尽神度量，疲极筋力，阴阳违逆，乃至虎狼毒虫，金疮踒折，疰忤附着畏压溺等有背常理，为不内外因。"中医从宏观角度将病因分为三个方面，即"外因""内因"与"不内外因"。现代医学对"病因"着眼点在于"可见"病理改变，其建立在解剖学基础上，从影像、超声、实验室检查等各类检查手段上均能找到客观"物质"依据。如外来微生物致病因素、各类炎症介质，或某物质缺乏等。若究其根本，这些有形之"因"只是病后之"果"，系患病后局部或全身表现，此类病因系"客观病因"，但并未能回答"人为什么患病"。

与之相比，古代先贤则更多在思考人患病的根源。《素问·刺法论》"正气存内，邪不可干"与《素问·评热病论》"邪之所凑，其气必虚"是中医病因观经典论述，从根本上回答了"人为什么得病"。《素问·上古天真论》："夫上古圣人之教下也，皆谓之虚邪贼风，避之有时，恬淡虚无，真气从之，精神内守，病安从来。是以志闲而少欲，心安而不惧，形劳而不倦，气从以顺，各从其欲，皆得所愿。故美其食，任其服，乐其俗，高下不相慕，其民故曰朴。是以嗜欲不能劳其目，淫邪不能惑其心，愚智贤不肖不惧于物，故合于道。所以能年皆度百岁，而动作不衰者，以其德全不危也。"其中"恬淡虚无，真气从之，精神内守，病安从来"可谓一语中的，上古之人恬淡无为的心境是延年益寿之不二法门。

然而今时今日，不论中医或是现代医学，对此类"无形"病因（即"主观病因"）的认识与重视还远远不够。刘老师认为，现代医学之病因、病理，中医之病机、证型，都是人在患病后的变化与表现，是"现象"，而人患病的根源在于其禀赋、德行、情志等等"无形"因素。

七情内伤

《素问·举痛论》："余知百病生于气也。怒则气上，喜则气缓，悲则气消，恐则气下，寒则气收，炅则气泄，惊则气乱，劳则气耗，思则气结，九气不同，何病之生？岐伯曰：怒则气逆，甚则呕血及飧泄，故气上矣。喜则气和志达，荣卫通利，故气缓矣。悲则心系急，肺布叶举，而上焦不通，荣卫不散，热气在中，故气消矣。恐则精却，却则上焦闭，闭则气还，还则下焦胀，故气不行矣。寒则腠理闭，气不行，故气收矣。炅则腠理开，荣卫通，汗大泄，故气泄。惊则心无所倚，神无所归，虑无所定，故气乱矣。劳则喘息汗出，外内皆越，故气耗矣。思则心有所存，神有所归，正气留而不行，故气结矣。"

[案一]

男性，60岁，农民。胸闷一年，多方就医不效。2015年就诊，诊断为"胸痹"，收入心血管病房。主要检查：心电图（动态及24小时）、心动超声、导管介入。按胸痹治疗无效。结论：非冠心病；转入呼吸科病房。呼吸科检查：肺功能、CT、磁共振。结论：非呼吸系统疾病；建议：耳鼻喉科会诊。刘老师接诊：仔细询问，四诊合参。结论：情志致病；建议：大哭一场。2周后胸闷消失。

在当下医疗观念、医疗行为中，情志对人的影响仍未引起足够重视。不论身患何病，小至感冒咳嗽，大至癌症，精神因素都伴随疾病始终，有时恰恰正是疾病症结所在。若只关注"患何病"，不探究"为何患病"，不考虑患者的精神因素对疾病积极或消极的影响，只按部就班去治疗疾病，不去除疾病根源，就难以从根本上解决问题。

张子和《儒门事亲》里记载了较多情志致病的案例，通过心理疏导及运用五行生克理论进行干预，能获得事半功倍的疗效。

如：息城司侯，闻父死于贼，乃大悲哭之，罢，便觉心痛，日增不已，月余成块，状若覆杯，大痛不住，药皆无功。议用燔针炷艾，病患恶之，乃求于戴人。戴人至，适巫者在其旁，乃学巫者，杂以狂言以谑病者，至是大笑，不忍回。面向壁，一二日，心下结块皆散。戴人曰：《内经》言：忧则气结，喜则百脉舒和。又云：喜胜悲。《内经》自有此法治之，不知何用针灸哉？适足增其痛耳！

现代医学由于其思维方式局限性，很难真正认识到"情志"对人体产生的深远影响，即使有了一定认识，也缺乏治疗手段。中医"七情内伤"理论揭示了情志通过影响气机运动进而对人体产生影响的过程，《内经》《伤寒论》阐述了较为完善的药物或情志治疗体系。可见，情志因素是中医认识疾病的一大特色与优势，充分重视情志因素是一个中医最基本的职业素质。

欲与郁

古有内伤七情"怒、喜、忧、思、悲、恐、惊"。刘老师认为，时至今日，随着现代社会生活压力增大，同时人们对生活质量要求也越来越高，"欲"与"郁"成为普遍存在的致病因素。现代人往往放任欲望，毫无节制，烟酒无度，房事不节，或嗜食膏粱厚味……万事万物皆有其常度，纵欲过度，必然未老先衰。《素问·上古天真论》："今时之人不然也，以酒为浆，以妄为常，醉以入房，以欲竭其精，以耗散其真，不知持满，不时御神，务快其心，逆于生乐，起居无节，故半百而衰也……是以志闲而少欲……气从以顺，各从其欲，皆得所愿。"在中国，"欲"自古就备受鄙弃，而"无欲无求"是古代圣贤追求的人生境界，刘老师解释道，这与中国传统文化相关，也受到佛家、道家思想影响。人不可能完全没有欲望，但尽量清心寡欲，看淡物质、名利，使自身心态平和恬淡，这是养生延年的最佳方式。《素问·上古天真论》："其次有圣人者，处天地之和，从八风之理，适嗜欲于世俗之间。无恚嗔之心，行不欲离于世，被服章，举不欲观于俗，外不劳形于事，内无思想之患，以恬愉为务，以自得为功，形体不敝，精神不散，亦可以百数。"《佛说八大人觉经》："多欲为苦。生死疲劳，从贪欲起。少欲无为，身心自在。"欲可致郁，欲望是因，气郁为果。若欲望过大甚至不切实际，得不到满足，必使人焦躁，日久而致气结、气郁，进而累及气血，影响全身。

　　"郁"之为病，古已有之。《金匮要略·妇人杂病脉证并治》："妇人脏躁，喜悲伤欲哭，象如神灵所作，数欠伸，甘麦大枣汤主之。"《金匮要略·妇人杂病脉证并治》："妇人咽中如有炙脔，半夏厚朴汤主之。"张子和《儒门事亲》记载："一富家妇人，伤思虑过甚，二年不寐，无药可疗。其夫求戴人治之。戴人曰：两手脉俱缓，此脾受之也。脾主思故也。乃与其夫，以怒而激之。多取其财，饮酒数日，不处一法而去。其人大怒汗出，是夜困眠，如此者，八九日不寤，自是而食进，脉得其平。"在当今社会，"郁"不仅来源于欲望，更来自于生活中的方方面面，买房供房、买车、工作环境、家庭关系……生活日趋复杂，需求越来越多，人生不如意十之八九，若心理素质不高，稍不顺心便可致"郁"，这些无形因素也就成为了病之根源。

性格与德行

现代医学对性格与疾病关系的认识正在逐步加深。现已认识到性格因素与许多疾病，如高血压、冠心病、溃疡病、皮肤病等有一定相关性。中医亦认为"五德入五脏"，五德即"仁、义、礼、智、信"，德行不同之人易患疾病类型也有不同倾向。

1959 年，美国华盛顿大学医学院弗里德曼（Frideman）和罗森曼（Rosenman）领导的研究小组发现，冠心病患者的个性特征与非冠心病患者相比，表现得更主动，精力更充沛，更具支配性，故将这种个性特征成称为冠心病易感行为模式。弗雷德曼和罗森曼用 4 个单词来形容 A 型性格，即"发怒""恼火""激动""急躁"，1960 年，提出"A 型行为的人易患冠心病"假说。相似地，近年也有学者提出 A 型性格或精神压力与功能性消化不良及消化性溃疡等疾病有一定相关性。

人类以其发达的大脑、复杂的思维，傲然成为地球上最高级的生物。正因为有了复杂的精神活动，人类每个个体都表现出独一无二的性格特点，也就形成人与人之间的巨大差异。性格对人机体的影响不可小视，可使一个人长期处在某种特定心理状态，影响着人的情绪倾向，形成了人面对疾病时乐观积极或是悲观消极的心态，因此在临证过程中，准确把握患者的性格特点至关重要。刘老师强调，相同疾病，在不同性格患者身上，其症状表现、预后往往存在巨大差异，重视其差异，给予最适治疗方案，也是中医辨证论治的内在要求。

曾有一名五十岁左右的女性，肝癌晚期，求诊于刘老师。某国内知名医院已下结论，若不接受放化疗，最多只能生存 3 个月，患者拒绝。该患者是一名画家，心态非常乐观，后一边服用中药，一边全国各地旅游写生，至今已逾 2 年而无恙。

《素问·汤液醪醴论》："自古圣人之作汤液醪醴者，以为备耳，夫上古作汤液，故为而弗服也。中古之世，道德稍衰，邪气时至，服之万全。"《素问·上古天真论》："所以能年皆度百岁而动作不衰者，以其德全不危也。"早在两千年前就已给后人提示，如何才能形与神俱，尽终天年，百岁乃去。其妙要正在于修其身，全其德；恬淡虚无，精神内守；道德不衰，邪不能深入，则汤液醪醴备而弗服也。

何谓"德"？《素问·上古天真论》："……是以志闲而少欲……气从以顺，各从其欲，皆得所愿。美其食，任其服，乐其俗，高下不相慕，其民故曰朴。是以嗜欲不能劳其目，淫邪不能惑其心，愚智贤不肖不惧于物，故合于道。""志闲而少欲"，人不可过于孜汲名利，应内心闲适；"心安而不惧"，保持内心平和，坦荡面对一切，处之泰然。如明朝哲学家洪应明的对联："宠辱不惊，闲看庭前花开花落；去留无意，漫随天外云卷云舒。""气从以顺，各从其欲，皆得所愿""美其食，任其服，乐其俗，高下不相慕，其民故曰朴"，对饮食、穿着知足常乐，不过分追求物质，才能使气从而顺；没有过多欲望，才能诸事如愿；以包容、欣赏的心态对待社会现象，不愤世嫉俗，才能保持心态平和，从而"嗜欲不能劳其目，淫邪不能惑其心，愚智贤不肖不惧于物"；"合于道"，才能远离疾病，度百岁而寿终正寝。

万事万物皆藏病因

《素问·移精变气论》:"岐伯曰:治之极于一。帝曰:何谓一?岐伯曰:一者因问而得之。帝曰:奈何?岐伯曰:闭户塞牖,系之病者,数问其情,以从其意,得神者昌,失神者亡。"因"问"而得之,"数问其情"的目的在于全面把握患者患病的原因。人是极其复杂的综合体,万事万物都包含着病因,其与疾病背后有千丝万缕的联系。辩证唯物主义认为,没有绝对的偶然,所有偶然性都包含着必然性。刘老师常说,人生病绝非偶然,从哲学角度分析,疾病是"果",而"果"的形成经历了"籽"发芽、生长、成蕾、开花等一系列过程,环环相扣,任何一环偏差,都可能影响结果。人之患病亦然,其根源包括先天禀赋、性别、年龄、体质状况、生活习惯、居住环境、地域方位及风俗、饮食偏嗜、家庭关系、工作性质、社会地位、性格特点、精神状态,包括世界观、价值观、人生观等,这一切看似无形的因素,决定着人在某一时期内的体质状况及精神状态是患病之根本原因。《素问·异法方宜论》:"东方之域……鱼盐之地,海滨傍水。其民食鱼而嗜咸……鱼者使人热中,盐者胜血,故其民皆黑色疏理,其病皆为痈疡。西方者……其民陵居而多风,水土刚强,其民不衣而褐荐,其民华食而脂肥,故邪不能伤其形体。北方者……其地高陵居,风寒冰冽。其民乐野处而乳食,藏寒生满病。南方者……其民嗜酸而食胕,故其民皆致理而赤色,其病挛痹。中央者……其民食杂而不劳,故其病多痿厥寒热。"

与实验动物不同,人生活在复杂的自然环境、社会环境中,无时无刻不受到环境影响。不同居住环境、气候特点、饮食偏食、风俗习惯等决定了一个人的体质状况，也是疾病过程中的重要影响因素。正如碘的摄入水平对甲状腺的影响一样，不难推论，环境可能以某些未知方式对各种疾病存在一定影响，这也正是"因地制宜"之内涵所在。这些内容往往在当下医疗行为中被忽视，看不到根源，目光局限在疾病本身，舍本逐末，又怎能药到病除？

[案二]

男性，30岁，留学生。大便日行20余次半年。西医诊断：肠道功能紊乱；肠易激综合征。多方就医不效。刘老师四诊结论：其病在肠，其源在肺，其因在脾，其侮在肝。治以宣肺利水，健脾疏肝。方药：麻黄、杏仁、炙甘草、茯苓皮、车前子、郁金，合逍遥散。五剂后大便日行十余次，十剂后大便日行三四次。

一位韩国学生，30岁，孤身一人在异国他乡求学，或未娶妻，或分隔两地，语言不通，交流不多，加上学费昂贵等等因素，必然长期处在肝气不舒、思虑伤脾的状态。李中梓有治泻九法"淡渗、升提、清凉、疏利、甘缓、酸收、燥脾、温肾、固涩"。本例患者，前医已用尽治泻之法而效果不佳，何故？不晓其根本病因耳。

又如前文《以患为师，无为而治》篇所举夜游症患者案例，我们应该认识到，任何疾病都并不简单，亦非现代医学之"客观病因"就能完全概括。生活状态、精神因素可能导致泄泻不止，家庭关系也可能引起梦游。有形疾病来源于无形因素，无形因素决定和支配着有形疾病。人之所以得病，和人先天禀赋、性格、德行、精神因素，以及家庭环境、社会环境，社会地位等等都有着密切联系。正如《素问·异法方宜论》所述："故圣人杂合以治，各得其所宜。故治所以异而病皆愈者，得病之情，知治之大体也。"万事万物皆藏病因，只有重视主观病因，全面了解患者的综合情况，才能更准确地把握患者患病之根本原因，在此基础上遣方用药，方可取得最佳疗效。

（陈　灼）

古今虚证之差异与补法

昔上古真人，法于阴阳，合于术数；中古至人，和于阴阳，调于四时；其次圣人，恬愉为务，自得为功；再次闲人，法则天地，象似日月，故皆可益寿而延年。皇帝之时，人多以酒为浆，以妄为常，醉以入房，以欲竭其精，以耗散其真，不知持满，不时御神，务快其心，逆于生乐，起居无节。今时之人，更黑白反作，寒暑无常，饮食无度……

岐黄之术，传道数千载，古今之别，何止天壤？医法虽同，至于其证，恐已相去甚远，安可一概而论？前篇《以患为师》已有所述，师古而不泥方为正道。今就古今虚证之异，小作发微。

刘老师提出，古人所言之虚，多为物质缺乏所致，为有形之"阴血"不足，故治疗以补益为主；而今时之虚，多因物质摄入过多，同时消耗不足，从而引起功能障碍，故偏重于无形之"气"功能失常，故治疗上应以调整为主而不可滥用补益之剂。古今虚证之异，源于物质条件、生活方式、社会及自然环境等方方面面。

饮食之异

与现代人相比，古人饮食条件十分恶劣。在春秋战国时期，古人饮食上有着严格限制，普通百姓平时只能吃菜，而不能随便吃肉。《国语·观射父论祀牲》："祀加于举。天子举以大牢，祀以会；诸侯举以特牛，祀以太牢；卿举以少牢，祀以特牛；大夫举以特牲，祀以少牢；士食鱼炙，祀以特牲；庶人食菜，祀以鱼。上下有序则民不慢。""天子食太牢，牛羊豕三牲俱全，诸侯食牛，卿食羊，大夫食豕，士食鱼炙，庶人食菜。"《礼记·王制》："天子社稷皆大牢，诸侯社稷皆少牢。大夫、士宗庙之祭，有田则祭，无田则荐。庶人春荐韭，夏荐麦，秋荐黍，冬荐稻。韭以卵，麦以鱼，黍以豚，稻以雁……诸侯无故不杀牛，大夫无故不杀羊，士无故不杀犬豕，庶人无故不食珍。庶羞不逾牲，燕衣不逾祭服，寝不逾庙。"

　　至朝代更迭、社会动荡时期，战争不断，百姓更是流离失所，从杜甫《自京赴奉先咏怀五百字》中经典一句"朱门酒肉臭，路有冻死骨。荣枯咫尺异，惆怅难再述"中不难窥见古代百姓生活之一斑。古人饮食条件太差，是古人易于形成虚证之重要原因。而在当今社会，早已不用为温饱发愁，过着物质充裕的生活，人们反而容易因为饮食不节甚至暴饮暴食而生病。身处物质过剩的年代，人们体质状况与物质条件缺乏的古人有着巨大差异。《素问·异法方宜论》："鱼者使人热中，盐者胜血……其民华食而脂肥，故邪不能伤其形体，其病生于内……其民乐野处而乳食，藏寒生满病……其民嗜酸而食腐，故其民皆致理而赤色，其病挛痹……"饮食结构从很大程度上决定着人的体质，当今社会物质丰富充裕，饮食结构已从各地特色鲜明转变为全民共享各大菜系，基本不存在古人因摄入不足而气血生化乏源的情况。更有甚者，饮食不规律，或深夜暴饮暴食，或夏日贪凉喜冷……这便使当今虚证之内涵产生了变化。

劳作之异

古时百姓多以种植为生，白居易《观刈麦》："田家少闲月，五月人倍忙。夜来南风起，小麦覆陇黄。妇姑荷箪食，童稚携壶浆，相随饷田去，丁壮在南冈。足蒸暑土气，背灼炎天光，力尽不知热，但惜夏日长。复有贫妇人，抱子在其旁，右手秉遗穗，左臂悬敝筐。听其相顾言，闻者为悲伤。家田输税尽，拾此充饥肠。今我何功德，曾不事农桑。吏禄三百石，岁晏有余粮。念此私自愧，尽日不能忘。"全诗描述了农夫收割小麦的场景，仲夏酷暑，百姓依然辛勤耕作，妇人携子在旁拾穗悬筐……古人非但食不果腹，更日夜劳作，风雨不改。而现代人，不仅每日肥甘厚味，更无体力消耗，甚至于办公桌前一坐便是整日，同时代步工具越来越发达，人们甚至已经可以"坐地日行八万里"……这种生活方式，势必导致人们摄入过剩而代谢不足。周敦颐《太极图说》："无极而太极，太极动而生阳，动极而静；静而生阴，静极复动。"长期处于"静"的状态，阳不得生而无以制阴，故现代人以气虚、阳虚、虚寒证偏多，而阴虚证偏少。

寒暑之异

汉代及宋以后，是中国史上两个"冰河时期"，与当今"全球变暖"有着明显差异。明·宋濂《送东阳马生序》中有相关描述："天大寒，砚冰坚，手指不可屈伸……行深山巨谷中，穷冬烈风，大雪深数尺，足肤皲裂而不知。至舍，四支僵劲不能动，媵人持汤沃灌，以衾拥覆，久而乃和。"

1972 年，气象学家和物候学家竺可桢在《考古学报》上发表"中国近五千年来气候变迁的初步研究"（1973 年 6 月 19 日转载于《人民日报》），提到了中国始于东汉时代之第二个小冰河期。到东汉时代，即公元之初，我国天气趋于寒冷，有几次冬天严寒，国都洛阳晚春还降霜雪。当时，河南南部橘和柑还十分普遍。直到三国时代，曹操（公元 155—220）在铜雀台（今河南临漳西南）种橘，已经不能结实了，气候已比司马迁时寒冷。曹操儿子曹丕在公元 225 年到淮河广陵（今淮阴）视察十多万士兵演习。由于严寒，淮河忽然结冰，演习不得不停止。这是我们所知第一次有记载的淮河结冰。

12 世纪初期，中国气候加剧转寒。这时，金人由东侵入华北代替了辽人，占据淮河和秦岭以北地方，以现在北京为国都。南宋国都迁至杭州。公元 1111 年第一次记载江苏、浙江之间拥有 2250 平方公里面积的太湖，不但全部结冰，而且冰河坚实，足以通车。严寒天气把太湖洞庭山出了名的柑橘全部冻死。在国都杭州，落雪不仅比平常频繁，而且延至暮春。根据南宋时代的历史记载，公元 1131～1260 年，杭州春节降雪，每十年降雪平均最迟日期是四月九日，比 12 世纪以前十年最晚春雪日期差不多推迟一个月。

至明朝，通过有记载的长江流域鄱阳湖、洞庭湖、太湖及汉江、淮河结冰情况分析，寒冷冬季是在 1470～1520（明朝）、1620～1720（明末清初）和 1840～1890（清朝）年间。

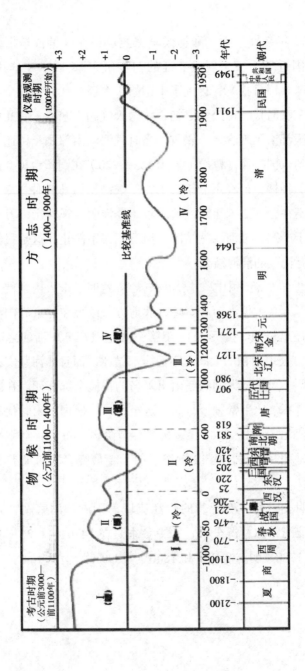

由上图可见，宋、金、元、明、清历代平均气温低 1～2℃。

以薛己（1487—1559）、张介宾（1563—1640）为代表的温补医派，恰恰形成于明末清初气温最低的年代。至民国以后，气温已逐渐回升。

古人所处环境物质条件远远差于现代，处于寒冷时期而御寒条件差，棉、裘是富贵人家之物，穷苦人家只能靠烧炭御寒，白居易《卖炭翁》："卖炭翁，伐薪烧炭南山中。满面尘灰烟火色，两鬓苍苍十指黑。卖炭得钱何所营？身上衣裳口中食。可怜身上衣正单，心忧炭贱愿天寒。"这也是古人容易形成虚证的原因之一。

刘老师解释道，古人生活条件艰苦，缺衣少食，衣不蔽体，食不果腹，加之气候寒冷，战争不断，流离失所，长期物质摄入不足，而消耗过多，自然容易形成虚证。其源于物质缺乏，故治疗上多用补益精血、填精益髓之品。

当代社会，随着经济发展，生活条件不断改善，人们早已解决温饱。物质生活已得到极大满足。如小儿疳积发病率自新中国成立以来已明显下降，由此观之，由物质缺乏导致的虚证已大为减少。相反，由于生活环境、生活习惯改变，人们体质逐渐趋向物质摄入过多，同时消耗不足，代谢不及时而引起脏腑功能失常。另一方面，现代生活压力过大，人们思虑过重，《素问·举痛论》："思则气结。"长期处在精神压力过大的思虑状态，使气结而不畅，亦影响气的正常生理功能。

综上，古之于今，在各方面皆存在巨大差异，现代人无论是体质、饮食结构、生活方式、心理特点等方面，都与古人截然不同，加之社会环境、自然环境等外界因素亦有别于古代，故当今之虚证以功能失常为主要表现，有别于古人物质精血之虚，所以不应滥用补益，而应以调整为宜。

论补

刘老师说，恰恰由于生活条件不断改善，人们更注重生活质量，希望身强体壮甚至延年益寿，以至于稍有不适，便谓之虚而滥用补益。此种误区，古已有之。

张子和《儒门事亲·补论》："余考诸经，检诸方，试为天下好补者言之。夫人之好补，则有无病而补者，有有病而补者。无病而补者谁欤？上而缙绅之流，次而富豪之子。有金玉以荣其身，刍豢以悦其口。寒则衣裘，暑则台榭；动则车马，止则裀褥；味则五辛，饮则长夜。醉饱之余，无所用心，而因致力于床笫，以欲竭其精，以耗散其真，故半百而衰也。然则奈何？以药为之补矣！且如有病而补之者谁欤？上而仕宦豪富之家，微而农商市庶之辈。呕而补，吐而补，泄而补，痢而补，疟而补，咳而补，劳而补，产而补……吾不知此为补，果何意耶？"

今时之人，可谓尽是"缙绅之流""富豪之子"，多是"无病而补者"。岂不闻"人参杀人无过，附子救人无功"。凡药皆为以偏纠偏，无虚而补，盈而益之，其祸匪浅。《素问·五常政大论》："帝曰：有毒无毒，服有约乎？岐伯曰：病有久新，方有大小，有毒无毒，固宜常制矣。大毒治病，十去其六；常毒治病，十去其七；小毒治病，十去其八；无毒治病，十去其九。谷肉果菜，食养尽之，无使过之，伤其正也。不尽，行复如法，必先岁气，无伐天和，无盛盛，无虚虚，而遗人天殃，无致邪，无失正,绝人长命。"无毒治病,十去其九,谷肉果菜尚且不可过服,何况补益之品?本无虚证,无疾而补,更使气机壅滞,运化失常。《素问·六微旨大论》所说:"故非出入,则无以生长壮老已;非升降,则无以生长化收藏。"滥用补益之品,壅塞气机,升降失职,出入反作,百病由生。中医本是中庸之医学,过犹不及,物极必反,切不可妄用补法,当须详辨其证,依法治之。

刘老师认为,中医的精髓在于辨证,须充分考虑患者生活方式、饮食习惯、所处环境、精神因素等综合情况,仔细辨证,虚证与否,不可先入为主,应深入认识古今虚证之差异。当今之虚,多为功能之虚,关系到现代人生活方式、饮食结构、精神因素、居处环境、气候条件等方方面面,治疗关键在于调整,随证治之,不可固执己见,妄投补益之品。

(陈　灼)

文化修养是中医思维基础

孙思邈《大医习业》云："凡欲为大医，必须谙《素问》《甲乙》《黄帝针经》、明堂流注、十二经脉、三部九候、五脏六腑、表里孔穴、本草药对、张仲景、王叔和……等诸部经方。又须妙解阴阳禄命，诸家相法，及灼龟五兆，《周易》六壬，并须精熟，如此乃得为大医……次须熟读此方，寻思妙理，留意钻研，始可与言于医道者矣。又须涉猎群书，何者？若不读五经，不知有仁义之道；不读三史，不知有古今之事；不读诸子，睹事则不能默而识之；不读《内典》，则不知有慈悲喜舍之德；不读《庄》《老》，不能任真体运，则吉凶拘忌，触涂而生。至于五行休王、七耀天文，并须探赜，若能具而学之，则于医道无所滞碍，尽善尽美矣。"

刘老师常说，医学知识是船，文化是水，技术是帆，患者是风，中医需要文化承载才能远航。不可否认，当今中国社会正处于文化严重缺失的时期，而中医是中华文化的一部分，其脱胎于中国哲学，涵盖了琴棋书画、诗词歌赋、天文地理、人情世故、社会更迭、诸子百家、天地阴阳、气运周转等诸多文化范畴。医学是人类最高艺术，世间万事万物都与看病相关。究习音律，体悟"五音入五脏"；研习棋弈，感悟"用药如用兵"；摹习书法，探求文字内涵，深化对古籍论述的认识；晓习丹青，体会泼墨留白，思悟"君臣佐使"；通习天文地理，洞悉气运阴阳，参悟

"天人合一",诵习诗词歌赋,博习诸子百家,了解历史文化发展变迁,才能了解古人所处环境、生活方式,领悟古人认识疾病、遣方用药的思维方式……

中医临床思维是运用知识的一种能力,是将书本知识灵活运用于临床的方法,这种思维应该是动态的、协调的认知,中医辨证论治是这一特点的具体体现。中医耳鼻咽喉科不是一个以局部疾病为代表的"小科",耳鼻咽喉疾病无一不与全身脏腑经络相关联,临床要从"大战略"角度着眼,以"临证如临阵"的战略思想分析病因病机,方可力争"用药如用兵"准确无误。所以,临证关键是思考,思考前提是读书,读书目的是顿悟,顿悟之后才能洞察疾病病因所在。

中医不是一般意义的科学,因此简单科学思维模式不能理解中医理论内涵。建立中医思维,在具备中医知识基础上,必须注重不断加强文化修养,文化积累越丰富,大脑依靠大量感性和理性认识产生推理和论证越准确,辨识结论速度越快。所以,丰富的阅历、广博精深的文化是中医临床思维的基础。一般说来,理论越扎实,知识越广博,阅历越丰富,思维就越开阔,临证之时才会举一反三,洞察病机。中医不像现代医学那样靠不断发明新技术、新药来治病,而是不断提升认识境界,正像围棋手升段,两者一为"术"一为"道",现代中医既要掌握术,更要领悟道。提高"悟性"需要培养非逻辑思维能力和技巧,具备专业知识与广博文化积累,还要突破"眼见为实"的局限,如此才能深入分析疾病的因果关系,才能更深刻地认识生命,理解人为何生病。

如今,中医大夫以现代医思维模式看病的现象普遍。不少中医过分依赖现代检查手段,只重视检验结果和局部表象,而忽视患者体质特征，疏于进行证候分析，淡忘了中医有别于其他医疗体系的最大特点。譬如：中医从不就地歼灭病邪，而是驱邪外出。不给"邪"以出路，就不是中医。对致病因素一律杀灭，最终则是正邪两伤、迁延不愈。"围魏救赵""围点打援""大禹治水"才是中医的治疗思想。"见肝之病，先实其脾""壮水之源，以制阳光""滋阴益气，补而不滞"才是中医辨证论治。在实践中，是否要让患者大量服用抗生素来抑制幽门螺杆菌？是否把活血药当作抗凝药应用？是否把清热解毒药当作抗生素？现今"中药西用"现象普遍，根本原因在于当代中医人文化修养严重不足，文化自信普遍缺乏。不明字义，如何理解汗牛充栋之中医典籍？不晓气运，如何顺应自然规律？正因为缺乏文化自信，才会对《灵枢·邪客》"营气者，泌其津液，注之于脉，化以为血"之"气能生血"论述视若无睹，以至于当美国学者观察发现肺中存在巨核细胞，每小时可生成1000万血小板时，许多中医学者也如发现新大陆一般兴奋不已，殊不知几千年前古代先贤早已认识到。

古人强调"物艺相通"，即物质和精神是互相融通、互相为用的。医者要注重培养文化素质，一个只会看"病"，不懂社会、不谙历史、不晓人情世故的医生，谈何中医思维？为医者还要有广阔慈悲的胸怀与智慧善辨思智。正如明·裴一中《言医·序》中所说："学不贯今古，识不通天人，才不近仙，心不近佛者，宁耕田织布取衣食耳，断不可作医以误世！医，故神圣之业……是必慧有夙因，念有专习，穷致天人之理，精思竭虑于古今之书，而后可言医。"必须是拥有贯通古今天人之学识，近乎佛陀之慈悲，并穷尽毕生精力不断学习之人方可为医。刘老师常教导我们，广博而深厚的文化修养是成为一名优秀中医的重要基石。

钱学森认为："一个有科学创新能力的人不但要有科学知识，还要有文化艺术修养。"把科学和文化艺术结合起来，能开拓创新思维，避免机械唯物论，使思路更开阔，思维更敏捷。爱因斯坦六岁练习小提琴，在创建广义相对论的日子里，思索陷入困顿时，就不由自主地拿起琴弓。"音乐往往催化出科学创见和思维火花。在音乐自由流淌中，深奥的理论物理学有了美妙旋律。"不论哪个学科，凡成大家者，无一没有丰富的文化素养。

何谓文化？知识与文化又有什么区别？有知识就一定有文化吗？举一个简单例子：医学的"医"字，古人写作"醫"，亦作"毉"，相关字还有"瑿""毉"。知道字形字义，只是文学知识；若能通过字形字义探究文字由来，甚至联想古人的生活规律、风俗习惯、文化背景、自然环境、社会环境，这便是文化。知识是 1+1=2，是既定规则，须"遵技守法"，而文化可以是 1+1=11，敢于打破规则，用非逻辑思维去领悟知识背后的内容，从而获得某些启示和灵感，开拓新视野，即"无法悟天"。

"醫"从"酉"者，《说文解字》："酒，所以治病也，《周礼》有医酒。"可见，酒醪自古便是治病的一种方法。《素问·汤液醪醴论》："自古圣人之作汤液醪醴者，以为备耳，夫上古作汤液，故为而弗服也。中古之世，道德稍衰，邪气时至，服之万全。"也就不难理解《金匮要略》中瓜蒌薤白白酒汤的由来了。

"毉"亦有从"巫"者，《说文解字》："巫，祝也。女能事无形，以舞降神者也。象人两襃舞形。与工同意。"《康熙字典》："又巫咸，国名。《山海经》巫咸国，右手操青蛇，左手操赤蛇，在登葆山，群巫所从上下也。亦山名。《郭璞·巫咸山序》巫咸者，实以鸿术为帝尧医，生为上公，死为明神。又人名。《山海经》开明东有巫彭，巫抵，巫阳，巫履，巫凡，巫相。《注》，皆神医也。"子曰："人而无恒，不可以为巫医。"巫在古代主要指从事祭祀等活动，以及从事此类事务之人，他们是博学之人，是沟通天人、了解自然规律之人，是能很好地把握人们心理之人。自古巫、医是分不开的，岐伯便是这样一位天师。"毉"从"巫"，恰恰是在强调做一名中医，需要尽可能地丰富自身文化修养，明晰天文地理、人情世故、社会风俗，同时又必须对人心理有较好的了解……文化底蕴足够深厚，才能深刻地理解生命。

所谓"巫术"，在某种程度上是心理操控行为，给人以强大信念、心理暗示，通过心理干预治病乃至治国。葛洪《抱朴子·至理》："吴、越有禁咒之法，甚有明验，多气耳。知之者可以入大疫之中，与患者同床而己不染。又以群从行数十人，皆使无所畏，此是气可以禳天灾也。或有邪魅山精，侵犯人家，以瓦石掷人，以火烧人屋舍，或形见往来，或但闻其声音言语，而善禁者以气禁之，皆即绝，此是气可以禁鬼神也。入山林多溪毒蝮蛇之地，凡人暂经过，无不中伤，而善禁者以气禁之，能辟方数十里上，伴侣皆使无为害者。又能禁虎豹及蛇蜂，皆悉令伏不能起。以气禁金疮，血即登止。又能续骨连筋。以气禁白刃，则可蹈之不伤，刺之不入。若人为蛇虺所中，以气禁之则立愈。"

此段记载，从道教神仙家角度，阐述了"气"与"咒"的作用。今时观之，似乎虚妄，但若透过其现象，从文化层面认识它，同样能从中受到启示。符咒治病，一定程度上属于心理暗示，但心理暗示是否意味着虚假？"心理作用"是否等于没有作用？

有一名罪犯被判死刑，刑警向他出示了刑具，一把解剖刀。然后蒙住他的双眼，接着有人用刀轻轻在他手背上划了一下（并未划破皮肤），再用一股细细的温水朝他的手背浇去。水不断地浇着，地上的脸盆不断发出滴滴答答的声响，这一切使犯人产生了新的心理情感，过了几分钟，犯人开始垂死挣扎，接着就断了气。通过解剖发现，他死亡的原因是心脏麻痹。（苏联著名心理疗法专家 B. 莱维《巫术的见证人》前言中叙述了这个事例）

如今，现代医学也已认识到，在药物治疗中，安慰剂具有高达 30% 的治疗作用；而中医在心理、情绪等无形因素对人的影响上有着完整理论体系，其作用远不止安慰剂而已，甚至可能大于药物及其他手段。这是"毉"给我们的启示，是刘老师经常强调的"主观病因"，也正是"医者意也"最深刻的含义。

中医需要文化承载，正是因为中医思想来源于文化，我们才能从文化中得到更多启迪。文化的内涵包罗万象，饮食、风俗、地理、气候等等，世间万物皆是文化。《素问·异法方宜论》："故东方之域……鱼盐之地，海滨傍水。其民食鱼而嗜咸……鱼者使人热中，盐者胜血，故其民皆黑色疏理，其病皆为痈疡，其治宜砭石……西方者，金玉之域，沙石之处……其民陵居而多风，水土刚强，其民不衣而褐荐，其民华食而脂肥，故邪不能伤其形体，其病生于内，其治宜毒药……北方者……其地高陵居，风寒冰冽。其民乐野处而乳食，藏寒生满病，其治宜灸焫……南方者……阳之所盛处也，其地下，水土弱，雾露之所聚也。其民嗜酸而食胕，故其民皆致理而赤色，其病挛痹，其治宜微针……中央者，其地平以湿，天地所以生万物也众。其民食杂而不劳，故其病多痿厥寒热，其治宜导引按跷……故圣人杂合以治，各得其所宜。故治所以异而病皆愈者，得病之情，知治之大体也。"

诚然，"知治之大体"是"治所以异而病皆愈"的前提，而"大体"背后，是对东南西北中各地地理环境、气候条件、风俗习惯、饮食结构等因素全面把握，只有深入了解患者各个方面，才能快速而准确地把握病因，真正做到个体化治疗，这是中医思维的内在要求，是辨证论治的最高境界。古人在当时交通不便、信息滞涩的年代，都能了解到千里之外的地理环境、风俗习惯，当今社会，交通便利、信息获取便捷，我们更应"知治之大体"。要真正建立起中医思维，需要极其广博的文化修养作为基础，有了深厚的文化基础，才能从更多角度思考疾病，遣方用药之时，多一分思考，也许会多一分疗效；相反，失之毫厘，则可能谬以千里。

中医对疾病的认识，远不局限于疾病本身；中医诊疗手段，亦远不止药物、针灸等具体手段而已。人是文化人，是精神与物质的共同产物，二者缺一不可。现代中医恰恰过于注重物质，忽略了精神。与现代医学不同，中医诊疗远远不止药物或针灸等具体方式，从见到患者那一刻起，就是在治病。望患者的面部表情、神情步态等判断其大致体质状况、性格特点；闻其语音声调、通过语言交流等，都可获取有助判断病情、提示立法处方的信息。另一方面，医者自身形象、举止、语言表达、接诊态度，包括字迹是否工整美观等等无形因素都可能直接影响患者对医者的信任，医者意也，这也将直接影响疗效。正如孙思邈《大医精诚》所要求："夫大医之体，欲得澄神内视，望之俨然，宽裕汪汪，不皎不昧。省病诊疾，至意深心，详察形候，纤毫勿失，处判针药，无得参差。虽曰病宜速救，要须临事不惑，唯当审谛覃思,不得于性命之上,率尔自逞俊快,邀射名誉,甚不仁矣!"稳重、从容、谦和的态度是疗效的重要保障。

因此,对待患者需要从文化层次入手,不仅要看到疾病,更应洞察疾病背后的深层原因。人之所以生病,远非目前所认识到的疾病本身而已,在不同文化中的人,所患之病也与其文化相关。医者只有加强自身文化修养,开拓视野,从文化层面更综合、更具体地分析患者,才能洞察根本病因,抓住患病源头,才能手到病除。

[案例]

李某,女,63 岁。2014-02-26 就诊。初次发病节气:小雪;当下发病节气:雨水。出生地:银川,居住地:北京(40 年)。文化程度:初中。曾经职业:商店售货员(粮食商店)。

望:面色淡暗,爪发无华,体态清瘦,搀扶行走,神清合作,恶心时作;舌质暗,舌苔白。

闻:语音低微,乏力懒言。

问:眩晕伴右侧耳鸣 1 小时。病史:一小时前,因与家人口角,心情不舒而发病。3 个月前曾右耳听力突然下降伴耳鸣、眩晕、恶心呕吐,视物旋转,不能行走,神志清楚,胁胀头痛,少寐多梦。随即到急诊就诊,经输液等治疗 12 小时后眩晕缓解,听力无改善。3 个月来每遇情志不遂而眩晕,平均每月发作 2 次,每次持续数小时,经治疗 1 天左右逐渐缓解。平素食饮不思,口淡不渴,大便溏软,小便如常。既往有冠心病、陈旧性脑梗病史。

切:左脉弦细,右脉细弱。

其他检查:血压 120/70mmHg,脉搏 100 次 / 分。

专科检查：纯音测听右耳全聋，左耳平均 25dB；声导抗双侧 A 型。1 周后眩晕缓解。前庭功能：右侧水平半规管功能减弱。

辨证分析：主症耳鸣、眩晕。耳鸣者，有实有虚，眩晕者，虚实夹杂。患者年过六旬，身体瘦弱，食饮不思，大便溏软，乏力懒言，语音低微，右脉细弱，乃脾肾两虚，尤脾为甚，以致气血俱欠。脾气一虚，升降失职，宗脉气缓，脉有所竭，正如《经》云："耳者，宗脉之所聚也，故胃中空则宗脉虚，虚则下溜，脉有所竭者，故耳鸣"。脾土不足，木失所养，制阳乏力，肝阳浮越，上扰清窍，所见视物旋转，耳鸣耳聋，少寐多梦；胁胀头痛，左脉弦细。《经》曰："诸风掉眩，皆属于肝。"又云："上气不足，脑为之不满，耳为之苦倾，目为之眩。"此亦将土、木关系辨而述之。然病久之因尚不仅于此。患病初始，时值冬日，寒凝收引，气血困顿，经脉阻滞，血脉失畅，清窍失荣。当下时逢初春，肝木生发，肝应春气，性喜条达。情志不遂，气机不畅，以致气滞血瘀，清阳不达耳窍，清窍闭塞，髓海失养，故发眩晕耳鸣。综观病史，细查表象，其病因源在肝脾，兼肾兼瘀。当下眩晕不解，先治其标，症缓之后，方药固本。

治疗：针刺内关、太阳、印堂。20 分钟后症状缓解，可自己行走。

治法：健脾疏肝，养血活血，祛风通窍。

方药：四君子汤合通气散加味。

党参 15g，茯苓 20g，白术 10g，炙甘草 6g，柴胡 10g，香附 10g，川芎 10g，郁金 10g，玫瑰花 6g，白芍 15g，当归 15g，丹参 20g，钩藤 10g（后下），夏枯草 10g，石菖蒲 10g，远志 10g，路路通 10g。3 剂，水煎服。

二诊：症状明显缓解，睡眠改善，自行就诊。

方药：上方加黄精20g，去远志、钩藤。7剂，水煎服。

三诊：偶有轻微头晕，耳鸣减轻，食欲睡眠正常。临床显效，不再服药，指导患者进行自我康复治疗。

以上辨证思路，综合考虑患者出生年代、地区，当时该地区自然环境、经济状况、民众生活与体质关系；患者居住、工作在北京40年，这40年北京社会变迁、个人工作变化对其身体、心理的影响；通过观察患者家属行为态度判断其家庭关系；与患者问诊时判断其性格类型、经济状况、社会地位、生活习惯、兴趣爱好、有无不良嗜好等；结合上述信息，分析患者身体及精神状况及发病基础；患者既往有冠心病、脑梗病史，与此次发病是否关联；发病节气、体质、性格与疾病有何关系，最终做出此次发病的辨证施治。上述辨证粗浅乏深，若细加辨之，仍有病机可陈。

在临床上，对每位患者要进行详尽询问，仔细观察，缜密思考，综合望、闻、问、切、查、思、析、辨，尤其久病久治不愈的患者，有时病因藏在蛛丝马迹之中，一旦马虎，"辨"不得要领，一经发现，便"钥"到病除。

（陈　灼）

急症勿忘扶正

急症具有"急速重危"之特点，其起病急骤，变化迅速，病症复杂，病情危重，临证之时，常恐攻实而伤正，补虚更助邪。刘老师常说，中医思想简而言之，扶正祛邪而已。正气存内，邪不可干。中医治病本质上是通过调动人体自身正气以对抗邪气，驱邪外出，而并非将疾病作为治疗对立面。因此，即使面对急症亦勿忘扶正。本篇所述急症，既指急危重症，又包括疾病急性发作期。当今中医，多受现代医学观念影响，中药西用，将清热解毒药用作抗生素、抗病毒药，将活血药用作抗凝药，而忽略了中医治病"扶正祛邪"的根本原则。

临床中应及时辨别危急重症，分清标本、逆顺，注重顾护正气，中西互补诊疗，力求转危为安。急症治疗中若忽视正气，则疗效不佳，一味攻邪，过则损及正气，正不胜邪，病情急剧恶化。更有甚者，本非急症，攻伐太过而成坏病。笔者将从急症的病因病机、病性转化、病位传变、当代正虚特点等方面结合跟随刘大新老师临床学习体会浅述对急症的认识及治疗策略。

基础理论识急症，掌握病机为根本

急症之治，虚实之辨不能差于毫厘。中医认识和治疗疾病的基本原则为整体观念与辨证论治。方从法出，法随证立，治疗危急重症也应辨清病机，对症下药。

急症病因虽有内外之分，本质均与虚相关。《灵枢·岁露》："黄帝曰：其有卒然卒死暴病者，何邪使然？少师曰：得三虚者，其死暴疾……黄帝曰：愿闻三虚。少师曰：乘年之衰，逢月之空，失时之和，因为贼风所伤，是谓三虚……"三虚系年、月、时俱虚之气运。天人相应，天时气运不济对应人体正气不足，是为病因。中医病因有外邪、禀赋、情志、饮食等。周遭环境之外因相同，疾病表现之所以不同，是因为内因不同。故外因为客，内因为主。正如刘老师接诊过敏性鼻炎患者后常说：过敏原无处不在，患者的过敏体质才是患病的根本原因。

急症病机关键在于正气虚于一时，邪气暴盛而突发，正气抗邪之力锐减，而急危重症立见。《素问·刺法论》云："余闻五疫之至，皆相染易，无问大小，病状相似，不施救疗，如何可得不相移易者？岐伯曰：不相染者，正气存内，邪不可干，避其毒气。"盖如五疫之急症，虽病因多端，病机并无二致，归本为一，即邪正盛衰，然各有胜负，若正气充足，邪不压正，则为不病之平人；若正气亏虚，正不胜邪，则为邪气所侵而发病。如《灵枢·百病始生》云："此必因虚邪之风，与其身形，两虚相得，乃客其形。"外因虚邪贼风，须得内因正气不足，方能戕害人体。即《素问·评热论》云："邪之所凑，其气必虚。"及《灵枢·口问》云："故邪之所在，皆为不足。"正气虚损之处，便是邪气侵犯之地。

缓急之辨，在于表里虚实、传变顺逆，而虚实之辨最为关键。

《素问·玉机真脏论》云："虚实以决死生。"指出疾病虚实关系在疾病发展过程中的主导作用，并对疾病预后具有重要意义。《素问·通评虚实论》云："邪气盛则实，精气夺则虚。"急症病情进展急骤，虚实转化迅速。正气不足则邪实更盛，邪实停聚则进一步耗伤正气，二者互为因果，恶性循环，病情恶化。《素问·标本病传论》云："知标本者，万举万当；不知标本，是谓妄行。"说明临证之时须掌握邪正盛衰消长的情况，以决定标本先后主次，若标本不明，治不得法，甚则重加其疾。在临证时应根据正邪的实际情况灵活侧重，缓则治本，急则治标。即使邪实标急，祛邪亦须顾护正气，若一味攻伐邪实，不考患者正虚能否承受峻猛之药，则如饮鸩止渴，得不偿失。诚如《素问·疏五过论》所云："治病之道，气内为宝。"正虚为百病之本，扶正为祛病之要。

急症起病急骤，病位传变迅速，正如《素问·阴阳应象大论》云："故邪风之至，疾如风雨，故善治者治皮毛，其次治肌肤，其次治筋脉，其次治六府，其次治五脏。治五脏者，半死半生也。"急症之病位迅速由浅入深，常因脏腑表里生克关系，病变逐步累及多个脏腑。此时扶助正气可以截断病位传变，有效控制病情进展，张仲景《金匮要略》有言："见肝之病，知肝传脾，当先实脾，四季脾旺不受邪，即勿补之；中工不晓相传，见肝之病，不解实脾，唯治肝也。"叶天士《温热论》亦云："务在先安未受邪之地，恐其陷入易易耳。"《说文解字》云："病，疾加也。"因此时刻不忘顾护正气，防止邪气深入而疾加成病，也是中国传统文化土壤中孕育出的中医治未病思想的体现。

《灵枢·根结》云："形气不足，病气有余，是邪盛也，急泻之；形气有余，病气不足，急补之。"扶正与祛邪，分别侧重补虚与泻实，二者虽然方法不同，但相互联系，相辅相成。《素问·刺法论》云："正气存内，邪不可干。"扶正，是扶助正气，增强体质，不仅可提高机体自身抗病能力，还能调动正气，祛除病邪。祛邪，是祛除病邪，意在使邪去正安，有利于正气的保存和恢复。《伤寒论》第58条："凡病，若发汗，若吐，若下，若亡血、亡津液，阴阳自合者，必自愈。"以汗、吐、下三法治疗疾病，若使用不当，必然损伤正气。疾病能否向愈，取决于阴阳能否自和，若正气存，则机体有自我调节能力，"自和"而愈。中医学强调正气为本，扶正是祛邪的根本，祛邪是扶正的手段，故祛邪切勿伤正，扶正方能祛邪。

建立中医辨证思维，发挥中医优势

对于急症治疗，刘老师提出要发挥中医在优势病种中的价值。中医治病应以辨证施治为前提，不得拘泥于实验室检查与中药现代药理研究而中药西用。不谙中医理法，对病开药，难免寒而冷之，热而温之，盈而益之，虚而损之，通尔彻之，塞而壅之，欲望其生，实见其死。

发热是临床中的常见急症，及时有效退热、迅速控制体温可降低坏病与变证的发生率。目前西医多采取对症处理，并无特效治疗方案，而中医对于发热的理论内涵阐发于《内经》，治则实践落实于《伤寒论》，其渊源深远，积累了大量临床经验。中医辨证论治体系中，发热根据八纲分为阴阳、表里、寒热、虚实。刘老师常感叹当今鲜有辨证后运用经方如麻黄汤、桂枝汤之属治疗外感发热者，多根据现代医学抗菌、抗病毒的药理研究，不加辨证，滥用清热解毒药物，徒伤脾胃。脾土为肺金之母，脾胃为气血生化之源、后天之本，《素问·平人气象论》云："平人之常气禀于胃，胃者，平人之常气也。人无胃气曰逆，逆则死。"临床中常见刘老师用培土生金之扶正法，治疗急症过用寒凉后肺脾气虚证，疗效显著。

当代正虚特点

面对就诊患者关于服药调护方面的疑虑，刘老师常这样答复："保持生活规律，保证睡眠，定时排便，不要吃太凉的食物，饭后半小时服药，不要过多关注病情。"诚如《素问·上古天真论》传世之语："上古之人，其知道者，法于阴阳，和于术数，食饮有节，起居有常，不妄作劳，故能形与神俱，而尽终其天年，度百岁乃去。今时之人不然也，以酒为浆，以妄为常，醉以入房，以欲竭其精，以耗散其真，不知持满，不时御神，务快其心，逆于生乐，起居无节，故半百而衰也。夫上古圣人之教下也，皆谓之虚邪贼风，避之有时，恬淡虚无，真气从之，精神内守，病安从来？"

刘老师对患者的调护原则既符合《内经》要求，又蕴涵老师以患为师，无为而治的临证思想。老师提出今之虚非古之虚，《素问·阴阳应象大论》："阳化气，阴成形。"古代生产力不发达，物质匮乏，人先天之本多不足；现代社会因环境、经济、饮食改变，物质过剩，饮食不节损伤脾胃，加之欲望过大，思虑过多，失于运动而致脾失健运，焦躁易怒而肝郁乘脾，故后天之本较弱。《素问·生气通天论》云："阴者藏精而起亟也，阳者卫外而为固也。"古多阴虚者，而今功能障碍疾病居多。刘老师对患者的嘱托正是针对今人之虚，侧重脾胃及情志的调护。因此，益气健脾、疏肝理气也是当今时代需求。

中西互补明确诊治要点，扶正注重免疫事半功倍

刘老师常教导学生，中医是动态中求平衡，西医是明确病变环节靶向治疗，取二者之优势互补施治，方能造福人类健康。急症中，为挽救患者性命常需采取中西互补的诊疗模式，此时运用中医思维、整体观念，把握邪正盛衰，顾护人体正气即免疫力，则事半功倍，否则病情危笃，难以向愈。

患者李某，京城人士，年逾四旬，身高体壮，咽痛三日，影响吞咽，咳嗽有痰，色白质黏，时流涎唾，自服双黄连不效，而感咽部堵闷益甚，遂来就诊，正值小暑。观其舌象：舌暗，苔黄厚腻。师行间接喉镜检查，见其咽部黏膜轻度充血，下咽部轻度充血，会厌、舌面中度水肿，诊断为会厌炎，立即收入院治疗。

刘老师强调，咽异感症不能等同于梅核气，咽异感症包括梅核气，也包括了一些急危重症，在临床工作中误诊误治者屡见不鲜，切不可忽略二者的鉴别。

主诉嗓子不适者要结合临床经验考虑到以下病因：咽及咽邻近器官的因素、远端器官和全身性因素、精神因素、器质性疾病。首先要检查其气道通畅与否，行喉镜排除急性会厌炎等急症。

急性会厌炎又称急性声门上喉炎，是一种可能危及生命的急性炎症，可在 2～3 小时引起呼吸道梗阻而窒息死亡。古人云：走马看咽喉。急性会厌炎、急性喉炎、急性咽炎水肿型等病病情

凶险，须立即给予激素治疗，消除水肿。由感染所致者，还应配合足量抗生素以控制感染扩散。

糖皮质激素从中医角度认识，属辛燥甘温之品，归肾、脾、肺经。其用于治疗各种原因所致的严重感染或炎性反应之机制为针对温热之邪动用肾阴，引水救火，减轻局部热毒证候，而使急症患者转危为安。然《素问·六节藏象论》云："肾者主蛰，封藏之本，精之处也。"肾中真阴乃人之精华，过度发越而致人体正气损伤，激素在抗炎的同时，还有抑制免疫的作用，导致邪气相对益甚，如无抗生素祛邪，抑制或杀灭病原菌，平衡正邪比例，则邪气趁虚而入，如脱缰之野马，难以压制。因此急症治疗中关注邪正消长，运用中医思维使之动态平衡，则会收到理想的效果。

[**案例**]

患者女，27岁，山西临汾人。两周前因工作压力过大，情绪波动，出现听力下降，腹胀甚，大便不畅，夜寐不安。观其面色萎黄，多发痤疮，其舌淡月半，齿痕，苔薄白，脉左弦，右大。诊断为暴聋，肝郁脾虚证。治以疏肝解郁、健脾理气，以逍遥散加减。

当归 15g	白芍 15g	柴胡 10g	茯苓 20g
炒白术 10g	炙甘草 6g	郁金 10g	玫瑰花 6g
合欢花 6g	合欢皮 10g	枳实 10g	厚朴 10g
远志 10g	菖蒲 10g	路路通 10g	党参 15g

此患者听力下降2周，属疾病为过程中的急性期。究其发病根本原因，在于平素工作压力大，长期处于精神紧张状态，急躁易怒，故使肝气失于条达，肝郁日久，气机不畅而致脾虚，故见

舌淡胖、腹胀、大便不畅。因此，综合四诊，以疏肝健脾为法。虽为"急症"，期有脾虚之证，亦当谨遵辨证论治原则，以党参、茯苓健脾益气，扶正以祛邪。

曾闻刘老师讲起早年所见一病例，一位外耳道疖肿患者，脓未形成而被过早切开排脓，破坏了脓腔周围充血水肿带和白细胞浸润形成的脓壁，导致"一夜之间，整个颜面连及颈项肿起如常人两倍，其形可怜，令人过目难忘"，最终引发败血症导致死亡。此病相当于中医疔疮走黄，过早切开破坏"护场"，金疮外力直接损伤正气，正邪力量对比骤变，致毒气扩散，有"朝发夕死"之虞。《外科正宗》论疔疮走黄："其形虽小，其恶甚大，再加艾灸，火益其势，逼毒，内攻反为倒陷，走黄之症作矣。既作之后，头目耳项俱能发肿。形如尸胖，七恶顿作。治虽有法，有百中难保一二。"盖本非急症，因误治破坏正气成为急症，失去正气，病情迅速恶化，难以救治。

结语：跟师学习一载，方晓医道虽繁，约之邪正而已，临证之际，宜执简驭繁，不为疾病表象之一叶障目，以邪正为导向，急症勿忘扶正，扶正以祛邪，此乃执两端而驭全盘之准绳。

（李诗梦）

从《内经》思考当代人的生活方式

　　刘老师临证 40 年，凭借着大量临床经验、丰富的人生阅历、深厚的文化底蕴，逐渐形成独特的临证思路：与解剖结构、组织形态、病理变化等客观因素相比，刘老师更强调主观病因，即人之所以生病，根本上与患者生活方式、精神状态、性格特点、居住环境、工作性质、人际关系等等无形因素关系密切。生病是一个绳锯木断、水滴石穿的过程，因此必须防微杜渐。《内经》中不乏对于人们生活方式的思考。《素问·上古天真论》："上古之人，其知道者，法于阴阳，和于术数，食饮有节，起居有常，不妄作劳，故能形与神俱，而尽终其天年，度百岁乃去。今时之人不然也，以酒为浆，以妄为常，醉以入房，以欲竭其精，以耗散其真，不知持满，不时御神，务快其心，逆于生乐，起居无节，故半百而衰也。"《素问·举痛论》说："百病生于气。"刘老师提出疾病"两因学说"，强调主观病因，提倡保持良好生活方式，重视对患者心理、情绪及睡眠的调整，来源于对《内经》的深入解读。

《内经》中的情绪保健

　　老师在临床疾病诊治中，注重整体观念，强调先整体后局部，对待疾病不能"只见病，不见人""只治病，不治人"，而应在病因、诊断、治疗和预防保健等各方面都综合考虑各种因素的作用，重视心身关系和心理因素的作用。疾病的发生是多种因素互相作用的结果，如《灵枢·口问》曰："夫百病之始生也，皆生于风雨寒暑，阴阳喜怒，饮食居处，大惊卒恐……"

《内经》最早提出情绪疗法的理论和方法，主张辨证论治的心理治疗和技术。《素问·五运行大论》提出："怒伤肝，悲胜怒""喜伤心，恐胜喜""思伤脾，怒胜思""忧伤肺，喜胜忧""恐伤肾，思胜恐。"它是以五行学说的基本原理为依据，利用情绪情感之间的相克规律，即一种情绪活动可以对另一种情绪活动进行影响、调节、抑制或矫正，使任何一种情绪活动都不会过亢或过激。《素问·阴阳应象大论》说："人有五脏化五气，以生喜、怒、忧、思、恐。"说明了生理基础与精神活动的关系。五脏精气发生异常变化时，会使人体对外界刺激极为敏感，容易产生病态的心理活动。《灵枢·本神》曰："肝气虚则恐，实则怒……心气虚则悲，实则笑不休。"这就是说精神活动以生理活动为基础，精神活动是生理功能活动的外在表现。《素问·宣明五气》亦记载了五脏功能失调所造成的情绪变化，"五精所并，精气并于心则喜，并于肺则悲，并于肝则忧，并于脾则畏，并于肾则恐"。《素问·脏气法时论》说："肝病者……令人善怒……善恐如人将捕之。"《灵枢·经脉》云："气不足则善恐，心惕惕如人将捕之。"

《素问·五运行大论》王冰注："怒则不思，忿而忘祸，则胜可知矣。思甚不解，以怒制之，调性之道也。"这正是《内经》认识到了情绪因素对脏腑、经络、气血等的影响，以及不同情绪之间的制衡关系，提出以情胜情的心理康复疗法。

　　自然环境、社会环境是复杂的，对人的影响亦是多样的。但人能加以适应、调节，能运用智慧不断地对自然进行适应，并加以利用。正如《灵枢·本脏》所说："志意者，所以御精神，收魂魄，适寒温，和喜怒者也……志意和则精神专直，魂魄不散，悔怒不起，五脏不受邪矣。寒温和则六腑化谷，风痹不作，经脉通利，肢节得安矣，此人之常平也。"这里讲的是人的"志意"，可以统御精神，收摄魂魄，使人体能够适应四时气候的寒温变化，正常调节自身的情绪变化。这里就说明了人的精神活动、生命活动和对外界自然的适应，需达到一个自然平衡的状态，人就是一个健康的人。

《内经》中的睡眠保健

　　刘老师在临证中重视对睡眠的调理，尤其在耳鸣耳聋、咽异物感、过敏性疾病治疗中，睡眠安定与否与症状轻重、缓解程度关系密切。调节睡眠状况，在疾病治疗中效果显著。睡眠的重要性及其保健，在《内经》中已有详述。

　　《内经》认为，睡眠是以神的活动为纲纪，营卫二气的出入运行为枢机，阴阳跷脉的气血流注为兆始，五脏生理功能（藏精、化气、生神）为根柢的重要生命活动。另外，心所藏之神有重要的作用。若心不藏神则神失安宁，营卫运行失常，跷脉推动无力，影响到脾、肺、肝、肾的功能，则人体正常之寤寐无从谈起。寤寐主要赖于卫气与营气循行相会，并与外界阴阳变化相关，营气卫气阴阳相贯，营周不休，循环无端，共同为寤寐之枢机。阴阳跷脉主交通一身阴阳之气，其脉气推动营卫二气运行，阳入于阴则寐，阴出于阳则寤，实乃寤寐之兆始。五脏精气神在生命活动和睡眠活动中各有不同地位和作用，睡眠安宁有赖于脏腑功能的正常。

心主藏神，神贵安宁乃寤寐之纲纪。《素问·阴阳应象大论》"天地之动静，神明为之纲纪，故能生长收藏，终而复始"即是此意。昼夜交替是自然界最为重要的节律之一，而人的睡眠－觉醒周期具有与昼夜交替相一致的节律。《灵枢·卫气行》云："阳主昼，阴主夜。"自然界的阴阳变化导致了昼夜的变化，即《灵枢·邪客》所云："天有昼夜，人有卧起……此人与天地相应者也。"昼夜的变化又影响到人体的阴阳变化，于是产生了睡眠－觉醒现象与自然界变化相适应的现象。《灵枢·邪客》："心者，五脏六腑之大主也。"同时，心为神明之脏，主宰精神意识思维及情志活动，如《灵枢·本神》："所以任物者谓之心，心有所忆谓之意，意之所存谓之志，因志而存变谓之思，因思而远慕谓之虑，因虑而处物谓之智。"心是可接受外界客观事物并做出反应，进行心理、意识和思维活动的脏器，人体复杂的精神、思维活动实际上是在"心神"的主导下，五脏协作共同完成的，人的意、志、思、虑等精神活动都以心的"任物"为肇端。若心不藏神则神失安宁，营卫运行失常，跷脉推动无力，影响到脾之化源、肺之输布、肝之疏泄、肾之升降，则人体正常之寤寐无从谈起。据此，认为心所藏之"神"在睡眠中起到主宰和调节作用。

营卫之气循环无端，乃寤寐之枢机。《灵枢·营卫生会》曰："人受气于谷，谷入于胃，以传于肺，五脏六腑，皆以受气，其清者为营，浊者为卫，营在脉中，卫在脉外，营周不休，五十而复大会。"营气、卫气都属于人体的营养物质，来源于脾胃运化所产生的水谷精微。其中精华部分化生为营气，并进入脉中，运行全身。《素问·痹论》曰："营者，水谷之精气也。和调于五脏，洒陈于六腑，乃能入于脉也。故循脉上下，贯五脏，络六腑也。"可见，营气由水谷之精所化生，进入脉中，循脉运行全身，内入脏腑，外达肢节，终而复始，营周不休。水谷精微中慓悍滑利部分化生为卫气。《素问·痹论》曰："卫者，水谷之悍气也。其气慓疾滑利，不能入于脉也。故循皮肤之中，分肉之间，熏于肓膜，散于胸腹。"因此，卫气由水谷之精所化生，运行于脉外，外而皮肤肌腠，内而胸腹脏腑，布散全身。《灵枢·营卫生会》曰："营卫之行，不失其常，故昼精而夜瞑。"卫气白天行于经络，夜晚则行于内脏，与营气相合，营气卫气阴阳相贯，营周不休，循环无端，共助五脏之精，以涵养五脏之神，如《灵枢·卫气行》曰："昼日行于阳二十五周，夜行于阴二十五周，周于五脏。"卫气这种有规律的行阳入阴，与自然界阳气的昼夜变化相一致，正如《素问·生气通天论》所言："故阳气者，一日而主外，平旦人气生，日中而阳气隆，日西而阳气已虚，气门乃闭。"从而保证了人体正常的作息机制，在生理上表现为白昼目张而寤，体表温热，功能旺盛，防御外邪能力亦较强，而夜晚则脏腑安和，目瞑而寐。所以《灵枢·口问》曰："卫气昼日行于阳，夜半行于阴，阴者主夜，夜者主卧。"又言："阳气尽，阴气盛，则目瞑；阴气尽而阳气盛，则寤矣。"《灵枢·营卫生会》曰："老人之不夜瞑者，何气使然？少壮之人不昼瞑者，何气使然？"岐伯答曰："壮者之气血盛，其肌肉滑，气道通，营卫之行，不失其常，故昼精而夜瞑。老者之气血衰其肌肉枯，气道涩，五脏之气相搏，其营气衰少而卫气内伐，故昼不精，夜不眠。"明确提出营气衰少、卫气内伐是老年人失眠的病因。因气血亏虚，营气衰少，营卫不和，克伐于内，致卫气昼行于阳者少，表现为日间精神疲惫；营气失其常度，使神不安于舍，虽入夜，但不能眠。可见，寤寐主要赖于卫气与营气循行相会，并与外界阴阳变化相关，营气卫气阴阳相贯，营周不休，循环无端，共同为寤寐之枢机。

阳跷阴跷气血流注，乃寤寐之肇始。《灵枢·脉度》曰："跷脉者，少阴之别……入骷，属目内眦，合于太阳。阳跷而上行，气并相还则为濡目，气不荣则目不合。"《灵枢·寒热病》中亦曰："足太阳有通项入于脑者……入脑乃别阴跷、阳跷，阴阳相交，阳入于阴，阴出阳，交于目锐眦，阳气盛则瞋目，阴气盛则瞑目。"阴跷脉和阳跷脉属奇经八脉，阳跷脉为足太阳膀胱经之别，阴跷脉为足少阴肾经之别，平旦阳跷脉气盛，当卫气从足太阳膀胱经开始行于诸阳经时，阳跷脉渐盛，阳气出于睛明穴则寤，故目开而不能睡；夕酉之时阴跷脉气盛，当卫气从足少阴肾经开始行于诸阴经时，阴跷脉气盛，阳气于足少阴肾经之涌泉穴行于阴分，阳开阴合，故目合而熟睡。故曰："阳气盛则瞋目，阴气盛则瞑目。"若阴阳跷脉脉气不畅，推动无力，则营卫不和，卫气运行失常，阳不入阴则不寐，反之阴不出于阳则不寤。《灵枢·大惑论》："病而不得卧者……卫气不得入于阴，常留于阳，留于阳则阳气满，阳气满则阳跷盛，不得入于阴则阴气虚，故目不瞑矣。"阴阳跷脉是涉及人体阴阳二气的重要奇经，又通于脑及目，与睡眠关系密切，阴阳跷脉气之盛衰与寐寤有直接关系。阴阳跷脉主交通一身阴阳之气，其脉气推动营卫二气运行，阳入于阴则寐，阴出于阳则寤，实乃寤寐之兆始。

五脏藏精化气生神，乃寤寐之根柢。五脏作为一个系统整体概念，被确立为生命活动中枢，所以五脏与寤寐的关系是全方位的，五脏精气神各层次均关系到寤寐。五脏之精充盛，睡眠具备深厚根基，精盛体壮才能寐起神情充沛，寐息深沉酣畅。五脏主气化，《灵枢·营卫生会》云："人受气于谷，谷入于胃，以传与肺，五脏六腑，皆以受气，其清者为营，浊者为卫，营在脉中，卫在脉外，营周不休，五十而复大会，阴阳相贯，如环无端。"认为营卫源于胃所受纳的水谷之气，其生成和运行与心之主血脉、脾之化源、肺之输布、肝之疏泄、肾之升降密切相关。据此，只有脏腑功能正常，营卫的生成才不致乏源，运行才能有序，人才能实现正常的睡眠。神的活动是五脏整体功能的反映，其安宁离不开五脏系统功能的正常与协调，而神在整个睡眠活动中起到主导作用。

《内经》中的病由心生、治病治心观点

刘老师在临床诊治期间，多次阐述"病由心生""治病治心"观点。就此观点在临床体验颇深，遂又在经典中探求其理。

《内经》中"病由心生"的观点阐述很明确。如《素问·举痛论》云："怒则气上，喜则气缓，悲则气消，恐则气下……惊则气乱……思则气结。"就阐明了情志变化可以导致气机逆乱。《素问·阴阳应象大论》说："喜怒伤气，寒暑伤形。暴怒伤阴，暴喜伤阳。厥气上行，满脉去形。喜怒不节，寒暑过度，生乃不固。"《素问·痿论》也说："悲哀太甚，则胞络绝，胞络绝则阳气内动，发则心下崩，数溲血也。"不仅说明五志可以伤及气机，而且进一步阐明情志变化可以损及阴阳，衍生出种种病理变化，最终伤

及脏腑而导致"生乃不固"的后果。

《内经》中"治病治心"的观点多为"治未病"或调养身心方面。《内经》心理养生的目标有三：一是保养正气，二是防御邪气，三是促进心身健康。如《素问·上古天真论》云："恬淡虚无，真气从之，精神内守，病安从来。"《素问·生气通天论》曰："清静则肉腠闭拒，虽有大风苛毒，弗之能害。"《素问·阴阳应象大论》云："是以圣人为无为之事，乐恬淡之能，从欲快志于虚无之守，故寿命无穷，与天地终，此圣人之治身也。"《素问·上古天真论》云："是以志闲而少欲，心安而不惧，形劳而不倦，气从以顺，各从其欲，皆得所愿……所以能年皆度百岁，而动作不衰者，以其德全不危也。"

另外，《内经》中修养身心原理亦是遵从整体观点。其心理养生的原则有三：首先是天人合一。主动地遵循四时变化规律，适应自然环境的变迁，即"顺四时而适寒暑"。如《灵枢·本神》："故智者养生也，必顺四时而适寒暑，和喜怒而安居处，节阴阳而调柔刚。如是则避邪不至，长生久视。"其次是人与社会文化的统一。如《素同·上古天真论》："心安而不惧，形劳而不倦，气从以顺，各从其欲，皆得所愿。"强调"美其食，任其服，高下不相慕……嗜欲不能劳其目，淫欲不能惑其心""适嗜欲于世俗之间，无恚嗔之心""无思想之患，以恬愉为务，以自得为功，形体不敝，精神不散"，才能"度百岁而动作不衰"，指出"恬淡虚无，真气从之，精神内守，病安从来"。再者是约束和协调个人需求与自然、社会资源短缺之间的矛盾。如《素问·疏五过论》指出："故贵脱势，虽不中邪，精神内伤，身必败亡。始富后贫，虽不伤邪，皮焦筋屈，痿躄为挛。"

　　孙思邈《备急千金要方·诊候》云："古之善为医者，上医医国，中医医人，下医医病。又曰：上医听声，中医察色，下医诊脉。又曰：上医医未病之病，中医医欲病之病，下医医已病之病。若不加心用意，于事混淆，即病者难以救矣。"医未病之病，则更须重视主观病因，在日常生活方式中，保持恬淡心态，规律作息，保证睡眠，则如《素问·上古天真论》所云："皆谓之虚邪贼风，避之有时，恬惔虚无，真气从之，精神内守，病安从来。是以志闲而少欲，心安而不惧，形劳而不倦，气从以顺，各从其欲，皆得所愿。故美其食，任其服，乐其俗，高下不相慕，其民故曰朴。是以嗜欲不能劳其目，淫邪不能惑其心，愚智贤不肖，不惧于物，故合于道。所以能年皆度百岁而动作不衰者，以其德全不危也。"形成良好生活习惯，防微杜渐，方可治病于未病之时。

（孙　静）

从功能角度把握生命规律

人们认识生命奥秘，首先从生命现象入手。在医学理论形成初期，东方也是以解剖作为研究手段。但如何把生命现象与解剖内脏器官相联系，没有先进仪器和精密测量方法，是不可能做到的。观察的结果，也不能有效指导临床实践。在中国古代，当意识到解剖并不能直接解释生命现象与指导医疗活动后，转而采用当时盛行的自然哲学方法。首先对生命现象及与其相联系的各方面进行观察，然后把观察内容中的"共相"提取出来，按其形态、功能、格局、演化方式进行分类，并将具有代表性的、具有共相的"类"，用象征性符号、图像或有代表性的具体事物表达，进而以类相推，探讨生命现象的机制，这就是古代的意象思维方式。用这种思维方法进行研究，只能引出功能性概念，而非解剖实体概念。

《内经》研究五脏的方法

从功能角度把握生命规律是《内经》学术体系的一个基本特征，如讲整体应是功能上的相互联系与调控。以《内经》把握五脏功能的方法为例。

一、直观体察

眼见为实，直观之法求解五脏功能，以解剖实体为基础，遵循功能与结构相统一的原则，直接从实体导出功能，其概念形成的主体是内脏的解剖实体。

二、仿象臆测

直观方法认识其功能，认知作用有限，不得不"望形生意"。

仿象臆测是古代在科技不发达的条件下，依据解剖实体研究其功能的合乎逻辑的方法学选择之一。它是将五脏的解剖部位、形态作为一种象，纳入意象思维之中，则其认知原理、方法及作用发生了本质变化。直观认知方法有其致命弱点，一是其认知范围局限在宏观领域，进入微观认知范围即失其所用；二是内脏实体及其功能与生命现象之间乃线性关系，因而在复杂、整体生命活动的本质联系方面，突显其拙劣失真。因此，随着医疗需求的提高、医学研究的深入，它便失去其在方法学上的主导地位，必须寻找出路。在中国古代，转而求助于思维工具，这就是精气、阴阳、五行自然哲学，具有整体系统方法学内涵的思维方式及意象思维方式等。仿象臆测则是五脏概念演变的前奏与征兆。比如脾为孤脏，位中央以灌四旁，喻其化生营气，荣养全身脏腑器官，纳入时脏系统中无时不主、在五脏气机升降循环之中为斡旋之枢之理论。以系统整体功能为基础，物象只是象系统资料之一。这种方法运用精气、阴阳、五行之理，对生命现象进行总体把握，从生命过程及生命体各部分功能活动的关系，分析其机制与规律。根据"天地之间，六合之内，不离于五，人亦应之"(《灵枢·阴阳二十五人》）的观念，以五脏作为生命活动整体格局之中五个基本"要素"，以其刚柔相济、生克制化机制探索生命规律。五脏概念的形成，显然与五行之意象思维有关。《素问·五脏生成论》说："五脏之象，可以类推。"王冰解释说："象，谓气象也，言五脏虽隐而不见，然其气象性用，犹可以物推之，何者？肝象木而曲直，心象火而炎上，脾象土而安静，肺象金而刚决，肾象水而润下。夫如是，皆大举宗兆，其中随事变化，象法傍通者，可以同类而推之尔。"这里的木火土金水，就是五行之法象。对五脏来说，只是象征性符号，它所表征的五脏的"气象性用"即其功能特性。《内经》正是以五脏功能间的生克制化及其与自然界的通应，完成机体复杂生理过程的，说明了五脏概念的系统整体性质。例如天地阴阳之法，如《素问·五脏别论》的天阳地阴、脏腑藏泻，《素问·刺禁论》天地四方阴阳升降出入大循环；官职分工合作之法，如《素问·灵兰秘典论》《灵枢·五癃津液别》以心为主导、五脏六腑各司其职分工合作等。

多角度五脏观

《内经》将人作为一个有机整体，以五脏的活动，协调自身各种功能及其与生存环境的关系，从不同角度论五脏。

一、气化五脏

如《素问·六节藏象论》论五脏在生命活动中的主体功能，后世概括为肝藏血主疏泄、肺主气司呼吸、脾主运化、肾主气化水液、心生血藏神。

二、四时五脏

五脏应时而旺：如《素问·脏气法时论》用"主"，《素问·六节藏象论》"通于"，标志着五脏精气随时序（段）而盛衰，即《素问·平人气象论》所说：春"藏真散于肝"、夏"藏真通于心"、长夏"藏真濡于脾"、秋"藏高散于肺"、冬"藏真下于肾"。

五脏之气象性用合于四时法则：四时的生化活动以生长收藏概括，而五脏之气的气象性用，即五脏的功能特性也用生长收藏表述，如《素问·脏气法时论》言五脏苦欲。故《内经》春弦为肝脉，夏钩（洪）为心脉，长夏软弱（和缓）为脾脉，秋毛（微浮）为肺脉，冬石（沉）为肾脉。

三、官能五脏

《内经》以封建王朝行政体制分别将五脏六腑喻以官能，如《素问·灵兰秘典论》言五脏官能及其间关系，五脏各称其能，它们之间有密切合作的关系，而以心为君王，突出其协调统率、主导作用。其官职之名在《灵枢·五癃津液别》还有与此相似的论述，可以相互印证。官能五脏之论，运用人们熟悉的社会政体统制之理喻五脏（脏腑）功能及其相互关系，虽有封建时代的印记，似乎欠"科学"，但却反映了生命体及其生理、病理活动的系统整体性质。同时，也使五脏概念明显脱离了解剖实体，成为生命活动中多种功能高度整合的功能关系模型。

四、神志五脏

《内经》"神藏五"多被解释为"五神脏"。如《灵枢·本神》《素问·阴阳应象大论》：肝藏血，血舍魂。脾藏营，营舍意……（肝）在志为怒；（心）在志为喜；（肺）在志为忧……精神、意识、思维、情绪以及由此产生的聪明智慧，概括称为"神志"，均主于五脏，则五脏成为精神活动的主体与中枢。

气化五脏、四时五脏、官能五脏、神志五脏，其共同特点是将五脏看作生命活动整体的五个部分，从不同角度、针对不同对象、把握不同生命现象的内在规律而形成的，并遵从阴阳相反相成、五行生克制化之理。

（孙　静）

中医传承发展中的"动态观"

　　中国传统医药伴随着中华民族整个发展历程，对维护中华民族乃至世界人民健康所做出的贡献有目共睹，而将其作为人类非物质文化遗产加以保护并传承，意义深远而重大。中医学术传承及管理当成为历代名老中医师的历史责任。因为有了经验积累、传承，及合理的管理、应用，才使得中医学历久弥新，永葆活力。

　　刘老师作为全国名老中医、全国知名专家，以诊治中医耳鼻喉科疾病见长，对内科杂病亦经验丰富、疗效显著。刘老师除在临床医学上贡献突出，在教学、管理方面亦颇具建树。刘老师在多年探讨、实践的基础上，提出了"动态观"思想，并使其贯穿于中医临床、管理、教学始终，取得显著成效。

　　刘老师提出动态观点，其中包括三层面内容：哲学层面、管理层面、学术层面。

哲学层面

　　刘老师引用《论语·子罕》中记录："子在川上曰：逝者如斯夫！不舍昼夜。"说的是：孔子站在河边讲："过去的时光多么像这条河的流水呀！它日夜不停地在流逝。"此处孔子以流水作比喻，说明动态观、发展观。那就是：世上的一切似流水，随着时间的推移，都在永不止息地运动着、变化着。

管理层面

目前中医医院对竞争力特征的重视主要集中在竞争力的专有属性上。如强调中医院竞争力的难以模仿性，强调其是不可能被偷去，也不可能被买去等。然而，这种对竞争力过度重视的最大问题，就是以静态的思维来看待竞争力。

首先，竞争力是一个相对的概念，是同域同期中医医院之间的相对比较。一般在定义竞争力的时候，如果只注重其绝对的一面，在实践中就会让大家感觉其高不可攀，会以为只有那些高精尖的东西才能成为竞争力。实际上，只要在某一时期比同一地域中有竞争关系者有一定优势，就具备了竞争力的要件。

其次，竞争力是一个发展的概念，在不同的时期和不同的发展阶段，竞争力是不同的。由于面对的环境、患者、疾病及市场是不断发生变化的，恒久有效的竞争力就不可能存在。这一重要约束条件决定了我们仅要努力建立某一时期的竞争力，而且还要适应竞争环境的变化，不断建立新的优势竞争力。任何竞争力都有时效，因此静态地强调竞争力的不可模仿是不全面和不准确的。

学术层面

1.中医学的动态思想　中医学的学术思想－动态平衡观认为人体的平衡不是消极的静态平衡，而是动态平衡。中医学从永恒运动观出发，认为自然界一切事物和现象无不包含着相互对立的两个方面，如上与下、左与右、天与地、动与静、出与入、升与降、成与败，乃至昼与夜、明与暗、寒与热、水与火……这些相互对立着的两个方面，就用阴与阳加以概括，并认为两者必须保持动态平衡关系，才是正常状态。同时，还指出平衡是相对的，不平衡是绝对的。正如《灵枢·根结》所说："阴阳之道，孰少孰多，阴道偶，阳道奇。"这里从数量的奇偶显示阴阳双方不平衡的绝对性。

2. 动态学术观点的形成　学术观点根据疾病形成，不是一成不变的，不断学习在学术上有指导意义。从历史观点看，总结前人的经验、流派学说可作为参考，不可拘泥。中医之所以不断发展变化，是因为疾病在不断变化。

刘老师提出"动态观"，是指"动态平衡"是中医学理论基础；"动态思维"是学习中医、发展中医的前提；"动态视野"是中医管理并竞争于世的关键因素。

（孙　静）

五官篇

——疗五官之疾

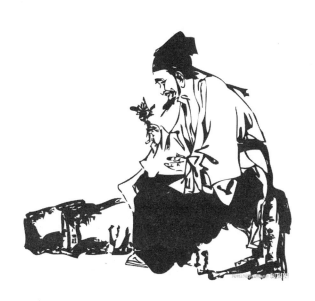

耳　部

当代耳聋耳鸣不全责之于肾

刘老师提出，当代耳鸣耳聋病因与古人所述肾虚病因有很大区别，现今很多人把耳聋耳鸣与肾虚紧密结合的观点是错误的。强调"肾虚不是当代耳鸣的主要病因"，而"脾虚才是耳鸣主要病因"，因为今人与古人在饮食结构、生活环境、精神需求等方面已经发生重大改变。经考证，在《内经》中未找到肾虚与耳鸣必然联系的论述；对临床 500 例耳鸣病例总结统计发现，脾虚耳鸣者占 63%。《灵枢·口问》亦有："黄帝曰：人之耳中鸣者，何气使然？岐伯曰：耳者，宗脉之所聚也，故胃中空则宗脉虚，虚则下溜，脉有所竭者，故耳鸣。"

一、耳鸣耳聋的概念

神经性耳鸣是主观上感觉耳内或头部有声音，但外界并无相应声源存在，是耳科最常见的症状之一，耳鸣的发病率随着年龄的增长而增加，一般人群中 17% 有不同程度耳鸣，老年人耳鸣发生率可达 33%。神经性耳鸣的病变部位位于听觉系统内，包括中耳病变、耳蜗病变、蜗后病变、中枢听觉径路病变等。现一般认为耳鸣的产生与神经的异常兴奋性有关。在中医古籍中耳鸣有聊啾、苦鸣、蝉鸣、耳数鸣、耳虚鸣、暴鸣、渐鸣等不同的名称。

神经性耳聋是指不同程度的听力减退，是由于先天性或后天性各种因素导致听觉系统病变而出现的听力障碍，或伴耳鸣、头晕、头痛。其病变是由于螺旋器毛细胞、听神经、听觉传导径路或各级神经元受损，导致声音的感受与神经冲动传递障碍以及皮质功能缺如者。根据病因可分为老年性聋、传染病源性聋、全身系统性疾病引起的耳聋、药物中毒性聋、创伤性聋、特发性突聋、自身免疫性聋等。在中医古籍中，耳聋又有暴聋、卒聋、猝聋、厥聋、久聋、渐聋、劳聋、虚聋、风聋、火聋、毒聋、气聋、湿聋、干聋、聩聋、阴聋、阳聋等不同的名称。

二、刘老师对肾的认识

肾在现代解剖学属于泌尿器官，中医则将肾比喻为"先天之本"。肾精化肾气，肾气分阴阳，肾阴与肾阳能促进、协调全身脏腑之阴阳，故肾又称为"五脏阴阳之本"。"肾藏精，主水，主骨生髓，通于脑，其华在发，开窍于耳及二阴。"可见，中医的肾除包含西医的肾脏以外，还含有肾上腺及内分泌系统、生殖系统、脑神经系统等功能。总之，人体的成长发育、生命的兴衰繁衍都与肾有着密切关系。如《素问·上古天真论》云："女子七岁，肾气盛，齿更发长。二七而天癸至……月事以时下，故有子……丈夫八岁，肾气实，发长齿更。二八，肾气盛，天癸至，精气溢泻，阴阳和，故能有子。"举一个简单例子：常见的月经不调或男女不孕症，从西医角度看，这与肾脏无直接关系，而中医则从"肾"的病机进行辨证治疗，说明西医的"肾"只是肾脏器官，而中医的"肾"还包括了其他器官的功能。由此可见，中医所谓肾虚并不是指肾脏出了毛病，而是指人体某些功能出现了异常表现。所以，刘老师认为没必要"谈肾虚而色变"。

三、刘老师对"肾开窍于耳"的认识

中医先贤在实践中得出"肾开窍于耳"的理论,《灵枢·脉度》:"肾气通于耳,肾和则耳能闻五音矣。"明·龚廷贤《寿世保元·耳病·卷六》:"《内经》曰:五脏不和,则九窍不通。其耳鸣耳聋耳痒者,皆属肾虚,水不上流,清气不升所致也。"《灵枢·海论》:"髓海不足则脑转耳鸣。"《灵枢·决气》:"精脱者,耳聋……液脱者……耳数鸣。"《灵枢·口问》:"故上气不足,脑为之不满,耳为之苦鸣。""耳者,宗脉之所聚也,故胃中空则宗脉虚,虚则下溜,脉有所竭者,故耳鸣。"《外台秘要》认为:"足少阴之经……经脉虚,风邪乘之,风入于耳之脉,使经气痞塞不宣,故为风聋。"《诸病源候论·卷二十九》认为:"劳伤于肾,宗脉虚损,血气不足,故为劳聋。"《仁斋直指方》认为肾虚、风邪及气血亏虚均可致本病,"若劳伤气血,风邪袭虚,使精脱液惫,则耳转而聋"。《丹溪心法·卷四》提出"阴虚火动耳聋"。因此许多学者认为耳鸣耳聋可能与肾虚有关。

那么,现代医学是如何看待这一问题的呢?近几十年来,通过超微结构、电生理学、组织化学、微量元素分析以及动物模型复制等现代科技研究工具和先进手段,证实了"肾"与耳之间密不可分的联系。耳与肾在细胞学方面的相似性、相关性也被国外医学专家所证实。近年来中医学者还研究了耳鸣的中医证型特点,耳鸣实证、虚证的诱发性耳声发射信号也有显著区别,这些都诠释了古代中医对疾病现象观察及辨证论治的科学性。中医学通过补肾可以聪耳的现象,解释了肾与耳治疗的同源性。肾虚患者多有重听及耳鸣,应用传统滋阴补肾代表方剂(六味地黄丸)

能增强肾功能，减轻卡那霉素或庆大霉素对听功能的损害。对肾阳虚患者，给予温补肾阳方药（右归丸）也能减轻呋塞米（速尿）对内耳的损害。在现代医学研究中，人们成功地培育了相应动物模型，充分揭示了肾与耳的内在联系的科学性。

四、刘老师对当代虚证的认识

不少中医学者根据"肾开窍于耳"的理论，将耳鸣耳聋都责之于肾虚，甚至将耳鸣耳聋列为"肾虚"的辨证指标之一。但刘老师经过大量临床实践后认为，当代多数耳鸣耳聋患者并不一定能找到肾虚证候，即肾虚不是虚证耳鸣耳聋的唯一病因。由于世人一直认为耳鸣耳聋多与肾虚有关，很多人"闻虚而补"，尤其某些中医在看病过程运用肾虚理论给患者解释病情，造成患者对虚证的误解，以为自己身体虚弱，于是大进补品，使得旧病未去又添新病。刘老师认为这种先入为主的观念必须打破，因当代人的虚与古人所说的虚证已经发生了很大变化：古人所言之虚多为虚弱，为物质不足所致；今人之虚多为某些人体功能出现了不均衡状态。

刘老师常说，古人之所以强调肾虚致病，是因古人生活年代多为物质匮乏，营养缺失，所以多患以阴虚为主的疾病，表现出肾阴不足的症状和体征；而当代社会人们因环境、经济、饮食等因素改变，同时进食过多运动过少，再加之情绪易焦虑抑郁，故今人虚证多以气虚、阳虚为主，疾病病机也随之改变。

五、脾与耳的关系

脾为后天之本，气血生化之源，人体的五脏六腑、四肢百骸、头面空窍，无不承受精气于脾，耳的功能也一定与脾有关。从经络上看，足太阴脾之络脉入于耳中。生理功能方面，脾主输布水谷精微，运化水湿，升举清阳，为气血生化之源。耳为清窍，得清气濡养方能维持正常功能。故脾的功能旺盛，生化之源充足，运化有力，清阳上升，浊阴下降，耳窍得濡养则聪灵而无病。从病理方面来说，脾胃功能失常，则耳失濡养，如《素问·玉机真脏论》说："脾为孤脏，中央土以灌四旁……太过则令人四肢不举，其不及则令九窍不通，名曰重强。"若脾气虚，则耳失气血濡养为病；若脾受邪，为湿所困，清阳不升，湿邪蒙蔽清窍，亦可致清窍失聪；若过食肥甘厚味，脾胃受伤，聚湿成痰，痰郁化火，痰火上扰，亦可致耳鸣耳聋。《明医杂著·卷三》谓："痰火上升，郁于耳中而为鸣，郁甚则闭矣。"《古今医统大全·耳证门》说："耳聋证，乃气道不通，痰火郁结，壅塞而成聋也。"从临床来看，耳鸣耳聋属脾气虚证型者多见，故刘老师认为当代人患此病，因于脾虚者更多。

六、当代耳鸣耳聋主要责之于脾

综上，除肾之外，耳与各个脏腑经络有着广泛联系，各脏腑、经络气血失调都可致耳聋耳鸣。刘老师强调，必须师古而不泥古。继承中医，在于继承其思维方法，即辨证论治，切不可教条模仿，生搬硬套，若耳鸣千篇一律从肾虚论治，还谈何辨证？因此耳聋耳鸣在临床诊疗中，仍应以辨证论治为基本法则，四诊合参，制定正确治疗方案。

刘老师临床接诊耳鸣耳聋患者中，最为常见的病机为脾气不足，水谷精微不能上承。导致疾病的原因多在于先天不足、劳倦思虑伤脾、肝郁脾虚、脾虚湿滞等，治疗多以调理中焦为主法，并随证论治。单纯由肾虚所致的耳聋耳鸣并不常见。故刘老师认为：今人脾虚者多——耳鸣耳聋不全责之于肾。

刘老师虽提出观点，但也强调，任何观点提出，均是源自临床，并服务于临床，各种观点偏重不同，原因在于历史时期、地域特点、患者群体等存在差异。提出观点只为丰富辨证施治理论，为患者服务，并非为了标新立异的纸上创作。

同时，刘老师指出，耳聋耳鸣日久的治疗以改善焦虑症状、睡眠状态为目的。耳聋耳鸣为病往往虚实夹杂，并且患病有先后，症状有轻重缓急，患者亦有男女老少之异。无论为病虚实缓急，久病患者在治疗上不应一味追求耳聋耳鸣症状的减轻，更应致力于改善患者的焦虑症状、睡眠状态，提高其生活质量。

刘老师根据多年临床经验总结归纳，结合当代人体质特点，独创解郁通窍聪神汤，在耳聋耳鸣治疗中疗效显著。

方药：柴胡、远志、郁金、当归、生姜、白芍、香附、茯苓、玫瑰花、白术、川芎、路路通。

突发性耳聋辨证论治经验

突发性耳聋是一种起病急骤、原因不明的耳聋，指突然发生的感音神经性听力损失，故又称突发性感音神经性聋。通常在数分钟、数小时或一天之内，患者听力下降至最低点，可伴有眩晕、耳鸣、恶心、呕吐、耳堵闷感。其病因可能包括：感染、肿瘤或瘤样病变、颅脑外伤及窗膜破裂、药物中毒、自身免疫反应、内耳供血障碍、先天性发育异常、精神心理因素等，中医称为"暴聋"。"暴聋"病名最早见于《素问·厥论》："少阳之厥则暴聋。"又称卒聋。《杂病源流犀烛·卷二十三》说："卒聋，又名暴聋。"刘老师认为突聋多为实证，为邪气壅实而致，治疗关键是患病后立刻进行中西医互补的综合治疗，可静脉滴注银杏叶提取物等扩张血管药，同时配合中药及针灸治疗，以取得最佳疗效。根据临床症状将其病因病机分为三型：风热邪毒侵袭、血瘀阻络、肝气郁结。

一、风热邪毒侵袭

因风热邪毒侵袭，经气痞塞不宣，蒙蔽清窍，而致突聋。如《诸病源候论·卷二十九》说："风邪乘之，风入于耳之脉，使经气痞塞不宣，故为风聋。"

症见：耳聋突发，耳鸣，耳胀，兼见发热、恶寒、头痛，苔薄黄，脉浮数。

治法：疏风清热，益气升阳。

方药：益气聪明汤加味。葛根20g，蔓荆子10g，黄柏10g，白芍10g，炙黄芪30g，党参10g，升麻6g，丹参20g，菖蒲10g，菊花10g，路路通10g，川芎10g，生甘草6g。

二、血瘀阻络

因脏腑功能失调，或外邪留滞耳窍经脉，可导致气机不畅，血行受阻，瘀血凝滞耳窍，而发突聋。

症见：耳聋突发，眩晕，耳鸣，舌质暗红或有瘀点，脉细涩。

治法：活血化瘀，行气通窍。

方药：通气散加味。柴胡 10g，川芎 10g，香附 10g，远志 10g，菖蒲 10g，路路通 10g，茯苓 30g，泽泻 15g，白术 10g，白芍 15g，黄精 20g，盐知母 10g，盐黄柏 10g，葛根 20g，丹参 20g，牛膝 10g，生甘草 6g。

加减：眩晕明显，加天麻 10g，钩藤 10g；伴热象，加菊花 10g，栀子 10g；伴眠差，加茯神 20g，酸枣仁 30g，首乌藤（夜交藤）20g；伴肾虚症状，加女贞子 10g，墨旱莲 6g；伴心烦易急，加郁金 10g，生龙骨、生牡蛎各 30g；伴湿重，加党参 10g，苍术 10g。

三、肝气郁结

因情志不遂，肝失条达，肝气郁结，上冲耳窍，扰乱气机，气闭而聋。正如《景岳全书·卷二十七》说："耳聋诸证……气闭者，多因肝胆气逆，其证非虚非火，或因恚怒忧郁气结而言，治宜顺气，气顺心舒而闭自开也。"

症见：突发耳聋，耳鸣，胸胁不舒，口苦，急躁易怒，苔薄白，脉弦。

治法：疏肝解郁，理气通窍。

方药：逍遥散加味。当归 10g，白芍 15g，柴胡 10g，茯苓 20g，白术 10g，郁金 10g，菖蒲 10g，路路通 10g，川芎 10g，牛膝 10g，葛根 20g，生甘草 6g。

从风痰论治眩晕临床经验

眩晕是眩和晕两个症状的合称。眩即目眩，是眼花缭乱、视物乌黑不稳定之意。晕即头中运转不定。眩和晕兼见者称为眩晕。眩晕又称眩冒、冒眩、掉眩、颠眩、眩运、旋晕等。其中耳眩晕指由耳病引起的发作性、旋转性眩晕，属于中医学"眩晕"范畴。

耳眩晕指由耳病引起的发作性、旋转性眩晕，属于中医学"眩晕"范畴。刘老师认为：耳主听觉，又司平衡，若耳窍不健，功能失调，可导致眩晕，故眩晕与耳部疾病，尤其内耳疾病，关系最为密切。本病具有典型症状：突然发作旋转性眩晕，患者感到自身或周围物体旋转，站立不稳，身体向一侧倾倒。为减轻症状，患者常闭目静卧，不敢转动，但神志清楚。眩晕发作时多伴有恶心呕吐，患侧耳鸣耳聋。每次发作时间可持续数分钟、数小时或数天。检查：眩晕发作时可有自发性水平性或旋转性眼球震颤，听力检查为感音性耳聋，耳镜检查鼓膜多无异常表现。

眩晕的病因，历代医家认为多以内伤为主，诸如由风、火、痰、虚引起，分别有风眩、火眩、痰眩、虚眩之说。刘老师从肝郁风动、湿瘀内阻论治耳眩晕。此型耳眩晕多因情志不遂，肝郁化火，或因火热之邪内侵，或他脏火热累及于肝，以致肝经气火上逆所致。也可因素体阳盛，性急多怒，肝阳偏旺，或长期恼怒焦虑，阳气偏亢而暗耗阴液；或平素肾阴亏虚；或郁思焦虑、过度劳伤等内耗肝肾阴血而水不涵木，阴不制阳，肝阳亢逆于上所致。又因平素饮食不节、劳倦过度、过食寒凉，脾胃受损，致脾气虚弱，运化失司，水湿内停，聚而成痰。痰为阴邪，阻遏阳气，清阳不升，浊阴不降，湿浊内生；湿浊阻于体内，经络不通，致瘀血内生。治疗应以清肝疏风，通络止眩为法。

刘老师用半夏白术天麻汤合泽泻汤治疗：清半夏 9g，白术

10g，天麻 10g，泽泻 30g，茯苓 30g，钩藤 15g，党参 15g，远志 10g，菖蒲 10g，路路通 10g，葛根 30g，牛膝 10g，炙甘草 6g。

加减：伴耳鸣、耳聋，加通气散；伴情志不畅，加柴胡 10g，白芍 15g；伴胃胀、纳呆，加砂仁 6g，枳壳 10g，炒麦芽 30g；伴大便黏腻：加薏苡仁 30g，苍术 10g；伴眠差，加生龙骨、生牡蛎各 30g；伴胃畏凉，加生姜 10g；伴苔厚腻，加竹茹 10g，桂枝 6g。

方中半夏燥湿化痰、降逆止呕；天麻善平息肝风而止眩，两药相伍，共成化痰息风之效；党参、白术、茯苓健脾渗湿，杜绝生痰之源；泽泻利水渗湿，尤善治痰饮所致的眩晕；钩藤既能息风止痉，又能清泄肝火；远志、菖蒲、路路通安神、祛痰、开窍；葛根升发清阳；牛膝既能折肝阳，又能补肝肾，使上亢之肝阳下潜；炙甘草补脾益气、调和诸药。诸药合用，共奏化痰息风、升清止眩之效。

同时，刘老师独创清肝止眩饮，主治耳眩晕，包括西医学内耳疾病所引起的眩晕，如梅尼埃病、良性阵发性位置性眩晕、前庭神经炎、药物中毒性眩晕、迷路炎等。临床表现：眩晕呈突然发作，或于情绪激动时加重，睁眼自觉天旋地转，可以伴有耳鸣、耳聋、恶心呕吐等症状；也可伴有头痛且胀，肢体麻木颤抖，腰痛耳鸣，舌红苔黄，脉弦细数。

方药：柴胡 10g，栀子 10g，夏枯草 10g，菊花 10g，川芎 10g，钩藤 10g，白芷 10g，草决明 10g，葛根 30g。

功效：清肝疏风，通络止眩。

加减：兼有痰浊中阻者，加砂仁、木香、香橼、佛手，理气和胃；兼有脾虚气弱者，加党参、茯苓健脾利湿；兼有肾阴亏虚者，头昏耳鸣，腰膝酸软，五心烦热，加川牛膝、黄精、女贞子、墨旱莲滋阴补肾，引热下行；兼有血瘀，伴有头痛夜甚，舌暗者：加丹参、桃仁、红花活血化瘀。

（李　红　孙　静）

隐结构模型客观评估耳鸣证型分布规律

刘老师从事中医耳鼻喉科临床医教研工作四十年，在认真学习古人经验的同时善于观察思考，根据现代疾病特点，提出"耳鸣并非皆责之于肾虚""现今耳鸣中医证型以脾胃虚弱证为多见""耳鸣脾虚证者中以肝郁脾虚证者为主"等学术观点。并对大量临床资料进行整理，回顾分析并总结验证上述观点是否符合临床规律。

一、耳鸣证型研究

本研究针对以耳鸣为第一主诉的初诊患者，主要通过门诊现场问卷调查形式进行，主要目的在于，在老师指导下，对纳入调查的耳鸣患者进行详细的四诊采集，包括对一般资料、临床证候（局部症状、全身兼症、相关体征、舌、脉）、耳科客观检查、治疗史等情况进行归纳及分析，并将耳鸣患者的基本临床信息录入计算机建立数据库，通过隐结构模型分析症状、体征数据，从症状资料中寻找规律，建立数学模型，反过来用模型解释证候规律，以此来总结在临床实践中关于耳鸣的辨证分型规律，归纳耳鸣常见的临床证候类型，为耳鸣的中医临床研究提供可靠的、有价值的辨证依据。

1. 方法

调查地点：北京中医药大学东方医院耳鼻喉科门诊。

调查对象：以耳鸣为第一主诉的初诊患者。

时间跨度：2013 年 1 月～ 2013 年 12 月。

一共调查患者 500 例，主要采取门诊现场问卷形式，对纳入调查的患者进行详细的四诊采集，包括一般资料、临床证候（局部症状、全身兼症、相关体征、舌、脉）、耳科客观检查、治疗史等情况。其中问诊、舌诊、脉诊均由刘大新及王嘉玺教授完成。

排除标准：排除外耳道闭塞、中耳疾病、鼻咽癌、听神经瘤、脑外伤等病因明确的耳鸣；排除血管搏动性耳鸣、腭咽喉肌阵挛的咔嗒声、咽鼓管异常开放的呼吸声等来自耳周围的体声。

统计学方法：应用计算机 Excel 表录入数据，一般资料统计采用 SPSS13.0 软件进行，辨证分型标准应用计算机隐结构模型。

主要分析 500 例耳鸣样本人群年龄及性别、人群特征、中医证型分布；辨证分型标准则参考王士贞主编的全国高等中医药院校研究生规划教材《中医耳鼻咽喉科临床研究》对耳鸣的辨证分型，并针对耳鸣患者的基本临床信息，应用计算机隐结构模型来统计验证，归纳耳鸣常见的临床证候类型，为耳鸣的中医临床研究提供可靠的、有价值的辨证依据。

2. 结果

（1）一般情况及证型统计结果：参与调查的 500 例耳鸣患者中，男女比例为 1∶1.5，年龄最大者 92 岁，最小者 14 岁，平均年龄 49.6 岁（STD=14.3）。患者病程最短者 1 周，最长 30 年，年龄主要集中在 35 ～ 65 岁，占 80%。进一步作正态性检验，*P*=0.652（>0.05），符合正态分布（图 1）。经过辨证，证型分布顺序依次为脾虚失健、肝火上扰、肾精亏损、痰火郁结、风热侵袭。其中脾虚失健证型所占比例最高，共 314 例，占比为 63%，其他按顺序依次为肝火上扰，占 19%；肾精亏损，占 9%；痰火郁结，占 6%；最少为风热侵袭，占 3%（表 1）。

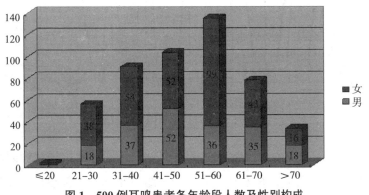

图 1　500 例耳鸣患者各年龄段人数及性别构成

表 1　耳鸣辨证分型

耳鸣辨证分型	例数	占比
脾虚失健	314	63%
肝火上扰	94	19%
肾精亏损	47	9%
痰火郁结	31	6%
风热侵袭	14	3%

（2）计算机隐结构模型分析结果：对基本 500 例耳鸣患者数据进行隐结构模型图分析（图 2）。

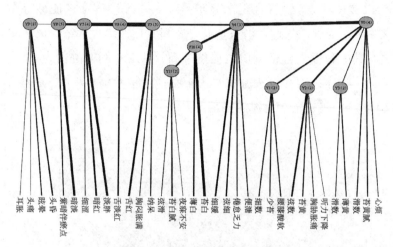

图 2　500 例耳鸣患者隐结构模型

证（又称证候）是疾病过程中某一阶段机体对内外致病因素做出的综合反应，在宏观上表现为一组特定症状（包括自觉症状和体征），反映了疾病的病因、病位、病性以及邪正相争的状况和趋势，是临床论治的前提和依据。

症状是患者患病后的异常表现，包括四诊合参所采集的相关信息，是可以直接观察的，称之为显变量；医生根据患者一系列症状表现的病理机制推断出来证候，相对显变量不容易把握，称之为隐变量。也就是说，中医辨证学描述的是症状与证候，即隐变量与显变量之间、隐变量自身之间的关系，中医隐结构模型恰好可以揭示这种关系。隐结构法是通过分析无监督症状数据来研究证候的新方法，自 2006 年为张连文所研发和推广，现已应用分析多组中医数据，所获结果与相关中医理论基本吻合。

图中连线的粗细代表变量间互信息的大小，反映变量间关联程度的强弱，可以看出 Y4 作为隐结构模型内在联系结点，与其余隐变量相连，且显变量诸如舌暗淡、淡胖、苔白、脉细缓、乏力、便溏等直接或间接与之关系密切。并且隐变量 Y0、Y10、Y5 与之关系密切。

通过数据分析，推断出 11 个隐变量，即 Y0、Y1……Y10，根据隐变量之间以及它们与显变量（症状）之间的关系，推断隐结构模型内在联系结点，并将隐变量 Y4（证候）总结为"脾虚失健"。脾主四肢肌肉，主运化、升清，为气血生化之源，或因后天失养，脾气不足，运化失健，水谷精微不养周身，上不得精气滋养则头晕头昏、倦怠乏力，中有浊气停滞则纳差、腹胀满闷，下有精气下流则见大便溏泻；脾气虚弱，气血生化不足，则舌淡、苔白；气少，脉中气血鼓动乏力，则脉缓弱。或因抑郁伤肝，肝主疏泄，肝气不舒，肝木乘克脾土所致肝脾不调，兼因疏泄失职，气机不畅，则胁肋胀满；气郁日久化火，心肝火旺则口苦咽干、心烦，舌红，苔黄或黄腻，脉弦数或滑数。表明 500 例耳鸣患者辨证结果以脾虚失健证（Y4、Y5、Y10）为主。

3. 结论　耳鸣多从脾虚论治，因脾胃与耳窍关系密切。脾胃乃后天之本，为升清降浊之枢，气血生化之源，五官诸窍皆赖以为养，脾胃通过经络与耳窍相连，化生气血，维持耳窍正常功能活动，故脾胃功能障碍则使耳窍失灵。

（1）脾胃与耳窍之生理联系：耳之所以能发挥其听觉及位觉之生理功能，与耳为宗脉之所聚，脏腑之气血循经运行至耳密切相关。故《灵枢·邪气脏腑病形》曰："十二经脉、三百六十五络，其气血皆上于面而走空窍……其别气走于耳而为听。"另《张氏医通·卷八·七窍门下·耳》中记载除足太阳、手厥阴经外，其余十经络皆入于耳中。足阳明胃经经脉及经筋均走至耳前，如《灵枢·经脉》曰："胃足阳明之脉……循颊车，上耳前。"《灵枢·经筋》亦描述："足阳明之筋……从颊结于耳前。"《素问·缪刺》中记载手、足少阴，太阴、足阳明之络皆会于耳中，其中就包括足太阴脾经之络。

脾胃健则经脉气血充盈，濡养耳窍，保证其正常生理功能；脾胃虚则气血亏，清阳下陷，窍失所养，则生耳鸣。如《灵枢·口问》云："人之耳中鸣者，何气使然？岐伯曰：耳者，宗脉之所聚也，故胃中空则宗脉虚，虚则下溜，脉有所竭者，故耳鸣。"

李杲（李东垣）曾云："胃者，十二经之源，水谷之海也，平则万化安，病则万化危。"可见脾胃通过经络与耳窍相连，脾胃化生气血，维持耳窍正常功能活动，而脾胃功能障碍则使耳窍失灵或失用。这间接论证了脾胃与耳窍生理功能关系之密切。

（2）脾胃与耳窍之病理关系

①脾虚失健，气血亏虚，精气不能上注于耳，耳窍失养。

《素问·玉机真脏论》云："脾为孤脏，中央土以灌四旁。"耳属"清窍"之一，司听助衡，若脾胃亏虚，精气化生乏源，脉络空虚，不能上奉于耳，则可致耳鸣。关于此点，早在《内经》中就有记载。《灵枢·口问》云："耳者，宗脉之所聚也，故胃中空而宗脉虚，虚则下溜，脉有所竭者，故耳鸣。"《类经·十八卷·疾病类·口问十二邪之刺》曾对此进行解释："手足三阳三阴之脉皆入耳中，故耳亦宗脉之所聚也。阳明为诸脉之海，故胃中空则宗脉虚，宗脉虚则阳气不升而下流，下流则上竭，轻则为鸣……"意思是手足三阳三阴之脉都入耳中，足阳明胃经为诸脉之海，胃经气血不足则宗脉气血亏虚，清阳不升，耳窍失养，发为耳鸣。

之后金元医家李杲在研读《内经》关于脾胃理论基础上，进一步论述了脾胃之于耳窍的重要性。李杲认为："九窍者，五脏主之，五脏皆得胃气，乃能通利。"《脾胃论·卷上·脾胃盛衰论》："饮食入胃，先行阳道，而阳气升浮也。浮者，阳气散满皮毛；升者，充塞头顶，则九窍通利也。"此段论述脾胃盛衰与否和九窍功能关系，九窍就包括耳窍，由胃吸收的营养物质先输布心肺上焦阳道，阳气升浮，布散于皮毛，则四肢轻健；轻清阳气升达头顶，则耳窍通利。再如《脾胃论·气运衰旺图说》："脾胃乃元气之本，脏腑经络之源，脾胃强健，水谷得化，精微四布，元气充沛，脏腑经络有所濡养，则精、气、神皆出，九窍通利也。"皆强调耳听聪慧，平衡有度，赖于脾胃强健，化源旺盛，耳脉气血之充盈。故脾胃虚弱，精气不能上注于耳以维听衡。

②脾虚湿困，清阳不升，浊阴不降，湿浊上犯蒙蔽耳窍，清阳之气试图冲破浊阴而上跃，其生振动，则为耳鸣。

脾主运化水液，具有吸收、转输水精，调节水液代谢之能。凡是水液之上腾下达均依靠于脾气之转输。若脾气运化失职，则水液于体内停聚为水湿痰饮等病理产物，这些病理产物反之困遏脾胃，使脾气不升，脾阳不振，清阳不升，浊阴不降，则上不得精气之滋养而为病。耳为清阳之窍，喜温恶寒，喜通厌滞，喜清恶浊，脾胃居于中焦，为升降之枢纽，脾失健运，水湿内生，困遏脾胃，则清阳不升，浊阴不降，蒙蔽耳窍，耳鸣不息。

《内经》云："清阳出上窍，浊阴出下窍。"指出清阳之气易达耳窍；而李杲在《脾胃论·脾胃虚则九窍不通论》中指出脾胃失调致耳窍不利之病机，云："胃气既病则下溜，《经》云：湿从下受之，脾为至阴，本乎地也。有形之土，下填九窍之源，使不能上通于天，故曰五脏不和，则九窍不通……清阳不升，九窍为之不利。"意思是脾胃功能失调，水湿困脾，浊阴不降，清阳不升，难以维系耳窍之功能。赵献可在《医贯》延续东垣之论，"《经》曰：清阳出上窍，胃气者，清气、元气、春升之气也。令人饮食劳倦，脾胃之气一虚，不能上升而下流于肝肾，故阳气者闭塞，地气者冒明，邪害空窍，令人耳目不明……"此句意在阐明脾胃虚弱与耳窍失灵之关系。

总之，耳为水窍，易为湿害，脾失健运，水湿内生，困遏脾阳，中焦枢机不利，清阳不升，浊阴不降，湿浊上犯蒙蔽耳窍，清阳之气试图冲破浊阴而上跃，其生振动，则为耳鸣。

③肝气不舒，气机失畅，可致脾失健运，肝脾不和，清气不能上承，经脉空虚，则出现耳鸣。

脾为后天之本，气血生化之源，功在升清转运；肝主疏泄，调畅气机，协调脾胃升降，疏利胆汁，输于肠道，促进脾胃消化吸收、转输饮食水谷精微之功能。

若脾胃强健，运化如常，则水谷精微充足，气血生化有源，肝血得充而使肝木条达冲和，疏泄发挥正常。若肝气郁结，气机失畅，可致脾失健运。《丹溪心法·六郁》中提出："气血冲和，万病不生，一有怫郁，诸病生焉，故人身诸病，多生于郁。"可见肝为枢机，主疏泄，过度情志不遂则易导致肝气郁结，肝脾不和，清气不能上承，经脉空虚，则出现耳鸣。

另在《素问·五常政大论》中亦提到肝脾不调所致耳鸣，"厥阴司天，风气下临……云物动摇，目转耳鸣。"意思是风气旺盛之时，天人相应，厥阴肝木疏泄旺盛，乘克脾土，则出现眩晕、耳鸣。《素问·至真要大论》亦云："厥阴之胜，耳鸣头眩，愦愦欲吐，胃鬲如寒……"王士贞认为此型耳鸣多为持续性，病程较长，耳鸣音调平和，且声响长期无明显变化。此类耳鸣多于劳累之后加重，除此之外兼见口淡不渴、纳呆便溏、困倦乏力、恶心欲呕、少气懒言、胸胁胀痛、头痛或眩晕等症，结合舌脉，舌多淡胖边有齿痕，苔多薄白或白腻，脉弦脉滑或缓而无力。治疗宜疏肝健脾、行气通窍为主。

综上，耳鸣主因脾虚失健所致，这与传统肾虚耳鸣有显著区别，体现耳鸣辨证规律的变化。古时物质匮乏，科技、医疗水平落后，古人常食不果腹，体力劳动繁重伤耗津气，长期患病失治者众，疾病日久缠绵，故而肾精亏损之证多见，肾气不充，髓海空虚，耳窍失养则发耳鸣。现代社会生活反之，因过度饮食生冷、嗜食肥甘厚味、生活起居失常，劳逸失度，七情内伤引起脾胃虚损多见，则气血亏，窍失所养而生耳鸣。若仅依据中医"肾开窍于耳"的理论，将耳鸣皆责之于肾虚有失偏颇。

耳鸣虚实夹杂证临床并非少见，亦有患者除耳鸣外别无兼症可辨，在此基础上，若进一步结合纯音测听、声导抗测试等客观化听力学指标，可能有助于提高耳鸣中医辨证的准确性。

辨证论治是中医的精华，而辨证又是论治的前提，证型不同则治疗有别，准确辨证才能提高疗效。耳鸣是中医治疗优势病种，开展大样本量耳鸣辨证分型研究有助于为治疗提供客观依据。故临床治疗中针对耳鸣患者要仔细辨证，才能获得较好的临床效果。

二、500 例耳鸣患者中药应用频率分析

1. **数据整理**　采用门诊调查问卷方式，针对北京中医药大学东方医院 500 例耳鸣门诊患者进行详细信息记录和收集，包括一般资料、临床证候（局部症状、全身兼症、相关体征、舌象、脉象）、耳科客观检查、影像学资料，既往史、治疗经过等。问诊、舌诊、脉诊、辨证、处方用药均由刘老师完成，将 500 例耳鸣患者信息录入计算机，整理统计，建立数据库。

2. **统计学方法**　应用 Excel 表录入数据，建立患者用药频率表，记录每味药的用药次数，是为该药频次；每一味药的用药次数除以耳鸣患者病例总数即为该药的用药频率（用药频率＝用药次数／病例数）。

3. **中药用药频率分析**　500 例医案共用中药 120 种，其中茯苓用药频数最高（424 次，频率为 84.8%）；柴胡、甘草、远志、白术、白芍、路路通、川芎、牛膝、党参、香附、郁金应用频次较多，均大于 40%，为刘老师治疗耳鸣的高频用药（表 2）。

表 2　120 种中药用药频率分析

品名	次数	频率（%）	品名	次数	频率（%）
茯苓	424	84.8	白芍	310	62
柴胡	402	80.4	路路通	301	60.2
甘草	332	66.4	川芎	270	54
远志	316	63.2	牛膝	247	49.4
白术	310	62	党参	229	45.8

品名	次数	频率（%）	品名	次数	频率（%）
香附	228	45.6	砂仁	73	14.6
郁金	213	42.6	首乌藤	65	13
当归	197	39.4	桔梗	62	12.4
葛根	193	38.6	陈皮	52	10.4
泽泻	192	38.4	玫瑰花	50	10
石菖蒲	180	36	天麻	46	9.2
黄柏	167	33.4	酸枣仁	45	9
知母	158	31.6	升麻	41	8.2
丹参	150	30	枳壳	38	7.6
黄精	116	23.2	竹茹	37	7.4
栀子	108	21.6	赤芍	31	6.2
合欢花	107	21.4	苍术	29	5.8
龙骨	107	21.4	钩藤	29	5.8
牡蛎	106	21.2	木瓜	28	5.6
合欢皮	105	21	干姜	27	5.4
墨旱莲	87	17.4	木香	26	5.2
女贞子	86	17.2	山药	25	5
薏苡仁	81	16.2	佛手	23	4.6
茯神	76	15.2	防风	21	4.2
半夏	76	15.2	焦神曲	20	4
黄芪	74	14.8	枳实	20	4

品名	次数	频率（%）	品名	次数	频率（%）
红花	20	4	夏枯草	15	3
香橼	19	3.8	白扁豆	14	2.8
浮小麦	19	3.8	山茱萸	13	2.6
焦山楂	18	3.6	菊花	12	2.4
蔓荆子	18	3.6	车前草	11	2.2
牡丹皮	18	3.6	桃仁	11	2.2
黄芩	17	3.4	通草	11	2.2
柏子仁	17	3.4	炒麦芽	10	2
肉桂	16	3.2	……		
厚朴	16	3.2	百合	1	0.2
白芷	16	3.2	熟地黄	1	0.2
太子参	15	3	细辛	1	0.2

4. 讨论　对 500 例耳鸣患者医案的用药频率进行统计分析，得出结论：疏肝健脾、活血通窍法是老师辨证诊治耳鸣的重要临床思路。耳鸣的主要病因病机为肝气郁结，脾胃虚弱，土虚木乘，气滞血瘀阻滞经脉，气血不能上达清窍，耳窍失养；或脾失健运，水湿困脾，清阳欲冲破浊音上逆而做振动，发为耳中鸣响。据统计，高频用药以柴胡、白术、白芍、茯苓、甘草为主，该 5 味药为逍遥散主要组成，可以推断刘老师临床治疗耳鸣善用逍遥散为主方，并在其基础上对兼症适当加减。在耳鸣发生与脏腑经络的关系上，刘老师秉承《内经》及金元四大家之一李杲"内伤脾胃，百病由生""胃者十二经之源，水谷之海也，平则万

化安，病则万化危"的观点，强调耳鸣发生与脾胃及肝胆的功能失调有关。

《内经》针对耳鸣的发病机制有所概括，提到阳气盛而上跃为耳鸣的重要病机。如《素问·脉解》中记载："所谓耳鸣者，阳气万物盛上而跃，故耳鸣也。"意思是浊阴盛而上逆，阳气被浊阴隔阻于下，清阳之气不能上达耳窍，故欲冲破浊阴而产生的振动，发为耳鸣。因此，脾胃功能失调与耳鸣的发生具有密切关系。《灵枢·口问》云："耳者，宗脉之所聚也，故胃中空则宗脉虚，虚则下溜，脉有所竭者，故耳鸣。"脾胃康健则化源旺盛，经脉气血充盛，脾主升清，精气上濡耳窍，以维听衡；脾胃虚，水谷不化，则气血亏虚，清阳下陷，窍失所养，则生耳鸣。

刘老师认为，肝脾失调为现今耳鸣产生的重要病机。脾为后天之本，气血生化之源，功主升清降浊。肝主疏泄，调畅一身之气机，协调脾胃升降，疏利胆汁，达于肠道，助于脾胃腐熟水谷、传输饮食水谷精微上达清窍之功。另外肝木条达冲和、疏泄发挥正常有赖于脾胃强健，气血生化有源，肝血得充则疏泄如常。《丹溪心法·六郁》云："气血冲和，万病不生，一有怫郁，诸病生焉，故人身诸病，多生于郁。"《素问·五常政大论》曰："厥阴司天，风气下临……云物动摇，目转耳鸣。"《素问·至真要大论》亦云："厥阴之胜，耳鸣头眩，愦愦欲吐，胃膈如寒……"可见厥阴肝木喜调达、恶抑郁，七情失节、饮食失调易导致肝气郁结，脾胃失调，土虚木乘，肝脾失和，清阳之气不能上承耳窍，耳窍经脉失养，则发耳鸣。

刘老师认为今人耳鸣证属肝郁脾虚者居多。生活节奏加快，环境变化，饮食结构改变，工作压力升高，饮食失节，七情失调，促使该证耳鸣人群增长。研究发现，情绪问题存在于部分耳鸣患者中，易怒、抑郁、自卑、社交恐惧、焦虑等等，而焦虑及抑郁障碍所占比例居多。当情绪障碍发展到一定程度时，将影响人们社会功能的执行，如正常的学习生活工作都将受到干扰。情绪障碍与耳鸣的发生互为因果，相互影响，耳鸣患者更易产生焦虑、抑郁情绪，而在焦虑抑郁状态的人群中，耳鸣的发病率较高。因此疏利肝胆、调理脾胃在耳鸣治疗中尤为重要。此类耳鸣患者多因饮食失节，七情所伤，症见纳呆、心情郁闷不舒、口干或口甘、口中黏腻、便溏、困倦乏力、少气懒言、胁肋胀痛等症。若气郁化火则口苦，烦躁焦虑，头痛或眩晕。结合舌脉，舌质淡胖，边有齿痕，苔白或腻，脉弦滑或缓怠无力，或舌红苔黄腻。治疗原则宜益气健脾、疏肝解郁为主，主方在逍遥散基础上进行加减。

逍遥散出自宋代《太平惠民和剂局方》，由四逆散化裁而来，具有疏肝解郁、养血健脾之功。高频药中，柴胡疏肝理气、条达肝胆；白芍养血柔肝；白术、茯苓健脾祛湿；甘草益气健脾，配合白芍酸甘化阴柔肝，并调和诸药，诸药共奏疏肝健脾之效。其余高频药，党参健脾益气；郁金活血行气解郁；牛膝补肝肾，引火下行；远志、路路通、川芎、香附活血通窍。脾土得健，肝气条达，气血经脉通畅，清窍得养，耳鸣自息。柴胡、香附、川芎为通气散组成，通气散出自清代王清任《医林改错》，功在疏肝理气、活血通窍。刘老师多在逍遥散合通气散基础上加减用药治疗耳鸣，疗效显著。有研究结果显示，通气散可以通过改善内耳微循环，增加内耳血流量，保证内耳营养供给，对内耳组织损伤修复起到重要作用。

据统计表明，用药频率>10%的36味中药大致可分为7类（表3）。行气活血通窍的中药还包括香附、葛根、石菖蒲、丹参、桔梗5味。包括当归、黄芪、砂仁、玫瑰花4味，以疏肝健脾。当归养血柔肝，玫瑰花疏肝理气，砂仁、黄芪健脾益气。其余中药主要分为五类。第一类甘草，调和诸药；第二类为清肝之热的栀子，老师常用上述用药频率大于40%的高频中药联合该类中药，用于耳鸣兼肝火上扰证的治疗；第三类为黄精、墨旱莲、女贞子，补益肝肾，老师常用该类中药联合高频用药，针对耳鸣兼有肝肾亏虚进行治疗；第四类为泽泻、薏苡仁、半夏、陈皮，健脾益气，行气祛湿，老师常用此类中药配合上述统计的高频中药，组成针对耳鸣兼有痰湿中阻证的主方；第五类中药主治不寐，其中黄柏、知母清泻肾中虚火；合欢花皮解郁安神，活血行气；龙骨、牡蛎重镇安神；茯神健脾宁心安神；首乌藤养血安神通络，老师常用高频中药联合上述中药用于耳鸣兼有心神不交、夜寐欠安患者的治疗。

表3　用药频率大于10%的36味中药分类概括

分类	中药
肝郁脾虚	茯苓 柴胡 白术 白芍 党参 当归 黄芪 砂仁 玫瑰花
调和诸药	甘草
气滞血瘀	远志 路路通 川芎 香附 葛根 石菖蒲 丹参 桔梗
肝火上扰	牛膝 郁金 栀子
肝肾亏虚	黄精 墨旱莲 女贞子
痰湿中阻	泽泻 薏苡仁 半夏 陈皮
不寐	黄柏 知母 合欢花 龙骨 牡蛎 合欢皮 茯神 首乌藤

　　另外，为使耳鸣临床疗效显著，通常认为用药频率较高的中药具有较高的研究价值，但这只代表一般情况，不能忽视临床使用频率较少的中药，又称低频药，用药如用兵，有时一两味中药加减也可起到不同的治疗效果，在整个组方中发挥重要作用。所以刘老师独特的临床经验往往体现于低频药的使用上，例如升麻的用药频率为 8.2%。升麻具有升举脾胃清阳之气的功用，对耳鸣证属脾胃虚弱，清阳不升，耳窍失养者，可升举清阳之气以养耳窍；并可作为引经药，引诸药上行于耳窍。如附子的用药频率为 1.2%，利用其补火助阳之功，针对耳鸣证属脾胃虚弱或肾精亏损兼有虚寒之症的患者，温补脾肾之阳，气血调畅，耳窍得养，耳鸣即止。

　　分析研究名老中医辨治用药规律，总结其临证经验，思维方法，可从高频药入手，熟练掌握其功效、用法与用量，进行细分归类，升华理论，是对名老中医临床经验财富的传承，有传承才能更好地创新推广，让后代学者有法可依，有章可循。

（丁　雷　魏　然　王冬梅）

鼻　部

鼻鼽治宜固本祛风

中医对本病描述最早见于西周时代（约公元前 1066—前 770 年），当时人们已认识到疾病与自然环境、气候异常变化有密切关系。如《礼记·月令》就有记载："季秋行夏令，则其国大水，冬藏殃败，民多鼽嚏。"认为大自然气候异常改变是"鼻鼽"发病的重要原因。

以阵发性发作鼻痒、喷嚏、流清涕为主要特点的鼻病，中医称为鼻鼽、鼽嚏、鼽鼻，为鼻科常见病、多发病。《素问·气交变大论》说："岁金不及……民病肩背瞀重，喷嚏血便注下。"刘河间《素问玄机原病式》说："鼽者，出清涕也。"又指出："嚏，鼻中因痒而气喷作于声也。"

鼻鼽病因病机，从古至今强调"三虚一实"，即肺、脾、肾三脏虚损及肺经伏热。刘老师在临床治疗中强调整体观，并以患者临床表现为依据，四诊合参立法选方。在提炼古今"三虚一实"观点及总结临床经验基础上，刘老师提出此病属本虚标实；结合局部症状、全身表现及现代人体质特点，认为还有肝气郁结、气滞血瘀以致鼻窍不利而为病者，更丰富了鼻鼽病因病机理论。

刘老师在治疗鼻鼽时强调既要有辨证原则性，又要有对症灵活性，针对疾病过程中不同兼证随机应变，正如仲景所述，"观其脉证，知犯何逆，随证治之"。如临床兼见瘀血证候，可加丹参、红花等活血化瘀之品；兼见脾虚湿滞者，加党参、茯苓、泽泻等健脾祛湿；兼见肝气郁结者，加柴胡、白芍等疏肝理气；兼见失眠者，加远志、夜交藤、酸枣仁或生龙骨、生牡蛎等安神之品；兼热象者，加黄芩、栀子等。通过辨证施治使患者整体体质得到调整，最终取得最佳临床疗效。

一、从风立论治疗鼻鼽

风为春季主气，是六淫之首，《素问·骨空论》谓："风者，百病之始也。"指出风邪是一切疾病的始因。《素问·风论》说："风气藏于皮肤之间，腠理开则洒然寒，闭则热而闷。"指出风邪袭表，使人腠理开泄，而有汗出、恶风的症状。《素问·风论》也说："风者，善行而数变""伤于风者，上先受之。"指出了风为阳邪，风邪致病易侵袭人体上部、体表等阳位的特点。而鼻鼽常反复发作喷嚏、清涕、鼻塞、鼻痒，突发突止，正与中医风邪致病的特点相类似。故鼻鼽患者每遇风邪而发作，邪聚鼻窍，邪正相搏，肺气不宣，津液停聚，遂致喷嚏、流清涕、鼻塞等症状。故刘老师认为外感风邪是其标。治宜祛风通窍，以苍耳子散加减治疗。

二、益气固表治其本

正气即一身之气，是无形而运动不息的极细微物质，由先天之精和后天水谷之精所化生，主要表现为人体对外界环境的适应能力、抗邪能力及康复能力。刘老师认为鼻鼽患者因于人体正气亏虚，在气候等外界环境变化过于急骤时，其生理功能还不能适应这种急骤变化，风邪就变为致病因素。正如《素问·刺法论》曰："不相染者，正气存内，邪不可干，避其毒气……"《素问·评热病论》云："邪之所凑，其气必虚。"都指明了人体正气盛衰因素在发病过程中占有主导地位。故鼻鼽病机应为正气虚弱、卫外不固，风邪乘虚而入，致使脏腑功能失调。刘老师用益气固表之法治其本，方用玉屏风散。其中刘老师最重视用生黄芪益气固表。黄芪性味平和，补而不滞、温而不燥，若只是祛风，不能解决根本问题，相反，过分祛风会伤及人体正气而导致鼻鼽顽固难愈，因此在治疗鼻鼽中应重视扶正。

三、创制专方作为治疗基础方

刘老师以玉苍散作为治疗本病的基础方，它是由益气固表的玉屏风散和祛风通窍的苍耳子散合方，使扶正与祛邪并举。具体方药为：生炙黄芪、防风、白术、苍耳子、白芷、辛夷、川芎、桔梗、生甘草。

玉屏风散出自《丹溪心法》卷三·自汗门，在《医方考》《世医得效方》《古今名医方论》等书籍中均有记载。该方由黄芪、炒白术、防风组成，功用为补气固表止汗，是治疗表虚自汗及虚人易感风寒的代表方剂。方中重用甘温之黄芪补气益卫而固表；白术味甘苦、性微温，健脾益气、燥湿利水，补中焦以资气血之源，佐防风辛温走表以散外邪。全方旨在补脾益气、益卫固表。

苍耳子散出自王肯堂《证治准绳》，刘老师治疗各种鼻病常用，原方组成为苍耳子二钱半，辛夷五钱，白芷一两，薄荷叶五钱。其中苍耳子首载于《神农本草经》，为菊科一年生草本植物苍耳带总苞的果实，味辛苦、性温，有小毒，入肺，善散风通窍，兼能发汗祛湿；辛夷、白芷辛温，可祛风散寒，能上行于头面而善通鼻窍；薄荷辛凉，可疏散风热、清利头目。诸药合用，可有辛散祛风、宣肺通窍之效。

四、治疗鼻鼽当注重生活调养

刘老师常嘱咐患者日常生活中要远离过敏源，最好戴口罩，或鼻内放入棉球及涂抹红霉素药膏，以避免鼻黏膜接触过敏原而发作；同时嘱咐患者应避免劳累、熬夜，保证足够的睡眠。刘老师认为，长期睡眠不足可导致阳气亏损，加重鼻鼽症状。因为睡眠是阳气入里、收藏蓄积、恢复之时，若不寐则阳不入阴，久而久之，营气衰少，卫气内伐，致阳气虚损。只有患者睡眠好转，机体自我调节能力较强，鼻鼽症状才能持续缓解，故注重改善患者睡眠质量也是刘老师治疗鼻鼽的一大要点。

五、外治法——鼻丘割治

鼻鼽包括西医的变应性鼻炎、嗜酸性粒细胞增多性鼻炎、血管运动性鼻炎、嗜碱性粒细胞鼻疾病、妊娠期鼻炎、药物相关性鼻炎、职业性鼻炎等。其病因病机多由脏腑虚损，正气不足，腠理疏松，卫表不固，风、寒邪或异气侵袭，致寒邪束于皮毛，阳气无从泄越而发病。割治法是根据中医经络学说，从古代针刺疗法演变而来，中医古籍共记载了 26 种刺法，割治法类似于古书上的"输刺法"。割治器具由传统的九针演变改良而来。"九针"是针具名，为九种针具的总称，它出自于《内经》，即镵针、员针、镵针、锋针、铍针、员利针、毫针、长针和大针。《灵枢·官针》："九针之宜，各有所为；长短大小，各有所施也。不得其用，病弗能移。"指出九针的形状及用途各异，根据病情选用，方可去病。《灵枢·官针》也载："输刺者，直入直出，深内之至骨，以取骨痹。"割治鼻丘的功能在于疏通经络，宣导气血，协调阴阳，调整脏腑功能。从现代医学解剖学来看，鼻丘位于鼻腔外侧壁的中鼻甲前端，与上迎香相对。该部位有筛前神经和蝶腭神经分支，属于鼻腔最敏感部位，而筛前神经就与鼻鼽的主要症状"打喷嚏、水样鼻涕"的产生密切相关。鼻丘及其周围黏膜的腺体和血管均受来自筛前神经的副交感神经纤维调节。因此刘老师归纳、总结了割治鼻丘法，目的是通过阻滞活性过高的副交感神经对鼻腔黏膜腺体、血管的异常调节，而降低鼻腔黏膜敏感性，起到治疗鼻鼽的目的。

具体操作方法：①对双侧鼻腔黏膜进行表面收缩、麻醉。②在鼻内镜监视下用一次性1号针刀分别刺入鼻腔双侧鼻丘黏膜下2～3mm，并进行"井"字形拨动、切割，每条割痕长6～8mm。③其后，每侧鼻腔压迫止血5分钟；如果出血不易自止者，可向鼻腔内填塞油纱条24小时。

刘老师于2003年开始尝试用割治法治疗鼻鼽，疗效显著，本疗法优点在于一次性治疗的作用持久，疗效显著，不需长期服药，操作简单，并可反复治疗，且费用低廉，便于基层医院推广。目前此治疗方法已经是国家中医药管理局在全国推广的中医适宜技术，且有十一个医疗单位正在进行临床观察和总结。

鼻渊分型论治经验

鼻渊相当于现代医学"鼻窦炎"疾病范畴。鼻窦炎系鼻窦黏膜化脓性炎症，是以浊涕下流不止为主要特征的鼻病，常伴有头痛、鼻塞、嗅觉减退等症状，为鼻科常见疾病。以各鼻窦的发病率来说，前组鼻窦最高，其中上颌窦最为常见。鼻窦炎可发生于一侧或双侧，可限于一个或多个鼻窦。如一侧各鼻窦均发病，则称为"全组鼻窦炎"。由于鼻窦黏膜与鼻腔黏膜相连续，故鼻炎时鼻窦黏膜必有不同程度炎症，反之，鼻窦炎时鼻黏膜亦有炎症。临床上分为急性鼻窦炎和慢性鼻窦炎。

鼻渊病名最早见于内经，如《素问·气厥论》："胆移热于脑，则辛颏鼻渊。鼻渊者，浊涕下不止也。"其后又有"脑漏""脑渗""脑崩""脑泻"等病名。

历代医家对鼻渊的论述有两个方面：第一，新病者多由火热所致，如胆热、肺热、痰火，治疗上宜芳香开窍，清火、清肺、清痰。第二，久病者则可致虚，而多见于肺、脾气虚，肾阳虚，肾精不足，治疗当用十全大补汤等。刘老师通过临床实践，将该病病机大致分为四大常见类型：风邪侵袭型，肺胃热盛型，肺气不足型，脾气虚弱型。

一、风邪侵袭型

风邪从皮毛而入，首先犯肺，肺失宣降，风邪循经上犯鼻窦则见鼻流白黏涕，鼻塞，咳嗽，白痰，苔薄白，脉弦。局部检查：鼻黏膜充血，水肿，鼻道有黏白涕。鼻窦 CT：急性鼻窦炎。

治法：疏风通窍，行气化浊。

方药：苍耳子散合二陈汤。

苍耳子 10g，白芷 10g，辛夷 10g，陈皮 10g，茯苓 30g，清半夏 9g，桔梗 10g，川芎 10g，浙贝母 10g，生甘草 6g。

二、肺胃热盛型

风寒之邪外侵后郁而化热，加之平素过食肥甘厚味造成的胃热壅盛，致使肺胃热盛，循经上蒸鼻窦，炼津为痰涕，而为病。临床可见鼻流黄脓涕，鼻塞，头痛，发热，黄痰，口渴，舌质红，苔黄，脉数。局部检查：鼻黏膜充血，鼻窦有黄脓性分泌物。鼻窦 CT：急性鼻窦炎。

治法：清肺胃热，排脓通窍。

方药：苍耳清热散。

苍耳子 10g，白芷 10g，辛夷 10g，川芎 10g，桔梗 10g，黄芩 10g，鱼腥草 15g，败酱草 15g，冬瓜子 15g，茯苓 30g，生甘草 6g。

三、肺气不足型

主要由于久病体虚，病后失养，邪毒内困，迁延不愈而致肺气不足，卫外之力亦弱，则易为外邪所犯，滞留鼻窦而为病。表现为鼻流黏白或黄涕，嗅觉减退，鼻塞，恶风自汗，气短无力，咳嗽咳痰。苔白质淡，脉细弦。多有鼻鼽史。局部检查：鼻黏膜苍白或慢性充血，鼻道有白或黄色分泌物。鼻窦 CT：慢性鼻窦炎。

治法：益气固表，疏散风寒，化浊通窍。

方药：玉苍散合二陈汤。

生黄芪 30g，防风 10g，白术 10g，苍耳子 10g，白芷 10g，辛夷 10g，川芎 10g，桔梗 10g，陈皮 10g，茯苓 20g，清半夏

9g，黄芩 10g，栀子 10g，生甘草 6g。

四、脾气虚弱型

主要因饮食不节，疲劳过度，思虑忧伤，损伤脾胃，脾虚失运，湿邪内蕴化热，清阳不升，浊阴不降，湿热积聚鼻窦而发病。表现为鼻流黏白或黏黄涕，量多，鼻塞，嗅觉减退，乏力困倦，腹胀便溏，舌质淡，苔白腻或黄腻，脉滑或滑数。局部表现：鼻黏膜慢性充血，鼻道有黏白或黏黄分泌物。鼻窦CT：慢性鼻窦炎。

治法：健脾益气，清利湿浊。

方药：苍耳子散合六君子汤。

苍耳子 10g，白芷 10g，辛夷 10g，陈皮 10g，茯苓 30g，清半夏 9g，党参 10g，白术 10g，黄芩 10g，竹茹 10g，桔梗 10g，川芎 10g，浙贝母 10g，生甘草 6g。

益气活血通窍治疗鼻窒

鼻窒指因脏腑虚弱，邪滞鼻窍所致鼻腔窒塞的疾病，鼻塞时轻时重，或双侧鼻窍交替堵塞，反复发作，经久不愈，甚则嗅觉失灵。相当于现代医学"慢性鼻炎"。男女老少均可发生，无明显季节性或地域性。"鼻窒"一词首见于《素问·五常政大论》："大暑以行，咳嚏，鼽衄，鼻窒。"《内经》曾多次论及鼻窒，认为其发病的外因是暑热之邪气；内因与"心肺有病""肺气虚""脾不及，五脏不平，六腑闭塞"等脏腑功能虚损不足有关，且与肺、脾二脏虚损不足有密切关系。刘老师认为本病是由于患鼻疾日久，治疗不彻底或病后失调，余邪未清，损伤肺脾，致肺脾虚弱，气虚则血行不畅，加之久病入络，瘀滞鼻窍，而发鼻塞迁延不愈。治疗应以益气活血、散结通窍为法。方用四君子汤合通窍活血汤。

方药：党参、茯苓、白术、桃仁、红花、当归、川芎、赤芍、菖蒲、路路通、炙甘草。

四君子汤出自《太平惠民合剂局方》："治荣卫气虚，脏腑怯弱，心腹胀满，全不思食，肠鸣泄泻，呕哕吐逆，大宜服之。"该方由人参、茯苓、白术、炙甘草组成，为补气之主方。方中党参补脾养肺；白术"补五脏之母气"，脾土为五脏之母，健脾则气有来源；茯苓健脾益气，渗湿祛邪；炙甘草调和、守中。

通窍活血汤出自清·王清任所著《医林改错》，由川芎、赤芍、桃仁、红花、生姜、大枣、老葱、麝香组成，功在活血祛瘀开窍。刘老师取该方中川芎、赤芍、桃仁、红花四味药用于治疗耳鼻喉科疾病，疗效显著。方中桃仁能入血分而化瘀生新；红花辛散温通，活血通经；赤芍清热凉血，活血散瘀；川芎辛温香窜，为血中之气药，活血行气。

益气宣肺、健脾化痰治疗小儿腺样体肥大。

腺样体肥大指腺样体因反复炎症刺激而发生病理性增生肥大，并引起相应症状者。本病常见于儿童，但部分成人亦可发生，常合并有慢性扁桃体炎。本病的病因为急慢性鼻咽炎的反复发作，以及邻近器官如鼻腔、鼻窦、扁桃体的炎症亦可波及鼻咽部，刺激腺样体组织增生。临床表现为肥大的腺样体不同程度地阻塞后鼻孔和压迫咽鼓管，以及下流分泌物对咽、喉和下呼吸道产生刺激，故可引起耳鼻喉科的多种症状。

腺样体肥大临床表现常并发鼻炎、鼻窦炎，有鼻塞、流涕等症状。说话时带闭塞性鼻音，睡眠时打鼾。因分泌物向下流并刺激呼吸道黏膜而引起阵咳。由于长期鼻塞和张口呼吸，可引起面骨发育障碍，出现"腺样体面容"。X线鼻咽侧位片示腺样体肥大。西医治疗为手术。但由于有些患者及家属不愿接受手术，故想寻求中药治疗。

腺样体肥大在中医古代无相应病名，刘老师认为该病属中医"鼻窒"范畴，其病机为肺气不足、外邪闭肺、痰阻鼻窍；因肺为华盖，主宣发肃降，通调水道，当邪由外入，壅遏肺气，致肺气不宣，痰湿内停于腺样体，则致腺样体肥大；加之肺气不足，反复外感，致腺样体逐渐增大，鼻堵难愈。

对于小儿患病特点，刘老师总是强调由于小儿脏腑娇嫩，五脏六腑精气未充，故其抗病能力不足；加之小儿寒暖不知自调、饮食不能自节，小儿疾病无论内伤还是外感，大多是表里同病、虚实互见，常常为外感夹食滞，故治疗时须采用内外兼治，治疗小儿外感的同时需注意照顾脾胃。对小儿腺样体肥大的治疗，刘老师常以益气宣肺、祛痰消肿为法，方用二陈汤加味：陈皮、茯苓、清半夏、桔梗、赤芍、生黄芪、车前子、黄芩、浙贝母、焦三仙、生甘草。

（李 红 孙 静）

玉屏风散合小青龙汤加减治疗"过敏性鼻炎哮喘综合征"临床研究

过敏性鼻炎（allergic rhinitis，AR）和支气管哮喘（bronchial asthma，BA）已经被列为21世纪的"全球性健康问题"，是全球发病率上升最快的疾病之一。两者均为呼吸道常见的过敏性疾病，除临床表现的部位不同外，在病因学、发病机制和病理学改变等方面均极为相似，许多患者常先后或同时罹患过敏性鼻炎和支气管哮喘。目前两者的相关性已引起国内外学者的广泛关注，世界卫生组织（WHO）于2001年专门为此制订了过敏性鼻炎及其对哮喘的影响（allergic rhinitis and its impact on asthma，ARIA）指南。过敏性鼻炎－哮喘综合征（combined allergic rhinitis and asthma syndrome，CARAS）是近年来世界变态反应组织（WAO）提出的新的医学诊断术语，是指同时发生临床或亚临床的上呼吸道过敏（过敏性鼻炎）和下呼吸道的过敏性症状（哮喘），两者往往同时并存。

目前西医多对症治疗，分别予以上、下呼吸道的联合吸入糖皮质激素、抗变态反应药物、变应原疫苗、抗IgE单克隆抗体等治疗，虽有一定疗效，但停药后易于反复发作，价格昂贵，故西药并不适宜长期运用。

中医方面认为本病发病特点有明确的病位、特殊的体质，根据"异病同治"治则，遵循中医辨证论治方法，化繁为简。异病同治，临床根据症状、体征不同，灵活予以变法化裁，做到上下兼顾的整体化治疗。

刘老师秉持中医药"遵循自然，顺应整体"的理论，认为玉屏风散合小青龙汤加减可以通过整体调节来实现对局部病理改变的修复，提高局部免疫功能，预防或减少、减轻疾病复发。提出中药或可抑制气道黏液分泌，舒缓气道平滑肌痉挛，减少血浆渗出，降低气道阻力。

刘老师长期在临床中使用玉屏风散合小青龙汤治疗过敏性鼻炎哮喘综合征，经过前期对 60 例患者临床观察发现症状缓解迅速，精神状态改善明显，复发率降低显著。

尽管目前中医药治疗过敏性疾病的研究较多，但遵循自然、顺应人体，从而调节机体的阴阳平衡，以改善免疫功能的研究并不多见。因此，本课题拟从评价患者症状缓解、生活质量提高、精神面貌改善、辅助检查支持各个方面入手，通过观察玉屏风散合小青龙汤加减治疗过敏性鼻炎哮喘综合征相关指标进行临床研究，旨在全面揭示其提高疗效及减少、减轻疾病复发的作用机制，揭示老师"遵循自然、顺应人体、全局诊治"的学术思想，为中医学防治过敏性疾病探索出一种新思路。

一、研究方法

本研究按研究方案，将研究对象按照随机对照的原则分为治疗组（中药治疗组）、对照组（常规治疗组）。治疗组服用中药汤剂，每日 1 剂，早晚分 2 次口服；对照组西医常规治疗。

1. 分组治疗方法　治疗组：玉屏风散合小青龙汤加减（主方生黄芪、防风、白术、炙麻黄、细辛、半夏、五味子、甘草、干姜、桂枝、白芍）。

兼有失眠者加郁金、夜交藤；情绪焦虑或抑郁者加柴胡、玫瑰花、合欢花、合欢皮；便秘者加用枳壳、厚朴；纳呆者加砂仁、木香；腹胀者加香橼、佛手；头晕者加柴胡、香附、川芎；舌苔黄腻者加黄连、泽泻；鼻塞者加苍耳子、川芎。

对照组：采用目前公认的上下联合疗法，吸入丙酸氟替卡松鼻喷雾剂（辅舒良）及沙美特罗替卡松粉吸入剂（舒利迭）

（50μg/250μg），各每日 2 次。

2. 疗程　2 周。

3. 评价时间　于治疗前及治疗后 1 周、2 周随访，填写观察表，然后进行统计学分析，包括组间对比疗效及组内疗前、疗后自身对照。并分析作用机制。

4. 评价内容

（1）安全性观测：治疗前后治疗组、对照组分别检测血常规、尿常规、便常规、肝肾功能、电解质、心电图。

（2）疗效性观测：相关症状与体征的疗效比较、药物计分（治疗前、治疗后 1 周和 2 周时的药物计分）、中医兼夹症状计分比较分别见表 4、表 5、表 6。

表 4　相关症状与体征的疗效比较

症状、体征 计分	鼻部症状	胸部症状
0 分	无症状	无症状
2 分	喷嚏连续 3～9 个，流涕每日擤鼻 ≤ 4 次，偶有鼻塞，间断鼻痒	咳嗽，伴或不伴喘息，每周发作 <1 次，夜间症状 ≤ 2 次/月，夜间不影响睡眠
4 分	喷嚏连续 10～14 个，流涕，每日擤鼻 5～14 次，间断鼻塞，间断鼻痒	咳嗽，伴或不伴喘息，每周发作 <2 次，不能参加重体力劳动，夜间不影响睡眠
6 分	喷嚏连续 ≥ 15 个，流涕每日擤鼻 ≥ 15 次，持续鼻塞，鼻痒蚁行感难忍	咳嗽、喘息每日或持续发作，不能活动，夜间发作频繁难以入睡

表5 治疗前、治疗后1周和2周时的药物计分

药物计分	0分	2分	4分	6分
短效 β_2 受体激动剂吸入	未使用	≤2吸/24小时	>2吸并≤4吸/24小时	>4吸/24小时
抗胆碱制剂吸入	未使用	≤2吸/24小时	>2吸并≤8吸/24小时	>8吸/24小时
口服抗组胺类药物	未使用	使用	–	–
口服白三烯受体调节剂	未使用	使用	–	–
口服茶碱类药物	未使用	≤0.2g/日	>0.2g并≤0.4g/日	>0.2g/日
口服糖皮质激素	未使用	–	≤40mg/周	>40mg/周
静脉茶碱类药物	未使用	–	使用	–
静脉糖皮质激素	未使用	–	–	使用

表6 中医兼夹症状计分比较

症状计分	0分	2分	4分	6分
畏风寒	无	微恶风寒	恶风寒、需加衣物	形寒肢冷
睡眠欠安	无	多梦或早醒	入睡困难、多梦、易醒	彻夜难眠
焦虑抑郁	无	情绪低落	紧张、焦虑但可自控	紧张、焦虑或抑郁不能自控
乏力	无	轻度乏力	乏力、困倦	乏力、困倦、懒言

续表

症状计分	0分	2分	4分	6分
便秘	无	排便费力，1～2日一行	排便费力，3日一行	>3日不行
大便溏薄	无	1次/日	2～3次/日	>3次/日
纳呆	无	纳不香	纳少	不思饮食
腹胀	无	仅食后腹胀	腹胀，排气可解	腹胀，排气不解
耳痒	无	稍有	明显，不需干预	需干预
眼痒	无	稍有	明显，不需干预	需干预
头部不适	无	头目欠清利	头晕	头晕，伴头胀或沉

（3）健康状况、生活质量评价：SF-36（MOS 36-item short-form health survey）评分，治疗前、治疗后1周和2周时进行。

（4）资源使用的评估：每周评估1次。

（5）辅助检查（于治疗前、治疗后1周、2周时做）：肺功能测定、血清免疫复合球蛋白（IgE）、外周血嗜酸细胞（EOS）、血气分析、肝肾功能、电解质、血常规。

二、研究对象

1.病例来源　2013年9月至2015年1月，北京宣武中医医院呼吸科门诊的患者。筛选合格后，共纳入60例过敏性鼻炎哮喘综合征患者。

2.病例选择标准

（1）符合西医诊断标准（见本内容附文）。

（2）符合中医鼻鼽、哮病的诊断标准。

鼻鼽诊断参照《中医耳鼻咽喉常见疾病诊疗指南》（2012年颁布，中国中医药出版社）；哮病诊断参照《哮病诊疗指南》（2011年颁布，中华中医药学会）。制定 CARAS 的中医证型参考标准。

基础证型：肺脾两虚，痰饮内伏。

主症：喷嚏频频，流清涕。咽痒、咳嗽，或伴胸闷、喘息，或有喉中痰鸣。舌质淡或暗，或舌体胖，舌苔薄或腻。脉细滑或弦细。

次症：平素易于感冒，自汗、怕风、怕冷、鼻塞。痰多质稀，或为白色泡沫样。面色萎黄，饮食不佳，便溏或大便不爽。

（3）纳入标准

①符合诊断标准。

②年龄 18 ～ 65 岁。

③排除呼吸系统器质性病变，除外心脏病变。

④试验前 48 小时内停用影响本实验的药物。

⑤具备完全行为能力，能表达个人意愿及正确描述症状。

⑥患者及家属知情同意接受本试验，并签署知情同意书。

（4）排除标准

①合并有心、肝、肾和造血系统等严重原发病、精神病患者。

②对本试验处方组成药物过敏者。

③不符合纳入标准、未按规定用药、无法判定疗效或资料不全等影响疗效或安全性判断者。

④妊娠期、哺乳期妇女。

⑤2周内患呼吸道感染或急性副鼻窦炎，胸部X线片显示炎症。

⑥有慢性副鼻窦炎病史，或副鼻窦X线片显示慢性副鼻窦炎。

⑦鼻腔有器质性病变或行鼻腔手术。

⑧患有结核、肝炎，或血肌酐、丙氨酸转氨酶、天冬氨酸转氨酶指标超过正常值2倍。

⑨1年内曾接受特定免疫疗法或系统激素治疗。

⑩2周内曾使用抗组胺药、皮质类固醇、抗生素、减充血剂（作用于鼻、口、眼等部位）。

⑪2周内曾服用治疗过敏性鼻炎的中药汤剂及中成药。

⑫每天吸烟>10支，持续10年以上。

⑬研究者判定参与研究的受试者不能配合治疗。

（5）剔除标准

①未按规定接受本治疗，无法判断疗效或资料不全等，影响疗效和安全性判断者。

②受试者在试验过程中违反试验方案，使用对试验结果有影响的药物。

③治疗期间或疗程结束后不合作或未能随访者。

④在治疗期间又发生其他原发性疾病或并发症，已接受其他有关治疗，可能影响本研究的效应指标观测者。

⑤在治疗期间有影响效应指标观测和判断的其他生理或病理状况者。

（6）脱落标准

①患者依从性差，中途停止治疗者。

②受试者在试验期间因任何原因要求退出试验。

③受试者未能遵守试验方案完成全部治疗及随访。

④受试者未能遵守试验方案接受全部理化检查。

⑤病情严重恶化，必须采用其他治疗者。

⑥发生严重并发症，研究无法继续者。

三、资料与方法

1. 一般资料　所选患者均符合诊断标准，中医辨证为肺脾两虚、痰饮内伏型。60 例患者随机分为治疗组和对照组，各 30 例，治疗组脱落 1 例，对照组脱落 3 例。治疗组 29 例，其中男性 17 例，女性 12 例，年龄 21～62 岁，平均年龄为 36.41±2.16 岁，病程 5～28 天，平均 11.56±1.14 天；对照组 27 例，其中男性 15 例，女性 12 例，年龄 19～66 岁，平均年龄为 35.04±2.25 岁，病程 4～23 天，平均 11.55±1.20 天。两组患者性别、年龄、病程经统计学处理，结果见表 7，无显著性差异，具有可比性。

表 7　两组患者性别、年龄、病程比较

分组项目	治疗组（$n=29$）	对照组（$n=27$）	P
性别（男／女）	17/12	15/12	$P>0.05$
年龄（岁）	36.41±2.16	35.04±2.25	$P>0.05$
病程（天）	11.56±1.14	11.55±1.20	$P>0.05$

2.治疗前各项临床资料比较　两组过敏性鼻炎 – 哮喘综合征病例治疗前临床资料，症状评分、药物计分、FEV、PEF、总IgE、外周血 EOS 无统计学意义，具有可比性（表 8）。

表 8　两组治疗前各项临床资料比较

分组项目	治疗组	对照组	P
症状评分	6.90±0.39	7.07±0.45	$P>0.05$
药物计分	6.90±0.39	7.07±0.45	$P>0.05$
肺功能（FEV）	2.99±0.49	3.00±0.05	$P>0.05$
PEF	5.45±0.09	5.49±0.09	$P>0.05$
总 IgE（U/mL）	218.41±16.45	223.44±16.71	$P>0.05$
外周血 EOS（$\times 10^9$/L）	0.53±0.04	0.54±0.04	$P>0.05$

3.试验设计

（1）随机方法：本研究采用随机、对照试验进行观察，按照门诊治病的顺序（治疗组 – 对照组 – 治疗组）。

（2）疾病疗效判定标准及证候疗效判定标准：参考《临床疾病诊断与疗效判定标准》（孙明，王蔚文．科学技术文献出版社，2010）及《中医耳鼻咽喉常见疾病诊疗指南》（中国中医药出版社，2012);《哮病诊疗指南》（中华中医药学会，2011）相关内容。

①疾病疗效判定标准

临床痊愈：临床症状、体征消失，理化检查恢复正常。

显效：临床主要症状、体征基本消失，积分减少 2/3 以上，理化检查明显改善。

有效：临床主要症状、体征减轻，积分减少 1/3 以上，理化检查有所改善。

无效：达不到上述有效标准或恶化者。

②安全性评价标准

1 级：安全，无任何不良反应。

2 级：比较安全，如有不良反应，不需要做任何处理可继续治疗。

3 级：有安全性问题，做处理后可继续治疗。

4 级：因不良反应中止试验。

4. 数据整理、统计分析方法、手段

数据整理：由专业人员将调查项目和观察指标的详细资料输入数据库，采用 SAS 8.2 统计软件，数据处理在数理统计专业人员指导下由研究者完成，医理分析由课题组研究人员讨论决定。

统计分析方法：所有统计在 SAS 8.2 软件包中完成，数据采用均数 ± 标准差（$\bar{x} \pm s$）表示。计量资料，采用重复测量的多因素方差分析。计数资料，单项有序，指标有序，采用非参数检验。$P<0.05$ 为差异有统计学意义，$P<0.01$ 为差异有显著性统计学意义，$P>0.05$ 无显著性差异。

四、研究结果

1. 病例脱落　治疗组脱落 1 人；对照组脱落 3 人。

2. 症状评分　治疗组治疗前症状评分为 6.90±0.39 分，治疗后 1 周症状评分为 3.86±0.41 分，治疗后 2 周状评分为 1.52±0.26 分；对照组治疗前症状评分为 7.07±0.45 分，治疗后 1 周症状评分为 4.22±0.34 分，治疗后 2 周症状评分为

2.81±0.27 分。两组治疗前症状评分均明显高于治疗后，治疗后均有不同程度下降（*P*<0.05），但治疗组治疗后 2 周症状评分均较对照组下降明显，有显著性差异（*P*<0.05，表 9、图 3）。

表 9 两组治疗前后症状积分比较

分组	治疗前	治疗后 1 周	治疗后 2 周
治疗组	6.90±0.39	3.86±0.41	1.52±0.26
对照组	7.07±0.45	4.22±0.34	2.81±0.27

注：治疗组治疗前后比较，*P*<0.01；对照组治疗前后比较，*P*<0.05；两组治疗后 1 周比较，*P*>0.05，治疗后 2 周比较 *P*<0.05

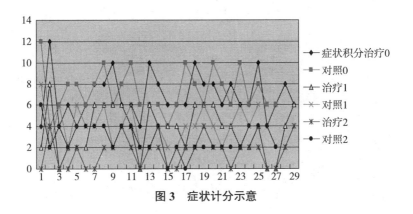

图 3 症状计分示意

3. 药物计分 治疗组治疗前药物计分为 12.28±0.88 分，治疗后 1 周药物计分为 8.62±0.66 分，治疗后 2 周药物计分为 4.83±0.57 分；对照组治疗前药物计分为 13.04±0.69 分，治疗后 1 周药物计分为 10.37±0.51 分，治疗后 2 周药物计分为 9.26±0.44 分。两组治疗前药物计分均明显高于治疗后

（$P<0.05$），但治疗组治疗后 1 周、2 周药物计分均较对照组下降明显，有显著性差异（$P<0.05$）。且治疗组治疗后 2 周与治疗后 1 周比较，下降亦显著（$P<0.05$）；对照组治疗后 2 周与治疗后 1 周比较，无明显变化（$P>0.05$，表 10、图 4）。

表 10　两组治疗前后药物计分比较

分组	治疗前	治疗后 1 周	治疗后 2 周
治疗组	12.28 ± 0.88	8.62 ± 0.66	4.83 ± 0.57
对照组	13.04 ± 0.69	10.37 ± 0.51	9.26 ± 0.44

注：治疗组治疗前后比较，$P<0.01$；对照组治疗前后比较，$P<0.05$；治疗组治疗后 1 周、2 周与对照组治疗后比较 $P<0.05$

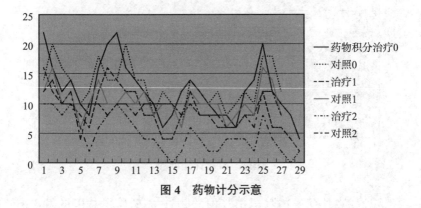

图 4　药物计分示意

4. 综合疗效　治疗后 1 周，治疗组基本治愈 3 例，显效 9 例，有效 16 例，无效 1 例；对照组基本治愈 1 例，显效 4 例，有效 19 例，无效 3 例；治疗后 2 周，治疗组基本治愈 7 例，显效 15 例，有效 7 例，无效 0 例；对照组基本治愈 2 例，显效 7 例，有效 15 例, 无效 3 例。治疗组与对照组比较, 在治疗后 1 周、2 周时, 总有效率差异方面有显著性意义 ($P<0.05$, 表 11、图 5)。

表 11 两组治疗后 1 周综合疗效比较

组别	疗程	例数	基本治愈	显效	有效	无效
治疗 1 周	治疗组	29	3 (10.34%)	9 (31.03%)	16 (55.17%)	1 (3.45%)
	对照组	27	1 (3.70%)	4 (14.81%)	19 (70.37%)	3 (11.11%)
治疗 2 周	治疗组	29	7 (24.14%)	15 (51.72%)	7 (24.14%)	0 (0.00%)
	对照组	27	2 (7.41%)	7 (25.93%)	15 (55.56%)	3 (11.11%)

注: 治疗组与对照组比较, 在总有效率方面 $P<0.05$

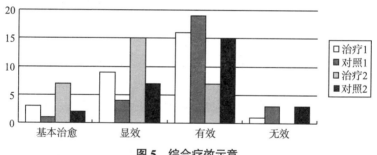

图 5 综合疗效示意

5. 肺通气功能变化比较 治疗组治疗前肺功能 FEV 为 2.99±0.49L, 治疗后 1 周肺功能 FEV 为 3.07±0.04L, 治疗后 2 周肺功能 FEV 为 3.12±0.03L; 对照组治疗前肺功能 FEV 为 3.00±0.05L, 治疗后 1 周肺功能 FEV 为 3.08±0.04L, 治疗后 2 周肺功能 FEV 为 3.52±0.63L。治疗组治疗前 PEF 为 5.45±0.09L/s, 治疗后 1 周 PEF 为 5.55±0.08L/s, 治疗后 2 周

PEF 为 5.64±0.08L/s；对照组治疗前 PEF 为 5.49±0.09L/s，治疗后 1 周 PEF 为 5.58±0.07L/s，治疗后 2 周 PEF 为 5.58±0.08L/s。两组患者治疗后，FEV 都有显著增加（$P<0.05$）；但 PEF 没有明显差异（$P>0.05$，表 12）。

表 12　两组治疗前后肺通气功能变化比较

组别	例数	时间	FEV（L）	PEF
治疗组	29	治疗前	2.99±0.49	5.45±0.09
		治疗 1 周	3.07±0.04	5.55±0.08
		治疗 2 周	3.12±0.03	5.64±0.08
对照组	27	治疗前	3.00±0.05	5.49±0.09
		治疗 1 周	3.08±0.04	5.58±0.07
		治疗 2 周	3.52±0.63	5.58±0.08

注：两组肺功能 FEV（L）与 PEF（L/S）：治疗组 FEV 治疗前与治疗后 1 周、2 周比较，$P<0.05$；对照组 FEV 治疗前与治疗后 1 周、2 周比较，$P<0.05$，治疗后 1 周与治疗后 2 周比较，$P>0.05$；治疗组治疗后与对照组治疗后比较 $P>0.05$。PEF 两组比较，治疗后无明显差异

6. 两组总 IgE 变化比较　治疗组治疗前总 IgE 为 218.41±16.45U/mL，治疗后 1 周时总 IgE 为 197.31±14.62U/mL，治疗后 2 周时总 IgE 为 165.62±10.58U/mL；对照组治疗前总 IgE 为 223.44±16.71 U/mL，治疗后 1 周时总 IgE 为 201.96±15.33U/mL，治疗后 2 周时总 IgE 为 170.81±9.66U/mL。两组治疗前血清 IgE 均明显高于正常，治疗后均有不同程度下降，但两组 IgE 下降对比，差异无统计学意义（$P>0.05$，表 13）。

表 13 两组总 IgE 变化比较

时间	治疗组	对照组
治疗前	218.41±16.45	223.44±16.71
治疗 1 周	197.31±14.62	201.96±15.33
治疗 2 周	165.62±10.58	170.81±9.66

注：治疗组治疗前后比较，$P<0.01$；对照组治疗前后比较，$P<0.05$；治疗组治疗后与对照组治疗后比较，$P>0.05$。

7. 两组外周血 EOS 比较　治疗组治疗前外周血 EOS 为（0.53±0.04）×10^9/L，治疗 1 周后外周血 EOS 为（0.46±0.03）×10^9/L，治疗 2 周后外周血 EOS 为（0.46±0.02）×10^9/L；对照组治疗前外周血 EOS 为（0.54±0.04）×10^9/L，治疗 1 周后外周血 EOS 为（0.47±0.04）×10^9/L，治疗 2 周后外周血 EOS 为（0.48±0.03）×10^9/L。两组治疗前后比较无明显统计学差异（$P>0.05$），但两组外周血 EOS 下降程度比较，无统计学差异（$P>0.05$，表 14）。

表 14 两组外周血 EOS 比较

时间	治疗组	对照组
治疗前	0.53±0.04	0.54±0.04
治疗 1 周后	0.46±0.03	0.47±0.04
治疗 2 周后	0.46±0.02	0.48±0.03

注：治疗组治疗前后比较，$P>0.05$；对照组治疗前后比较，$P<0.05$；治疗组治疗后与对照组治疗后比较 $P>0.05$。

8. 两组健康状况评价比较　两组治疗前、治疗 1 周后、治疗 2 周后 SF-36 评分 8 个维度分数如下表所示。两组治疗后均有不同程度改善（$P<0.05$），治疗组治疗后与对照组治疗后比较差异

显著（*P*<0.05）。且治疗组治疗后 2 周与治疗后 1 周比较，改善显著（*P*<0.05）；对照组治疗后 2 周与治疗后 1 周比较，无明显变化（*P*>0.05，表 15）。

表 15　两组 SF–36 评分比较

项目	治疗组			对照组		
	治疗前	治疗 1 周	治疗 2 周	治疗前	治疗 1 周	治疗 2 周
生理功能 (PF)	75.21±1.41	83.07±0.94	86.97±0.67	75.59±1.48	80.48±0.98	80.52±0.96
生理职能 (RP)	72.52±1.38	80.24±0.76	82.97±0.58	72.15±1.46	78.67±0.77	79.48±0.70
躯体疼痛 (BP)	82.69±0.83	85.17±0.73	87.66±0.55	82.74±1.02	85.48±0.68	84.44±0.70
总体健康 (GH)	70.72±1.25	77.59±0.74	81.38±0.61	69.96±1.13	75.78±0.78	75.74±0.75
活力 (VT)	76.24±0.99	80.48±0.68	84.55±0.68	75.93±0.97	78.78±0.69	78.44±0.68
社会功能 (SF)	70.07±1.24	76.90±0.90	80.97±0.66	70.11±1.26	75.18±0.91	75.33±0.86
情感职能 (RE)	76.93±0.86	82.10±0.54	84.59±0.46	76.59±1.02	80.07±0.59	80.15±0.63
精神健康 (MH)	73.38±0.99	80.03±0.69	84.62±0.57	72.89±0.96	78.93±0.73	78.78±0.63

注：治疗组治疗前与治疗后 1 周、2 周比较，治疗后 1 周与治疗后 2 周比较，均为 *P*<0.05；对照组治疗前与治疗后 1 周、2 周比较，*P*<0.05，但治疗后 1 周与治疗后 2 周比较，*P*>0.05；治疗组治疗后与对照组治疗后比较 *P*<0.05。

9. 两组中医相关症状计分比较　两组中医相关症状计分比较：畏风寒、睡眠欠安、乏力、便秘、便溏、腹胀、头部不适症状，治疗组治疗前、治疗 1 周后、治疗 2 周后比较，均差异显著；对照组治疗前后比较无显著差异。焦虑抑郁、纳呆、耳痒、眼痒症状，治疗组治疗前、治疗 1 周后、治疗 2 周后比较，均差异显著；对照组治疗前后比较，治疗 1 周后较治疗前有所改善，治疗 2 周后与治疗 1 周后相比较无明显改善（表 16、图 6～图 16）。

表 16　两组中医相关症状计分比较

项目	治疗组			对照组		
	治疗前	治疗 1 周	治疗 2 周	治疗前	治疗 1 周	治疗 2 周
畏风寒	2.69±0.35	1.59±0.27	0.62±0.17	2.67±0.35	2.52±0.33	2.44±0.31
睡眠欠安	2.34±0.34	1.31±0.25	0.69±0.18	2.59±0.28	2.44±0.25	2.15±0.24
焦虑抑郁	2.76±0.34	1.86±0.26	1.17±0.21	3.04±0.27	2.30±0.23	2.07±0.20
乏力	2.21±0.32	1.24±0.23	0.62±0.17	2.52±0.29	2.37±0.28	2.30±0.28
便秘	1.45±0.31	0.69±0.21	0.28±0.13	1.70±0.33	1.48±0.29	1.48±0.29
大便溏薄	1.59±0.36	0.62±0.17	0.34±0.14	1.19±0.31	1.19±0.31	1.19±0.31
纳呆	2.34±0.37	1.38±0.26	0.62±0.17	2.52±0.33	1.47±0.28	1.85±0.26
腹胀	2.41±0.35	1.38±0.25	0.55±0.17	2.81±0.37	2.81±0.37	2.81±0.37
头部不适	2.48±0.37	1.31±0.25	0.34±0.14	2.37±0.40	1.93±0.36	1.85±0.35
耳痒	1.86±0.36	0.90±0.21	0.28±0.13	1.93±0.33	1.48±0.25	1.33±0.26
眼痒	2.21±0.38	1.03±0.24	0.41±0.15	1.84±0.35	1.48±0.29	1.48±0.29

　　注：治疗组治疗前与治疗后 1 周、2 周比较，治疗后 1 周与治疗后 2 周比较，均为 $P<0.05$；对照组治疗前与治疗后 1 周、2 周比较，$P>0.05$；治疗组治疗后与对照组治疗后比较 $P<0.05$。

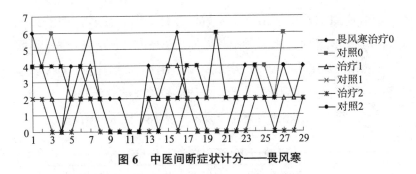

图6　中医间断症状计分——畏风寒

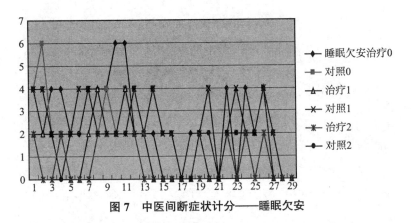

图7　中医间断症状计分——睡眠欠安

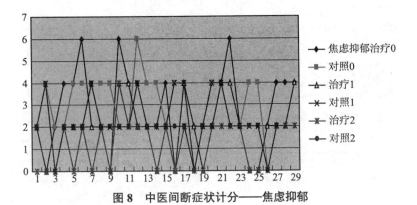

图8　中医间断症状计分——焦虑抑郁

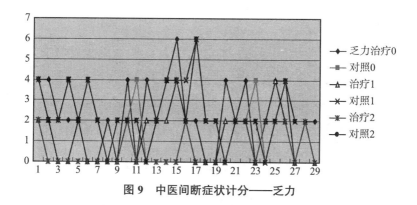

图 9 中医间断症状计分——乏力

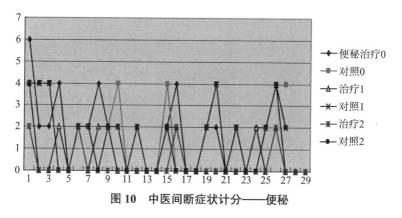

图 10 中医间断症状计分——便秘

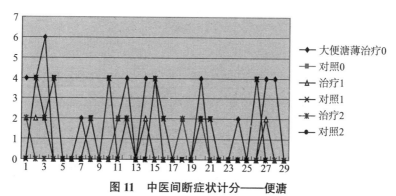

图 11 中医间断症状计分——便溏

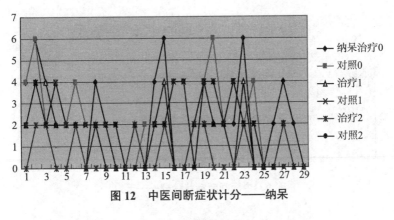

图 12　中医间断症状计分——纳呆

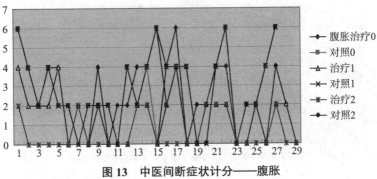

图 13　中医间断症状计分——腹胀

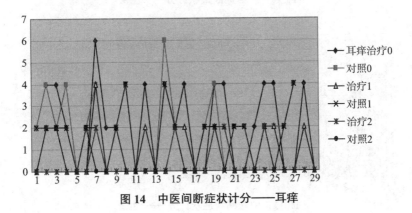

图 14　中医间断症状计分——耳痒

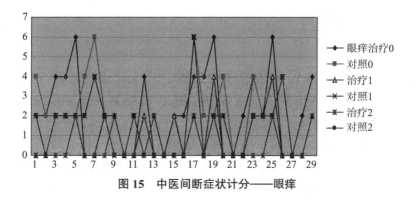

图 15 中医间断症状计分——眼痒

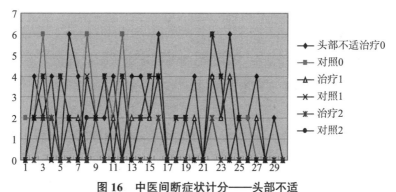

图 16 中医间断症状计分——头部不适

10. 临床成本比较 2 周每日常规治疗的费用；治疗组 2 周颗粒费用；对照组 2 周舒利迭（50/250μg）、辅舒良费用。

2 周辅助用药费用。包括短效 β_2- 受体激动剂吸入、抗胆碱制剂吸入、口服抗组胺类药物、口服白三烯受体调节剂、口服茶碱类药物、口服糖皮质激素、静脉茶碱类药物、静脉糖皮质激素、安眠药物、胃肠动力药物、通便药物。

计算方式为：每日费用（元）× 治疗天数 + 辅助用药费用。

治疗组总费用：375.32±8.63 元；对照组总费用：391.77±

10.35 元。$P<0.05$，对照组费用明显高于治疗组，差异有统计学意义。

五、讨论

1. 选方依据

（1）"遵循自然、顺应人体、全局诊治"的观点：本研究中治疗过敏性鼻炎哮喘综合征选方基础正是刘老师的整体调节观点。刘老师诠释的整体观点，在对经典理论的认同、总结同时，又提出自己的创新观点。

刘老师说，整体调节在临床上表现为强调四诊合参，辨证论治。局部不适表现是全身阴阳失调的外在表现，治病必求于本，所以治疗上还是应该先考虑整体，后考虑局部。并强调应一人一证，因人治宜。

老师在临床上对主要矛盾与次要矛盾处理方式的解释中提出，无论是主证、兼证，均以中医整体观念为基础，以辨证论治为根本法则进行临床立法、处方。临证既把握住疾病的共性，又不拘泥于成法，旨在调节阴阳，使之逐渐恢复动态平衡。疾病的产生，究其本质，即为阴阳失调，而选方用药的最终目的即为调节阴阳平衡。阴阳越是趋向平衡，疾病就越向好的方面发展。阴阳得以维持动态平衡，不但疾病向愈，而且机体也不易受病邪困扰。这也是中医所说的"未病先防、既病防变"的临床体现。

本研究中选用玉屏风散合小青龙汤加减，体现了刘老师强调的整体观点，凸显"遵循自然，顺应整体"的理念，从而达到调节机体阴阳平衡，以改善免疫功能之效。老师"遵循自然、顺应人体、全局诊治"的学术观点，也是应用传统医学防治过敏性疾病的一种新思路。

（2）过敏性鼻炎哮喘综合征的病因病机：长期临床观察过程中体现，过敏性鼻炎哮喘发作多由于气候的突变，或嗅及异味，或进食相对特殊食品如芒果、羊肉、海鲜等而诱发，部分有明显的季节性。过敏性哮喘患者，部分伴有皮肤湿疹，或耳、眼等官窍瘙痒。又有发作迅速、时发时止，且反复发作，发作时喷嚏连续、鼻流清涕、痰鸣气喘等特点，这与"风邪善行而数变"特征十分相似。"风邪侵袭，痰饮内伏"是过敏性鼻炎、哮喘病急性发作时的主要病机。风邪虽为诱发因素，为标；而肺脾两虚为内在条件，为本。风又有内风与外风之分：外风从表自上而入，肺为华盖，首先受邪，发为哮喘；而肺开窍于鼻、皮毛为肺所主，肺气虚不能顾护肌表，故此时鼻窍、皮毛首当其冲，出现鼻塞、鼻中作痒、鼻流清涕、喷嚏、时有皮疹等症状；亦有七情、饮食、劳倦伤及肝脾，肝郁脾虚，脾气虚运化失司，痰饮内聚，内风携痰饮上冲于肺，冲金而鸣，致哮喘发作。过敏性鼻炎哮喘患者常素有宿痰内伏，多为脏气虚损，尤为肺脾气虚常见，久病亦可牵连肝肾等脏俱病，久之亦可入络化瘀，致病情迁延难愈。

（3）治则探讨

①辨证论治，整体施治：过敏性鼻炎哮喘综合征治疗当以补益肺脾、宣肺逐饮为法。在过敏性鼻炎哮喘发作期，本质是兼有本虚标实。痰饮内伏，上冲肺金，扰动诸窍，故需宣肺逐饮，安抚诸窍。宣肺可使邪气及痰饮外达，不致郁闭于内。补益肺脾，顾护正气，可助机体祛邪外出，自身修复，疾病向愈。这亦体现了遵循整体观念、异病同治的原则，突出了整体与局部同治、标

本同治之独到之处。

②急病扶正：中医有"急则治标，缓则治本"之说，现今尤其是在治疗急性发作疾病时，多以攻伐、清解为先。老师在临证中提出"急病扶正"的观点，指出病无论缓急，均应顾护正气。

故在治疗过敏性鼻炎哮喘综合征急性发作时，除选用化痰开窍、宣肺祛饮等攻逐病邪之法外，还可重点使用玉屏风散顾护正气，以达标本兼治之功。

2. 玉屏风散合小青龙汤

（1）玉屏风散：从生理上看，鼻与肺关系密切；从病因病机来看，鼻鼽与哮病关系密切，往往协同发病。

临床上肺脾气虚者常见。此病机致水湿停聚体内，酿生痰饮，阻塞气道，易致痰鸣气喘、咳嗽上气，甚则呼吸困难、不能平卧等症状。

本方中黄芪补脾益肺固表；白术益气健脾，加强黄芪固表之力；防风走表而祛风，合芪、术扶正为主，兼以驱邪。诸药合用有益气固表、扶正祛邪之功，其立法治则很好地针对变应性鼻炎－哮喘综合征的病因病机中本虚标实之虚证病机。

（2）小青龙汤：本证外有表邪，内夹水饮，故以小青龙汤发汗蠲饮，表里同治。方中八味药物，麻黄、桂枝发汗解表，宣发肺气以开水之上源；干姜、细辛散寒化饮，温健脾胃以运中；芍药和桂枝可调和营卫，炙甘草缓麻、桂、辛、姜之烈。诸辛散药中伍以酸收之品五味子，全方散中有收，走中有守，防肺气耗散太过。诸药合用，使"邪气水饮，并廓清矣"。

过敏性鼻炎－哮喘综合征患者发病，其标实病机为痰饮内伏，多与肺脾功能密切相关。若肺气亏虚，肺失宣发肃降，体内水液停聚，酿生水湿痰饮。且因正气虚弱，患者常常反复发作，邪气反复乘虚而入，经久不愈。

在治疗过敏性鼻炎－哮喘综合征过程中，小青龙汤立法更倾向于针对本虚标实之标实。小青龙汤用于治疗"伤寒表不解，心下有水气"。"表不解"表示有寒热表证存在，"有水气"提示内有水饮，故将小青龙汤证基本病机归纳为"表寒外束，水饮内阻"。

（3）玉屏风散合小青龙汤合方：方中黄芪益气固表；麻黄发汗散寒以解表邪，且又能宣发肺气而平喘咳，同为君药；白术补气健脾，桂枝温阳以利内饮之化；干姜温肺化饮的同时，其温性亦有助于除表寒；细辛性善走窜，既走表又达里，为臣。佐以防风走表而散风邪，合黄芪、白术以益气祛邪。且黄芪得防风，固表而不致留邪；防风得黄芪，祛邪而不伤正；二药相伍有补中寓疏、散中寓补之意。五味子味酸而收敛（酸敛护肺），芍药味酸而敛阴（酸敛和营），方中用此二药是为防诸药温燥之性伤津；半夏燥湿化痰，和胃降逆，亦为佐药。炙甘草益气和中，调和诸药。全方攻补兼施，体现了扶正原则。

3. 疗效分析

（1）主要症状减轻：过敏性鼻炎－哮喘综合征反复发作，根治困难，影响患者身心健康，易造成经济负担及个人心理障碍。部分患者仅治疗上或下气道疾病，不能全局治疗。因本病目前尚无根治的方法，临床控制过敏性鼻炎哮喘发作及进展，提高过敏性鼻炎哮喘患者的生命质量是临床治疗及研究的主要目标之一。本研究采用玉屏风散合小青龙汤加减治疗，与对照组相比较，可以明显改善症状，更理想地恢复肺功能，远期效果好，并有操作简单、费用较低、副作用小等优势。

临床疗效分析表明，玉屏风散合小青龙汤治疗能够有效改善过敏性鼻炎哮喘急性发作患者的临床症状。

如两组肺功能 FEV（L）与 PEF（L/s）：治疗组治疗前与治疗后 1 周、2 周比较，治疗后 1 周与治疗后 2 周比较，均为 $P<0.01$；对照组治疗前与治疗后 1 周、2 周比较，$P<0.05$，但治疗后 1 周与治疗后 2 周比较，$P>0.05$；治疗组治疗后与对照组治疗后比较 $P<0.05$。治疗 2 周时的效果优于治疗 1 周时，远期疗效好。

（2）兼加症状减轻：临床上过敏性鼻炎 – 哮喘综合征患者除本病主要症状如喷嚏流涕、咳嗽咳痰、喘憋外，多伴有兼加症状。在本研究中，以畏寒、失眠、便秘或排便不爽、纳呆、腹胀、头晕为常见。研究发现，西医规范治疗后主要症状可减轻，但兼加症状改善不明显。

现代医学研究亦显示，过敏性鼻炎哮喘发作时可发生胃排空延迟、电解质紊乱、酸碱平衡紊乱、自主神经紊乱，产生各种兼加症状，影响预后。故兼加症状改善对过敏性鼻炎哮喘综合征的治疗、预后都有益处。

（3）精神状态、生活质量改善：中医药治疗，取纵观全局、整体调节之功，对患者精神状态改善及生活质量改善尤为突出，充分显现出中医治疗的优势。

（4）中医药的速效：长久以来，中医中药治疗特点在世人眼中是缓慢调理，但实际上中医诊治急症的历史也非常悠久。早在《黄帝内经》就有关于急症的论述。《伤寒杂病论》提出急症辨证论治，对高热、结胸、出血、暴泻、厥逆等总结出较系统的理法方药。《肘后备急方》记述了治疗各种急危重症的单方验方。《备急千金要方》和《千金翼方》在急症诊疗的理法方药方面又有所突破，等等。

玉屏风散合小青龙汤加减治疗过敏性鼻炎哮喘综合征，亦是刘老师在临证中速效治疗之验证。研究中，治疗组治疗后1周、2周症状评分均较对照组下降明显，对各项观察化验检查指标的影响也很明显，验证了在正确辨证、选方用药的基础上，中医治疗在短期可产生明显效果。

（5）经方的合理使用，灵活运用：中医讲求"理法方药"的规律。必须用"法"的规范对"经方"加以指导，然后施用。使用"经方"亦须把人体特点、方证进行联系，要建立"方以载道"的观点。经方亦是来源于实践的经验总结，每个具体的方证所涵盖的面是不一致的，有的是单个症状，有的是综合征；有的是某种疾病，有的则是一种体质状态。中医治病，并不是单纯的辨寒热虚实阴阳表里，而是辨整体。

经方的合理使用、灵活运用，是中医基础理论的升华，是对症范畴的认识扩展。运用辨证思想，抓住辨证之主线，深刻对病的认识。再结合现代医药研究成果，结合经方之药物组成，以达扩大药物的临床运用之效。

附文

附文1：西医诊断依据

参考世界卫生组织2001年制订的AR及其对BA的影响指南，及其2008年和2010年的修订版。

所有 AR 均应该通过仔细询问病史、症状和体征来判断是否合并下呼吸道症状。对怀疑者应进行支气管激发试验或支气管舒张试验，以判断是否同时合并 BA。所有 BA 患者均应询问有无间歇或持续的鼻部症状，同时应进行鼻镜检查，必要时做过敏原皮肤点刺试验、血清特异性 IgE 测定特异性鼻黏膜激发试验等进行判别。具体如下。

1.病史具有典型的过敏症的病史，包括过敏性疾病家族史、本人婴幼儿湿疹或 BA 病史。

2.临床症状主要表现为上、下呼吸道的过敏症状。

（1）上气道症状包括鼻痒、喷嚏、流清鼻涕、鼻塞四大症状，要求必须有 2 项以上（含 2 项），并且要求每天症状持续或累计时间在 1 小时以上，常在早晨加剧。

（2）下气道症状

①反复发作性喘息、气急、胸闷或咳嗽，多与接触变应原、冷空气、物理或化学性刺激，以及病毒性上呼吸道感染、运动等有关。

②上述症状可突然发作，经治疗可缓解或自行缓解。

③除外其他疾病引起的喘息、气急、胸闷或咳嗽。

（3）常见合并症有过敏性结膜炎，伴有眼痒、流泪等，或伴有结膜充血、水肿，鼻窦炎、鼻息肉。

3.体征

（1）鼻部体征：典型的体征为鼻黏膜苍白、水肿，鼻腔水样分泌物。其他体征有鼻部横向皱褶、过敏性黑眼圈、揉鼻动作（喻为过敏性敬礼）等。

（2）肺部体征：BA 发作时双肺可闻及散在或弥漫性、以呼气相为主的哮鸣音，呼气相长。

4. 辅助检查

（1）过敏原皮肤点刺试验（SPT）：主要观察点刺后的速发相过敏反应，在皮试结果可疑时，可以根据病史和皮试结果选择相应过敏原进行特异性鼻黏膜或支气管激发试验或特异性 Ig 检测。

（2）血清免疫复合球蛋白（IgE）、外周血嗜酸细胞（EOS）、白细胞介素 4（IL-4）。

（3）支气管激发试验、舒张试验、PEF 变异率测定：这几种试验在 BA 的诊断中具有重要意义，对于临床表现不典型者（如无明显喘息或体征）的诊断，应至少具备下列 1 项试验阳性：①支气管激发试验或运动激发试验阳性；②支气管舒张试验阳性 FEV 增加 ≥ 12%，且 FEV 增加绝对值 ≥ 200mL；③流量峰值，PEF 昼夜或 2 周变异率 ≥ 20%。根据病史、典型临床表现、相关免疫学及气道反应性的阳性结果可建立诊断。

根据不同患者的病情，可将 CARAS 的病情分为三个阶段：①单纯 AR，不伴气道高反应，也无 BA；② AR 伴有气道高反应性，但无 BA 症状；③ AR 伴 BA 和气道高反应。据此，可以认为 AR 是 CARAS 的早期阶段，而不应仅仅视为发展为 BA 的危险因素。本次病例纳入标准为第②③两个阶段的患者。

附文 2：SF-36 问卷

1. 总体来讲，您的健康状况是：				
□5 非常好	□4 很好	□3 好	□2 一般	□1 差

2. 跟一年前相比，您觉得您现在的健康状况是：				
□1 好多了	□2 好一些	□3 差不多	□4 差一些	□5 差多了

健康和日常活动

3. 以下这些问题都与日常活动有关。您的健康状况是否限制了这些活动？如果有限制，程度如何？

	是，有很多限制	是，有一点限制	否，根本没限制
（1）重体力活动（如跑步、举重物、激烈运动等）	□1	□2	□3
（2）适度活动（如移桌子、扫地、做操等）	□1	□2	□3
（3）手提日杂用品（如买菜、购物等）	□1	□2	□3
（4）上几层楼梯	□1	□2	□3
（5）上一层楼梯	□1	□2	□3
（6）弯腰、屈膝、下蹲	□1	□2	□3
（7）步行 1500 米以上的路程	□1	□2	□3
（8）步行 1000 米的路程	□1	□2	□3
（9）步行 100 米的路程	□1	□2	□3
（10）自己洗澡和穿衣	□1	□2	□3

4. 在过去四个星期里，您的工作和日常活动有无因为身体健康的原因而出现以下这些问题？

	是	不是
（1）减少了工作或其他活动时间	□1	□2

续表

（2）本来想要做的事情只能完成一部分	□ 1	□ 2
（3）想要做的工作或活动的种类受到限制	□ 1	□ 2
（4）完成工作或其他活动困难增多（如：需要额外的努力）	□ 1	□ 2

5. 在过去四个星期里，您的工作和日常活动有无因为情绪的原因（如压抑或忧虑）而出现以下问题？

	是	不是
（1）减少了工作或其他活动的时间	□ 1	□ 2
（2）本来想要做的事情只能完成一部分	□ 1	□ 2
（3）干事情不如平时仔细	□ 1	□ 2

6. 在过去的四个星期里，您的身体健康或情绪不好在多大程度上影响了您与家人、朋友、邻居或集体的正常社交活动？

□ 5 完全没有影响	□ 4 有一点影响	□ 3 中等影响	□ 2 影响很大	□ 1 影响非常大

7. 在过去的四个星期里，您有身体疼痛吗？

□ 6 完全没有疼痛	□ 5 稍微有一点疼痛	□ 4 有一点疼痛	□ 3 中度疼痛	□ 2 严重疼痛	□ 1 很严重疼痛

8. 在过去的四个星期里，身体疼痛影响您的工作和家务吗？（请联系第 7 项填写）

□ 6 无疼痛，完全没有影响	□ 5 有疼痛，完全没有影响	□ 4 有疼痛，有一点影响	□ 3 有疼痛，中等影响	□ 2 有疼痛，影响很大	□ 1 有疼痛，影响非常大

您的感觉

9. 以下这些问题有关过去一个月里您的感觉如何以及您的情况如何。（对每一条问题，请勾出最接近您的感觉的那个答案）

在过去一个月里持续的时间	所有的时间	大部分时间	比较多时间	一部分时间	小部分时间	没有此感觉
（1）您觉得生活充实吗?	□6	□5	□4	□3	□2	□1
（2）您是一个敏感的人吗?	□1	□2	□3	□4	□5	□6
（3）您的情绪非常不好，什么事都不能使您高兴吗?	□1	□2	□3	□4	□5	□6
（4）您觉得心情很平静吗?	□6	□5	□4	□3	□2	□1
（5）您做事精力充沛吗?	□6	□5	□4	□3	□2	□1
（6）您的情绪低落吗?	□1	□2	□3	□4	□5	□6
（7）您觉得筋疲力尽吗?	□1	□2	□3	□4	□5	□6
（8）您是个快乐的人吗?	□6	□5	□4	□3	□2	□1
（9）您感觉厌烦吗?	□1	□2	□3	□4	□5	□6

10. 在过去的四个星期里，有多少时间因为您的生理健康或情感问题限制了您的社会活动（如走亲访友等）

□1 所有的时间	□2 大部分时间	□3 比较多时间	□4 一部分时间	□5 小部分时间	□6 没有此问题

总的健康情况

11. 请对下面的每一句话，选出最符合您情况的答案

	绝对正确	大部分正确	不能肯定	大部分错误	绝对错误
（1）我好像比别人容易生病	□1	□2	□3	□4	□5
（2）我跟我周围人一样健康	□5	□4	□3	□2	□1
（3）我认为我的健康状况在变不好	□1	□2	□3	□4	□5
（4）我的健康状况非常好	□5	□4	□3	□2	□1

附文 3：生存质量（健康普适性量表 SF-36）
共有 8 个维度和 36 个条目

对以下 8 个维度进行评价：①生理功能（physical function、PF）；②躯体健康所致的角色限制，亦称生理职能（role physical，RP）；③躯体疼痛（bodily pain，BP）；④总体健康（general health，GH）；⑤生命活力（vitality，VT）；⑥社交功能（social function，SF）；⑦情感问题所致的角色限制，亦称情感职能（role emotion，RE）；⑧心理健康（mental health，MH）。

上述 8 个分量表进一步归成两类：躯体健康总评（physical component summary，PCS）和精神健康总评（mental component summary，MCS）。健康变化自评（health transitions，HT）是与 1 年前的健康相比，未被纳入分量表或总量表计分，它反映了纵向的动态变化。

SF-36 健康相关的生存质量量表及其有关含义见下表。

分量表名称	内容	条目
生理功能（PF）	躯体活动受限制的程度	3（1），3（2），3（3），3（4），3（5），3（6），3（7），3（8），3（9），3（10）
生理职能（RP）	躯体健康对工作或其他日常生活的影响	4（1），4（2），4（3），4（4）
躯体疼痛（BP）	疼痛强度及其对工作或其他日常生活的影响	7，8
总体健康（GH）	对自身健康的估计	1，11（1），11（2），11（3），11（4）
生命活力（VT）	精力充沛或疲惫感	9（1），9（5），9（7），9（9）

分量表名称	内容	条目
社交功能（SF）	躯体健康或情感问题对社交活动的影响	6，10
情感职能（RE）	情感改变对日常生活和工作的影响	5（1），5（2），5（3）
心理健康（MH）	一般心理健康（抑郁、焦虑情绪等）	9（2），9（3），9（4），9（6），9（8）
健康变化（HT）	与1年前的健康相比	2
躯体健康（PCS）	躯体健康状况	PF，RP，BP，GH
精神健康（MCS）	精神健康状况	VT，SF，RE，MH

SF-36各维度初得分的计算公式及其范围见下表。

维度	初始得分计算公式	理论最高值	理论最低值
生理功能（PF）	3（1）+3（2）+3（3）+3（4）+3（5）+3（6）+3（7）+3（8）+3（9）+3（10）	30	10
生理职能（RP）	4（1）+4（2）+4（3）+4（4）	8	4
躯体疼痛（BP）	7+8	12	2
总体健康（GH）	1+11（1）+11（2）+11（3）+11（4）	25	5
生命活力（VT）	9（1）+9（5）+9（7）+9（9）	24	4
社会功能（SF）	6+10	11	2
情感职能（RE）	5（1）+5（2）+5（3）	6	3
心理健康（MH）	9（2）+9（3）+9（4）+9（6）+9（8）	30	5

SF-36 维度终得分的计算：因为 SF-36 各维度包含的条目不同，SF-36 的八个维度的初得分不便于相互比较。对初得分进行一定的转换即可得到终得分，终得分在 0 ~ 100，可以用于维度间的相互比较，它的转换公式为：

终得分 =（实际初得分 – 最低可能得分）/（最高可能得分 – 最低可能得分 ）×100

（孙 静）

咽喉部

咽异感症不等同于梅核气

咽异感症常泛指除疼痛以外各种咽部异常感觉，如梗阻感、痒感、灼热感、蚁行感等。病因为咽部疾病；咽邻近器官的疾病；远处器官的疾病，包括消化道疾病、心血管系统疾病、肺部疾病、膈疝、屈光不正等；全身因素如贫血、自主神经功能失调、风湿病、痛风、重症肌无力、甲状腺功能减退等；精神因素和功能性疾病，主要由大脑功能失调引起，常伴有焦虑、急躁和紧张等情绪，某些神经官能症和精神病，如各种忧郁症、心因性反应症、症状性精神病、周期性精神病、产后精神障碍等可诱发本病。

"梅核气"是指咽部异物感，如梅核梗阻，咯之不出、咽之不下为主要特征，中医对此症又有梅核、梅核风、回食丹等别名。《金匮要略·妇人杂病脉证并治》最早描述了"妇人咽中如有炙脔"的症状。明《赤水玄珠·卷三》记载："生生子曰：梅核气者，喉中介介如梗状，又曰：痰结块在喉间，吐之不出，咽之不下者是也。"中医理论将其与七情郁结、气机不利紧密相关，相当于现代医学咽部神经官能症或恐癌症，本病多发于中年女性，虽然不影响呼吸、进食等正常生理功能，但由于咽喉的异物感，常令患者忧心忡忡，精神负担过重，以致影响正常的工作和生活。现代人常把咽异感症等同于中医梅核气，但刘老师认为不是所有咽异感症都属于梅核气，也就是说本症应与局部疾病、全身疾病和心理因素所致的咽部异物感仔细鉴别，尤其少数急重症如会厌炎、下咽脓肿、心肌梗死、喉部肿瘤等都可以出现咽部异物感，若以梅核气论之岂不贻误病情，咽异感症是临床常见症状，因咽部神经分布极为丰富，感觉和运动神经主要来自于咽后壁内的咽丛，含有迷走、舌咽、副神经颅根和颈交感神经的分支。此外，尚有三叉神经第二支司喉咽、扁桃体区及软腭的感觉，舌咽神经直接分支分布于扁桃体下极及舌根，故咽部感觉非常敏感。部分全身器官疾病可通过神经反射和传导，使咽部发生异常感觉。咽异感症的产生机制较为复杂，而梅核气主要是由精神因素所致，应将其与局部或全身疾病所致的咽部异物感仔细鉴别。故刘老师认为梅核气应包括在咽异感症中，二者不能完全等同。

重新考证喉痹含义

刘老师考证"古今喉痹之差异"，提出"虚证喉痹治从脾胃"的学术观点。指出了既往各专业书籍记载"喉痹一词最早见于《五十二病方》"的论述不够准确。《素问·至真要大论》云："太阴之胜，火气内郁……喉痹。"历代医家对喉痹认识不尽一致，其包括范围甚广，界限混淆不清，不易辨识。归纳起来主要有两方面含义：一是咽喉口齿疾病的总称；二是指咽喉肿塞、水浆不得入等为主要症状的咽喉急重症。随着临床实践深入，后世医家将喉痹作为一种独立疾病而与喉风、乳蛾、喉痈等病区分开来，如《喉科心法》说："凡红肿无形为痹，有形是蛾。"从形态上加以鉴别。又如《医林绳墨》说："近于上者，谓之乳蛾、飞蛾；近于下者，谓之喉痹、闭喉……近于咽嗌者，谓之喉风、缠喉风。"从发病部位不同加以区别。根据喉痹病因病机及咽部形态不同，又有风热喉痹、风寒喉痹、阴虚喉痹、阳虚喉痹、帘珠喉痹、红喉等不同病名。

将喉痹与现代医学咽炎对应是从新中国成立以后教材编写开始的，如全国统编四版、五版及不少中西医结合教材均有类似论点，并参照急、慢性咽炎将喉痹分为风热喉痹、虚火喉痹、急喉痹、慢喉痹等。刘老师阐述《素问·阴阳别论》中"一阴一阳结，谓之喉痹"的含义，强调《素问·阴阳别论》所述之阴阳有别于广义阴阳，此处是指阴阳脉象而言，对理解喉痹一证至关重要；深入研读，考证了从明清开始，中医有了"急喉痹、慢喉痹的认识和记载"，并将其纳入行业标准及教科书中。

（李　红　孙　静）

喉痹的沿革及现代教材中喉痹的概念内涵

现代中医教材及专业书籍对喉痹定义为，因外邪侵袭，壅遏肺系，邪滞于咽，或脏腑虚损，咽喉失养，或虚火上灼所致咽部红肿疼痛，或干燥、异物感、咽痒不适为主要临床表现的咽部疾病。相当于现代医学的急、慢性咽炎。纵观历代医籍对喉痹的论述，有必要分清喉痹病名含义的演变。

历代关于喉痹的概念较复杂，喉痹一词在医籍记载中其内涵几经变迁，甚至古今"喉痹"概念已迥然不同，如果不了解其演变过程，认为喉痹只是急、慢性咽炎，再阅读历史典籍时，就不能很好地理解其论述和含义。所以，理清喉痹历史源流和演变，有助于更好地理解典籍，指导临床。

一、《内经》时代

（一）病位

喉痹的病位偏向于现代解剖的喉，不是咽。

古代解剖与今日之解剖不可同日而语，考察历史，阅读典籍，可以看到《内经》中关于咽喉解剖方面有如下论述。

《灵枢·经水》记载："若夫八尺之士，皮肉在此，外可度量切循而得之，其死可解剖而视之。其藏之坚脆，府之大小……皆有大数。"咽与喉各异，也皆有大数："咽门重十二两，广二寸半，至胃长一尺六寸。喉咙重十二两，广二寸，长一尺二寸。"

《内经》称咽为"咽""咽喉"；称喉为"喉""喉咙"。二者决不混称，其生理功能也截然不同。如《素问·太阴阳明论》称咽曰"咽主地气""喉主天气""咽喉者，水谷之道路也"。《素问·忧恚无言》："喉咙者，气之所以上下者也。"《素问·胀论》："咽喉小肠者，传送也。"《素问·邪客》："宗气积于胸中，出于喉咙。"《张氏医通》对《内经》喉痹病位问题曾指出："凡经言喉痹者，谓喉中呼吸不通，言语不出而天气闭塞也；云咽塞、云嗌痛者，谓咽喉不能纳唾与食，而地气闭塞也。"

在《内经》中，咽与喉的解剖定位与生理功能概念已经区分。自汉武帝采纳董仲舒"罢黜百家，独尊儒术"的建议起，儒家思想成为封建一统指导思想，儒家倡"身体发肤，受之父母，不敢毁伤，孝之始也"，于是不再进行人体解剖。因此，可以认为，喉痹的病位偏向于喉，不是咽。

（二）症状

喉痹病名首见于《内经》，《内经》共有16处提到"喉痹"。

《素问·六元正纪大论》："少阳司天之政……三之气，天政布，炎暑至，少阳临上，雨乃涯，民病热中，聋瞑血溢，脓疮咳呕，鼽衄渴嚏欠，喉痹目赤，善暴死。"

《素问·六元正纪大论》："少阳所至为喉痹，耳鸣呕涌。"

《素问·阴阳别论》："一阴一阳结，谓之喉痹。"

《素问·至真要大论》："太阴之胜，火气内郁，疮疡于中，流散于外，病在胠胁，甚至心痛热格，头痛，喉痹，项强。"

《素问·至真要大论》："岁太阴在泉，草乃早荣，湿淫所胜……民病饮积，心痛，耳聋，浑浑焞焞，嗌肿喉痹。"

《素问·咳论》："心咳之状，咳则心痛，喉中介介如梗状，甚则咽肿，喉痹。"

《素问·厥论》："手阳明少阳厥逆，发喉痹、嗌肿、痓，治主病者。"

《素问·缪刺论》："邪客于手少阳之络，令人喉痹舌卷，口干心烦。臂外廉痛，手不及头。"

《素问·至真要大论》："少阳司天，客胜则丹疹外发，乃为丹熛疮疡，呕逆，喉痹，头痛，嗌肿，耳聋，血溢。"

《灵枢·经脉》："足阳明之别，名曰半隆……其病气逆，则喉痹瘁喑。"

《灵枢·经脉》："三焦手少阳之脉……是动则病耳聋浑浑焞

焠，嗌肿，喉痹。"

《灵枢·经脉》："大肠手阳明之脉……是主津液所生病者……目黄口干，衄、鼽、喉痹。"

《灵枢·经脉》："胃足阳明之脉……是主血所生病者，狂疟温，淫汗出，衄、鼽、口喝唇胗，颈肿喉痹。"

《灵枢·热病》："喉痹舌卷，口中干，烦心心痛，臂内廉痛，不可及头，取手小指次指爪甲下，去端如韭叶。"

《灵枢·本脏》："肺大则多饮，善病胸痹，喉痹，逆气。"

《灵枢·杂病》："喉痹不能言，取足阳明；能言，取手阳明。"

以上论述中，没有任何关于症状的描述，所以不能判断喉痹到底是什么疾病。

二、《内经》年代至清代

（一）咽痛

《伤寒论》334 条说："伤寒先厥后发热，下利必自止，而反汗出，咽中痛者，其喉为痹。"张仲景以"咽痛"释喉痹。余泽春《喉证指南》："凡喉间肿痛，统名之曰喉痹。"王肯堂《证治准绳》亦谓："活人半夏桂枝甘草汤治暴寒中人咽痛，此外感风寒作喉痹之治法也。"清代程钟龄《医学心悟》指出："喉痹，痹者，痛也。"

对于发病急，进展快，病情险恶，出现咽喉梗阻（水浆不得入、或呼吸不畅）的危重证。

巢元方《诸病源候论》："喉痹者，喉里肿塞痹痛，水浆不得入也……风毒客于喉间，气结蕴积而生热，致喉肿塞而痹痛……七八日不治则死。"沈金鳌《杂病源流犀烛》说："喉痹，痹者，闭也，必肿甚，咽喉闭塞，为天气不通。"张子和《儒门事亲》：

"十二经中，言嗌干、嗌痛、咽肿、颌肿、舌本强，皆君火为之也．唯喉痹急速，相火之所为也……喉痹暴发暴死者，名走马喉痹。"薛己《口齿类要》："喉痹谓喉中呼吸不通，语言不出，而天气闭塞也。"龚廷贤《寿世保元》亦指出："气热则内结，结甚则肿胀、肿胀甚则痹，痹甚则不通而死矣。"袁仁贤《喉科金钥》："痹，咽喉闭结，汤药不通，有形之物已难下……"楼英说："喉痹，谓喉中呼吸不通，言语不出。"

（二）咽喉牙舌诸病症，包含现代咽炎

张子和说："《内经》之言'喉痹'，则咽与舌在其间耳，以其病同是火，故不分也。"清代一些喉科世家多赞同此说，如江苏无锡尤氏曾云："喉痹，总名也。"石顽《咽喉症类》："喉痹乃喉症之总名。"张介宾《景岳全书》谓："喉痹一证，在古方书虽有十八证之辨。"尤乘《尤氏喉科秘书》亦谓："喉痹者，总名也，书中所列咽喉口齿二十六症，不复有喉痹一证。"林珮琴《类证治裁》说："《经》云：一阴一阳结谓之喉痹……其症喉痹为总名，有缠喉风、乳蛾、喉癣、喉痈、喉菌、喉闭……症。"

明清以后，在《本草纲目》《医贯》《古今医统》《圣济总录》等诸多医著中可以查到"急喉痹、慢喉痹"，至少有一百多处记载。

清代外来传染病增多，是中医喉科发展最鼎盛时期，喉科专著虽多，惜乎中医没有条件作详细局部检查，仅能从中医证候推断，故而对喉痹病症阐述各家不一，命名庞杂繁多，定义错综复杂。有些医家将喉痹作为一种独立疾病而与喉风、乳蛾、喉痈等病区分开来，如《喉科心法》："凡红肿无形为痹，有形是蛾。"从形态上加以鉴别；又如《医林绳墨》："近于上者，谓之乳蛾、飞

蛾，近于下者，谓之喉痹、闭喉……近于咽嗌者，谓之喉风、缠喉风。"从发病部位不同加以区别。

可以看出，这一时期喉痹病名含义比较混乱，一是由于对解剖及局部检查手段不足，多是单纯通过症状确认疾病，所以对于疾病认识不够深刻，没有明确的诊断观念，加之多数民间医师并没有较高社会地位，行医技术在家族内部相传，缺乏学术交流。太医院中训练有素的医生只为官府和皇家服务，所以在这种背景下，医学名词就显得混乱而不统一，加之当时学者多比较保守，更不可能有统一公认的病名标准，各医家论述中根据自己对喉痹的理解各执一词。但有一点可以肯定，喉痹不是单指咽炎。

三、新中国成立后

1960 年的一版教材《中医喉科学讲义》有喉痹门，是这样描述喉痹的："是指咽喉肿痛。后世引申为多种喉病的总名，因而与喉风、乳蛾、喉痈等病的界限混淆不清。现在为了教学和临证诊断的需要，根据喉风、乳蛾、喉痈的特点，分别各立一门来叙述。这里所称的喉痹是指咽喉肿痛和功能不正常的症状（吞咽感觉不顺或困难，声低音哑，讲话费力等）。"分为风热喉痹、寒伏喉痹、虚火喉痹、酒毒喉痹、帘珠喉痹。

1964 年的二版教材《中医喉科学》有喉痹病名，"是咽喉肿痛诸病的总称。痹者，闭塞不通之意。因为咽喉肿痛的形成都具有轻重不同的气血瘀滞痹阻的病理变化，所以历代医家就习以喉痹来代表咽喉肿痛诸证……历代有关喉科书籍中，每将喉痈、喉风、乳蛾、白喉等病包括在喉痹之内。这种编列方法，范围广泛，不易辨证。因此本章所称的喉痹，其临床特点主要是：发病及其病程演变不危急，咽喉红肿疼痛较轻而不剧，并有轻度吞咽不顺或声低音哑等证候，如不再为邪毒侵犯，一般多无严重的发展。"分风热、阴虚证型。

1980年《中医耳鼻喉科学》列风热喉痹和虚火喉痹两个病名。对喉痹进行解释，认为喉痹是多种疾病的总称，书中把喉痹范围缩小。分别与急性咽炎和慢性咽炎对应。附有"风寒喉痹篇"。

1985年《中医耳鼻喉科学》与1980年版类似。

其他较有影响的，如1988年谭敬书编写的函授教材《中医耳鼻喉科学》认为喉痹相当于急慢性咽炎，并对其历史源流做了解释，认为古代喉痹的概念较为复杂。其一，系指咽喉肿痛，水浆难下，或呼吸不通为主证的一类咽喉危重症的总称；其二，系指咽喉、牙、舌诸病症的总称；其三，系指咽喉疼痛。内容较为翔实。分急喉痹、慢喉痹两种。辨为肺经风寒（风寒喉痹）、肺经风热（风热喉痹）、肺胃热盛（火热喉痹）、肺肾阴虚（阴虚喉痹、虚火喉痹）、脾胃虚弱（气虚喉痹）、肾阳亏虚（阳虚喉痹、格阳喉痹）。

2003年新版的《中医耳鼻咽喉科学》定义喉痹，是指以咽痛或异物感不适，咽部红肿或者喉底有颗粒状突起为主要特征的咽部疾病。西医学的咽炎及某些全身性疾病在咽部的表现可参考本病进行辨证论治。书中指出喉痹包括范围甚广，界限混淆不清，归纳起来主要有两个方面的含义：一是咽喉口齿疾病的总称，二是以咽喉肿塞、水浆不入等为主要症状的咽喉急重症。后世医家逐渐将喉痹作为一个独立的疾病，而与喉风、乳蛾、喉痈等病区分开来。书中辨证分为外邪侵袭上犯咽喉、肺胃热盛上攻咽喉、肺肾阴虚虚火上炎、脾胃虚弱咽喉失养，脾肾阳虚咽失温煦，痰凝血瘀结聚咽喉等型。

2012年《中医耳鼻咽喉科学》认为："历代医家对喉痹的认识不尽一致，其包括范围甚广，界限混淆不清，不易辨识，归纳起来主要有两个方面的含义：一是咽喉口齿疾病的总称……其中亦包括喉风、乳蛾、喉痈等。二是指咽部疾病，近代医家多宗此认识。"认为西医学的咽炎及某些全身性疾病在咽部的表现可参考该篇进行辨证论治。辨证分型与2003年版相同。

综上所述，现在的喉痹概念和急慢性咽炎相对应，大大缩小了古代喉痹的范围。如此统一了病名，确定了概念，有利于学术交流，但在查阅有关喉痹历史文献时，应根据历代有关喉痹的概念，并结合作者的前后论述来具体分析，以求得正确的理解和认识。

（申 琪）

虚证喉痹从脾胃论治

喉痹是临床耳鼻喉科常见病，古人将喉痹分为三十六症，如：风热喉痹、风寒喉痹、阴虚喉痹、阳虚喉痹、帘珠喉痹、红喉……本病在症状上主要以咽部痛、干燥、发痒、灼热及异物感为主，病情反复迁延不愈。

从中医理论上看，咽属胃系。脾与胃互为表里。在喉痹治疗中，注重局部与脏腑的关系辨证施治，以固本治标，标本兼顾。饮食不节，思虑劳累过度，而伤脾胃，或寒凉攻伐太过而碍脾胃，故脾胃虚弱，清阳不升，咽失温养，气虚不行，脉络不畅，可有郁滞；脾虚湿浊不化，痰湿内生则浊邪郁滞清道。

从现代解剖学看，咽部有迷走神经、舌咽神经副神经和颈交感神经分支，并有三叉神经第2支，咽喉部感觉特别敏感；与之连接的食管及后面的胃、十二指肠均共同分布有迷走神经，故当这些脏器患病时，通过迷走神经反射可引起咽部异常感觉。还有研究认为，消化道炎症等不良因素刺激大脑皮质时，通过视丘下部，经延髓迷走神经核或脊髓影响副交感神经系或交感神经系，可导致自主神经功能失调，引起咽部不适。证型包括：脾虚肝郁、脾虚湿热、脾气不足、脾胃阳虚、脾胃不调、胃阴不足等。刘老师综合考证喉痹历史演变过程，对此做出过详细论证，其观点得到全国中医耳鼻喉科专家认可。

鼾症从脾主肌肉论治

老师以此观点论治，拓宽了临床"脾主肌肉"的范围，并补充了脾虚肌肉失养，除可表现为无力、失用等虚弱症状外，亦可表现为如痉挛等肌肉拘急症状。

病例：男性，56岁，主诉打鼾20余年，伴有夜间憋醒3年。症状近1年有所加重。于外院诊断为睡眠呼吸暂停低通气综合征。夜间无创呼吸机辅助通气人机配合不良，未坚持使用。现夜间憋醒2～3次，打鼾，口干，纳可，日间困倦，乏力，大便溏。舌质淡暗，苔白，脉弦细。

老师考虑：患者打鼾、夜间憋醒，可考虑喉部肌肉痉挛，加之便溏、乏力、困倦，并结合舌脉，从脾主肌肉论治。方药以健脾加养血活血为法。

　　方药：党参 15g，白术 15g，泽泻 30g，白芍 20g，远志 10g，红花 10g，丹参 30g，桔梗 10g，生甘草 6g。7 剂。

　　此患者症状为打鼾，口干咽干。一般来说喉为肺之门户，夜间有憋醒，临证常可能考虑门户不利，治以利肺利咽为主，又因患者有舌淡、便溏等，也考虑有脾气虚弱，辅以健脾之品。

　　刘老师考虑脾气虚为本，脾气虚可解释临床主症及兼症。刘老师的观点补充了大多数医者在"脾主肌肉"理论上的局限性，不仅理解为四肢肌肉，喉部肌肉亦为脾所主，正所谓脾主一身肌肉；另一方面，脾虚不仅可致肌肉无力、失用，亦可导致肌肉痉挛。

　　关于用药，党参、白术、甘草健脾，桔梗利咽，白芍、甘草缓急解痉，远志安神，又因患者患病日久，久病入血入络，故用红花、丹参养血活血。

喉暗分型论治经验

　　喉暗是指以声音嘶哑为主要特征的喉部疾病。为耳鼻喉科多发病、常见病，尤其是职业性用嗓工作者易发此病，且发病无年龄、性别差异。西医学中喉的急慢性炎症性疾病、喉肌无力、声带麻痹、声带小结、声带息肉等可参考本病。

　　历代医家对喉暗的认识不一，所沿用病名很多，起病急骤者，有"暴暗""卒暗"之称；反复发作或迁延不愈，或久病体虚而致者，又有"久暗""久无音""久嗽声哑""久病失音"之谓。此外尚有暗、喑、喑哑、声嘶、声喝、失音、暴言难、卒失音、声哑喉、虚哑喉、音有疾、金伤声碎、哑劳等不同名称。其病因病机，《灵枢·忧恚无言》认为是"寒气客于厌"，《素问·至真要大论》归于"燠热内作"。隋《诸病源候论》卷一、卷二记有失音、失声、声嘶等病名，并认为本病的病因病机是"风寒客于会厌之间"，或是"风冷伤于肺"，比《内经》观点更进一步。唐·孙思邈《备急千金要方》卷一十七载：肺气不足，言语失音，用补肺汤治疗。宋代《太平圣惠方·卷三十五》提出"风热之气上冲咽喉，攻于会厌"而致本病的病因病机，并载方一首。《太平惠民和剂局方·咽喉》有"荆芥汤治风热壅肺，咽喉肿痛，语声不出"的记载。

刘老师根据常见临床表现的病因病机将喉喑分为六型：风热犯肺型、肺胃热盛型、痰湿阻肺型、肝郁气结型、肺脾气虚型、气虚血瘀型。

一、风热犯肺型

外感风寒、入里化热，或外感风热，其病初起，邪在肺卫，肺气失宣，气机不利，风邪凝结于喉，阻滞脉络，致声门开合不利，发为喉喑。

症见：喉内不适，干痒而咳，声出不利，声音嘶哑，或咽部灼热，疼痛，并见发热、恶寒、头痛，舌边微红，苔白或黄，脉浮数。

检查：咽部黏膜充血，声带充血，闭合不严。

治法：疏风清热，宣肺开音。

方药：六味汤加减。荆芥 10g，防风 10g，僵蚕 10g，薄荷 5g，牛蒡子 10g，桔梗 10g，赤芍 15g，蝉蜕 10g，黄芩 10g，清半夏 9g，泽泻 15g，生甘草 6g。

二、肺胃热盛型

肺素有蕴热，加之因过食辛辣、肥甘厚腻致胃腑积热，肺胃热盛，上攻咽喉，灼腐声门而发喉喑。

症见：声音嘶哑，咽痛，发热，口渴引饮，咳嗽黄痰，小便黄，大便秘结，舌质红，苔黄厚，脉数。

检查：咽部充血，声带充血、肿胀，闭合不严。

治法：清热利咽，宣肺开音。

方药：温胆汤加味。陈皮 10g，茯苓 30g，清半夏 9g，竹茹 10g，枳实 10g，黄芩 15g，栀子 10g，浙贝母 10g，赤芍 15g，木蝴蝶 10g，桔梗 10g，生甘草 6g。

三、痰湿阻肺型

风邪客于肌表，壅塞肺气，致宣降失职时，不能输布水津，聚湿生痰，痰滞声门，致声门开合不利而发喉喑。

症见：声音嘶哑，咳嗽白痰，苔白腻质淡红，脉弦滑。

检查：咽部黏膜充血，声带色白、肿胀，或前中 1/3 处对称性隆起。

治法：宣肺化湿，行气开音。

方药：二陈汤加味。陈皮 10g，茯苓 30g，清半夏 9g，泽泻 15g，桔梗 10g，香附 10g，浙贝母 10g，夏枯草 10g，红花 10g，玉蝴蝶 10g，诃子 6g，防风 10g，生甘草 6g。

四、肝郁气结型

因情志不舒，暴怒伤肝，肝气郁结，气机不利，碍于咽喉，以至失音。

症见：精神抑郁，胸闷胁痛，腹胀嗳气，纳呆，口干咽燥，苔腻脉弦。

检查：声带正常。

治法：疏肝健脾，理气开音。

方药：逍遥散加味。当归 10g，白芍 15g，柴胡 10g，茯苓 20g，白术 10g，郁金 10g，党参 10g，桔梗 10g，山药 20g，薏苡仁 30g，玉蝴蝶 10g，生甘草 6g。

五、肺脾气虚型

因久病咳喘，肺气虚损，宣降失职。子病及母，肺虚及脾，致肺脾气虚，喉失所养，气虚无力鼓动声门而致喉喑。如《景岳全书·卷二十八》说："声音出于脏气，凡脏实则声弘，脏虚则声怯，故凡五脏之病皆能为喑。"

症见：声音嘶哑或无音，咽喉不适，多言则甚，倦怠乏力，纳呆便溏，或喉内痰多，舌淡苔白，脉虚弱。

检查：咽喉黏膜色淡，声带松弛无力或肿胀、麻痹、有小结，闭合不良。

治法：补益肺脾，益气开音。

方药：六君子汤加味。党参 15g，茯苓 30g，白术 10g，陈皮 10g，清半夏 9g，炙黄芪 30g，桔梗 10g，玉蝴蝶 10g，诃子 6g，香附 10g，浙贝母 10g，赤芍 10g，生甘草 6g。

六、气虚血瘀型

素体虚弱，过度用嗓，气耗太甚，无力推动血行，血瘀阻络，致声门脉络受损，经气郁滞不畅，致声带肿胀，或形成小结、息肉、白斑，妨碍声门开合，而发喉喑。

症见：声嘶日久，讲话费力，喉内异物感，舌质暗或有瘀点，脉细涩。

检查：声带边缘小结、息肉、白斑。

治法：活血化瘀，益气开音。

方药：四君子汤合通窍活血汤。党参 10g，茯苓 30g，白术 10g，桃仁 10g，红花 10g，川芎 10g，赤芍 15g，香附 10g，浙贝母 10g，玉蝴蝶 10g，诃子 6g，桔梗 10g。

（李 红 孙 静）

其 他

温阳化饮治疗过敏性哮喘

过敏性哮喘是机体对抗原性或非抗原刺激引起的一种气管－支气管反应性过度增高的疾病，其临床特征为发作性伴有哮鸣音的呼气性呼吸困难，持续数分种至数小时或更长，经治疗方得缓解。长期反复发作，常伴有慢性气管炎和肺气肿等。过敏性支气管哮喘属于一种常见疾病，亦是难以治愈之症。现代医学确认其病因复杂，至目前为止病机尚不清楚，但主要为变态反应因素。患者有明显的过敏原接触史，发病前多有鼻咽痒、眼痒、喷嚏、流鼻涕和咳嗽等。起病迅速，胸部紧迫感，呼吸困难，患者被迫端坐呼吸，额部冒汗。严重时现发绀。

过敏性哮喘属中医"哮证"范畴。"哮证"的特点是呈突发性，发无定时，发时痰鸣有声，胸膈满闷，呼吸急促，咳痰稀白，甚至不能平卧，或有恶寒，发热，舌质暗淡，苔白腻或白滑，脉浮紧。刘老师认为该病是由于素体气虚，外邪引动内伏于肺的痰气而阻塞气道，使肺失宣降，以致出现呼吸喘促、喉间哮鸣有声的症状。如《诸病源候论》说："邪乘于肺……气上喘逆，鸣息不通。"指明肺受外邪与哮证相关。《金匮要略·痰饮咳嗽病脉证并治》指出："膈上病痰，满喘咳吐，发则寒热……必有伏饮。"《证治汇补·哮病》说到："哮为痰喘之久而常发者，因内有壅塞之气，外有非时之感，隔有胶固之痰，三者结合，闭拒气道，搏击有声，发为哮病。"这些记载皆可说明哮证的病机是素体阳气不足，阳虚则阴盛，宿痰内伏于肺，复由外感邪气所诱发，痰气相搏，阻塞气道，可见古代医家在哮证病因病机的问题上，将痰饮作为哮喘发病的根源，认为痰饮在哮喘发病中所起到的至关重要的作用。根据仲景《金匮要略·痰饮咳嗽病脉证并治》中提出"病痰饮者，当以温药和之"的治疗痰饮的总则，刘老师选用温肺散寒化饮的小青龙汤合益气固表的玉屏风散加味治疗。

方药：生黄芪、防风、生白术、白芍、干姜、五味子、炙麻黄、细辛、姜半夏、桂枝、丹参、生甘草。

随症加减：兼打喷嚏、鼻流清涕、鼻堵，加川芎、菖蒲；兼肝郁，加蝉蜕、桔梗、柴胡、郁金；兼乏力、困倦，加党参；兼纳呆、胃胀，加砂仁、香橼、佛手；兼咳嗽、咳痰，加前胡、茯苓、陈皮、生甘草；兼寒饮郁久化热的咽痛、黄痰：加川贝母、黄芩、竹茹、桔梗。

小青龙汤出自《伤寒论》《金匮要略》两书，由麻黄、芍药、细辛、干姜、甘草、桂枝、五味子、半夏组成。主治：恶寒发热，脉浮无汗，咳嗽气喘，痰多而稀，鼻流清涕，干呕不渴，小便不利，或腹痛下利，舌苔白滑者。

根据哮证的常见病机，刘老师用小青龙汤以祛邪，用玉屏风散以扶正；又考虑到寒则血凝，常见舌质暗淡，故加丹参活血化瘀。全方合用，达到温阳益气、散寒化饮之力。

从肝郁痰凝论治甲状腺结节

　　甲状腺结节是以颈前喉结两旁结块肿大为主要临床特征的一类疾病，属中医"瘿病"范畴，又称"瘿""瘿气""瘿瘤""瘿囊"等名。《外科正宗·瘿瘤论》认为："夫人生瘿瘤之症，非阴阳正气结肿，乃五脏瘀血、浊气、痰滞而成。"《重订严氏济生方·瘿瘤论治》亦说："夫瘿瘤者，多由喜怒不节，忧思过度，而成斯疾焉。"故刘老师认为其病机多为痰气互结而成：由于情志不畅，使肝气失于条达，气机郁滞，津液不能正常输布，聚而成痰，气滞痰凝，壅结颈前，则致甲状腺结节。治疗以疏肝理气、化痰消瘿为法。方用逍遥丸加味。

　　方药：柴胡、白芍、茯苓、当归、白术、郁金、海藻、昆布、夏枯草、浙贝母、桔梗、炙甘草。

疏肝健脾治疗舌痛

　　中医文献中，舌痛常和舌的其他症状一起描述及论证，这是广义的舌痛。狭义的舌痛属于中医"舌痛"范畴，见《中医临证备要》。认为多因年老或因情志不畅，郁而化火，肝火上扰。

　　舌痛症的病因与多种因素有关。"诸痛痒疮，皆属于火。"痛甚发之急者多为实证；痛缓可忍，持续久者多为虚证。有实火、虚火为病，精神性因素引起者也常见。刘老师强调，治病必须结合具体患者体质特点、精神特点。当代人以脾虚肝郁为主要体质特点，肝气不疏，横逆克脾，脾气虚弱，成肝郁脾虚之象；肝郁脾弱，经络失养，不荣则痛；气机不畅，久之气滞血瘀，阻滞经络，不通则痛。故治疗舌痛应适当佐以疏肝健脾，活血化瘀。

刘老师强调，舌痛虽看似局部症状，亦不可忽视整体，仍须秉承先整体、后局部的辨证方法，整体调节。

肠易激综合征治疗应重视疏肝

肠易激综合征持续或间歇发作，是以腹痛、腹胀、排便习惯和（或）大便性状改变为临床表现的疾病。精神、饮食、寒冷等因素可诱使症状复发或加重。

刘老师观此病症状，腹泻无规律，时发时止，发作不定时，与风之善行数变之性相似，结合一般舌脉，提出肺脾两虚之型，予玉屏风为主方，辅以健脾疏肝之品。

（李 红 孙 静）

验方篇

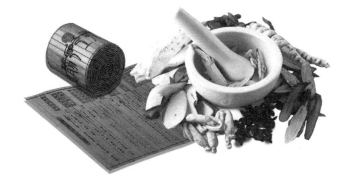

耳鼻咽喉相关疾病验方举隅

一、耳部疾病验方

1. 耳胀耳闭

方名：醒神开闭饮。

功效：健脾益气，利湿开窍，活血通络。

组成：党参 15g，白术 10g，茯苓 15g，车前子 15g，菖蒲 10g，路路通 10g，川芎 10g，白芷 10g，炙甘草 6g。

2. 脓耳

方名：排脓通窍汤。

功效：扶正通窍，活血排脓，祛湿通络。

组成：生黄芪 15g，茯苓 15g，泽泻 15g，白芷 10g，赤芍 15g，桔梗 10g，生薏仁 15g，菖蒲 10g，路路通 10g。

3. 眩晕

［方一］

方名：清肝止眩饮。

功效：清肝疏风，通络止眩。

组成：柴胡 10g，栀子 10g，夏枯草 10g，菊花 10g，川芎 10g，钩藤 10g，白芷 10g，草决明 10g，葛根 30g。

［方二］

方名：温阳止眩饮。

功效：温阳利水，通络止眩。

组成：附子 10g，茯苓 30g，桂枝 10g，车前子 15g，白术 10g，川芎 10g，钩藤 10g，白芷 10g，路路通 10g，菖蒲 10g。

[方三]

方名：通窍止眩饮。

功效：活血通络，祛瘀开窍。

组成：柴胡 10g，香附 10g，川芎 10g，丹参 15g，葛根 15g，远志 10g，路路通 10g，太子参 15g，生甘草 6g。

[方四]

方名：除晕解痛散。

功效：活血行气，缓急止痛。

组成：木瓜 250g，葛根 250g，川芎 100g，茯神 250g。

上药研粉混合，分为每袋 10g，每次服 1 袋，每日 3 次。

4. 耳鸣耳聋

[方一]

方名：解郁通窍聪神汤。

功效：疏肝解郁，通络聪耳。

组成：柴胡 10g，当归 15g，白芍 15g，茯苓 30g，白术 10g，生姜 10g，香附 10g，川芎 10g，郁金 10g，玫瑰花 12g，远志 10g，路路通 10g。

[方二]

方名：益气复神汤。

功效：健脾益气，升清通窍。

组成：党参 15g，白术 10g，茯苓 15g，黄精 15g，山药 15g，菖蒲 10g，路路通 10g，升麻 6g，炙甘草 6g。

[方三]

方名：活血复神汤。

功效：活血行气，通络开窍。

组成：柴胡 10g，香附 10g，川芎 10g，丹参 15g，葛根 15g，菖蒲 10g，路路通 10g，黄芪 15g，当归 10g。

二、鼻部疾病验方

鼻鼽

[方一]

方名：益气养血止鼽汤。

功效：益气固表，养血祛风，止涕通窍。

组成：生黄芪 30g，防风 10g，白术 15g，白芷 10g，当归 10g，丹参 15g，川芎 10g，五味子 6g，生甘草 6g。

上药混合，分为每袋 10g，开水冲服，每日 3 次。

[方二]

方名：益气通窍止鼽汤。

功效：益气固表，祛风通窍。

组成：生黄芪 30g，防风 10g，白术 10g，苍耳子 6g，白芷 10g，辛夷 6g，川芎 10g，党参 10g，五味子 6g，干姜 6g。

[方三]

方名：调营通窍止鼽汤。

功效：调和营卫，祛风通窍。

组成：桂枝 10g，白芍 15g，生姜 10g，生黄芪 30g，防风 10g，白术 10g，苍耳子 6g，白芷 10g，辛夷 6g。

[方四]

方名：解郁通窍止鼽汤。

功效：疏肝解郁，祛风通窍。

组成：柴胡 10g，当归 10g，白芍 10g，茯苓 15g，郁金 10g，玫瑰花 6g，生黄芪 30g，防风 10g，白术 10g，苍耳子 6g，辛夷 6g。

[方五]

方名：疏府通窍止衄汤。

功效：理气通便，祛风通窍。

组成：枳实 10g，厚朴 10g，炒苏子 10g，炒莱菔子 10g，白芍 15g，茯苓 15g，生黄芪 30g，防风 10g，生白术 10g，苍耳子 6g。

三、咽喉部疾病验方

1. 喉痹

[方一]

方名：理中利咽汤。

功效：益气温中，健脾利咽。

组成：党参 15g，干姜 10g，白术 10g，茯苓 15g，薏苡仁 30g，桔梗 10g，炙甘草 6g。

[方二]

方名：调胃利咽汤。

功效：健脾调胃，理气利咽。

组成：砂仁 6g，木香 6g，姜半夏 6g，茯苓 15g，香橼 10g，佛手 10g，生姜 10g，桔梗 10g，炙甘草 6g。

[方三]

方名：化瘀利咽汤。

功效：活血化瘀，软坚利咽。

组成：香附 10g，川芎 10g，丹参 15g，党参 15g，浙贝母 10g，夏枯草 10g，桔梗 10g，生甘草 6g。

［方四］

方名：祛湿利咽汤。

功效：健脾祛湿，升清利咽。

组成：清半夏 6g，陈皮 10g，白术 10g，茯苓 15g，党参 15g，薏苡仁 15g，车前子 15g，枳壳 10g，桂枝 10g，桔梗 10g，炙甘草 6g。

［方五］

方名：健脾升清利咽汤。

功效：健脾和胃，升清利咽。

组成：党参 15g，白术 10g，茯苓 30g，炙甘草 6g，升麻 6g，桔梗 10g，砂仁 6g，白芍 15g。

2. 喉喑

［方一］

方名：五子开音饮。

功效：润肺滋肾，益气开音。

组成：枸杞子 100g，女贞子 100g，诃子 100g，太子参 150g，栀子花 50g。

上药混合，分为每袋 10g，泡水代茶，每日 2 袋。

［方二］

方名：舒肝开音饮。

功效：疏肝解郁，理气开音。

组成：玫瑰花 50g，代代花 50g，玉蝴蝶 50g，红花 30g，太子参 100g。

上药混合，分为每袋 10g，泡水代茶，每日 2 袋。

［方三］

方名：疏风消喑汤。

功效：疏风解表，利喉开音。

组成：荆芥 6g，防风 6g，蝉蜕 3g，牛蒡子 10g，桔梗 10g，赤芍 10g，生甘草 6。

[**方四**]

方名：益气消喑汤。

功效：健脾益气，利喉开音。

组成：党参 15g，白术 10g，茯苓 15g，玉蝴蝶 10g，凤凰衣 6g，桔梗 10g，炙甘草 6g。

[**方五**]

方名：化结消喑汤。

功效：益气散瘀，化结开音。

组成：黄芪 15g，白术 10g，茯苓 15g，香附 10g，红花 6g，浙贝母 10g，夏枯草 10g，玉蝴蝶 10g，凤凰衣 6g，桔梗 10g，炙甘草 6g。

[**方六**]

方名：益肾消喑汤。

功效：补肾纳气，益气开音。

组成：干地黄 15g，山药 15g，山茱萸 10g，泽泻 15g，茯苓 15g，牡丹皮 10g，肉桂 6g，玉蝴蝶 10g，凤凰衣 6g，升麻 6g，炙甘草 6g。

[**方七**]

方名：孕期消喑汤。

功效：健脾益肾，益气开音。

组成：炙黄芪 15g，太子参 15g，黄精 15g，白芍 15g，茯苓 15g，玉蝴蝶 10g，凤凰衣 6g，炙甘草 6g。

［**方八**］

方名：经期消喑汤。

功效：疏肝养血，益气开音。

组成：柴胡 10g，郁金 10g，玫瑰花 6g，益母草 15g，太子参 15g，当归 15g，白芍 15g，玉蝴蝶 10g，凤凰衣 6g，炙甘草 6g。

验方应用详解

1. 解郁通窍聪神汤

主治：情志不调，忧郁不舒，气机郁结，气郁化火，火性上炎或暴怒伤肝，逆气上冲，循经上扰清窍，所致的耳鸣、耳聋。

临床表现：症见耳鸣耳聋发病较突然，耳鸣如闻潮声，常在郁怒之后发生或加重。可伴头痛，眩晕，面红目赤，夜寐不安，烦躁不宁，急躁易怒，胁肋胀痛等，舌红或暗，舌苔黄或白，脉弦。

方药：柴胡 10g，当归 15g，白芍 15g，茯苓 30g，白术 10g，生姜 10g，香附 10g，川芎 10g，郁金 10g，玫瑰花 12g，远志 10g，路路通 10g。

功效：疏肝解郁，通络聪耳。

制方原理：本型耳聋因情志不遂，肝失条达，肝气郁结，上冲耳窍，扰乱气机，气闭而聋。正如《景岳全书·卷二十七》说："耳聋诸证……气闭者，多因肝胆气逆，其证非虚非火，或因恚怒忧郁气结而言，治宜顺气，气顺心舒而闭自开也。"

解郁通窍聪神汤由逍遥散、通气散加郁金、玫瑰花、远志、路路通组成。其中逍遥散加郁金、玫瑰花疏肝解郁，通气散行气活血，远志安神定志，路路通通络开窍。全方共达疏肝解郁、通络聪耳之功。

加减运用：眩晕明显者，加天麻 10g，钩藤 10g；伴热象者，加菊花 10g，栀子 10g；伴眠差者，加茯神 20g，酸枣仁 30g，夜交藤 20g；伴肾虚症状者，加女贞子 10g，墨旱莲 6g；伴心烦易怒者，加生龙骨、生牡蛎各 30g；伴湿重者，加党参 10g，苍术 10g。

2. 清肝止眩饮

主治：肝郁化火生风，风火上扰清窍，或水不涵木，肝阳上亢，风阳升动，上扰清窍，所致耳眩晕。包括西医学的耳源性眩晕，如梅尼埃病、良性阵发性位置性眩晕、前庭神经炎、药物中毒性眩晕、迷路炎等。

临床表现：症见突发眩晕，眩晕每因情绪波动时发作或加重，睁眼自觉天旋地转，站立不稳，闭目则觉脑转身荡，并伴有耳鸣耳聋、恶心呕吐等症状。可伴有头痛且胀，肢体麻木颤抖，腰痛耳鸣。舌红苔黄，脉弦细数。

方药：柴胡 10g，栀子 10g，夏枯草 10g，菊花 10g，川芎 10g，钩藤 10g（后下），白芷 10g，草决明 10g，葛根 30g。

功效：清肝疏风，通络止眩。

制方原理：此型耳眩晕多因情志不遂，肝郁化火，或因火热之邪内侵，或他脏火热累及于肝，以致肝经气火上逆所致。也可因素体阳盛，性急多怒，肝阳偏旺，或长期恼怒焦虑，阳气偏亢而暗耗阴液；或平素肾阴亏虚；或郁思焦虑、过度劳伤等内耗肝肾阴血，而水不涵木，阴不制阳，肝阳亢逆于上所致。肝体阴而用阳，其性刚劲，主动主升，阳气亢逆升腾，上扰神门，故发眩晕。另外，《伤寒论》少阳病所言"少阳之为病，口苦，咽干，目眩也"，《伤寒论条辨·辨少阳病脉证并治》所曰"眩，目眩转而昏运也，少阳属木，木生火而主风，风煽摇而燔灼，所以然也"，阐述其病机是邪犯少阳，胆气被郁，邪热内炽而随经上攻其经气经脉。少阳相火与厥阴风木为表里，肝胆相合，肝开窍于目，风助火势，火助风威，邪热上扰清窍而头昏目眩耳鸣。木旺则生风，风生木旺而乘土，土病则聚湿生痰，故有胸闷欲呕、不欲食、舌质淡暗、舌体胖边有齿痕、苔白腻等症。《素问》认为"诸风掉眩，皆属于肝""脑为之不满则耳为之鸣。头为之苦倾，目为之眩"。根据中医前辈医家的经典理论，考虑此型耳源性眩晕的病机在于肝阳上亢、肝风内动，兼有痰热瘀阻。

本方柴胡舒肝升阳；栀子、夏枯草、菊花清肝泻火；川芎辛温香窜，走而不守，能上行头巅、下达血海，有活血行气、散风止痛等作用；钩藤清热平肝，镇痉息风；白芷祛风、通窍、活血；草决明清肝泻火、养阴明目；葛根清热、降火、升举阳气。诸药共奏清肝疏风、通络止眩之效。

加减运用：兼有痰浊中阻者，眩晕常伴胸脘痞闷，咽喉痰多而黏，脉滑、舌苔白腻，加砂仁、木香、香橼、佛手，理气和胃；兼有脾虚气弱者，疲劳而生眩晕，食欲较差而大便溏稀，发病期间头昏无力，加党参、茯苓健脾利湿；兼有肾阴亏虚者，头昏耳鸣，腰膝酸软，五心烦热，加川牛膝、黄精、女贞子、墨旱莲滋阴补肾，引热下行；兼有血瘀者，伴有头痛，夜甚，舌暗，加丹参、桃仁、红花，活血化瘀。

3. 益气通窍止衄汤

主治：脏腑亏损，正气不足，肺气虚弱，卫表不固，复感风、寒之邪，肺气不能宣降所致鼻衄。

临床表现：症见鼻痒、喷嚏、流涕、鼻塞为表现。突发性鼻痒，喷嚏，流清涕，鼻塞；鼻黏膜淡白，鼻腔有水样分泌物；平素畏风怕冷，易患感冒，自汗，咳嗽痰稀，气短乏力，面色苍白，舌淡、苔薄白，脉虚弱。

方药：生黄芪 30g，防风 10g，白术 10g，苍耳子 10g，白芷 10g，辛夷 10g（包煎），川芎 10g，党参 10g，五味子 6g，干姜 6g。

功效：益气固表，祛风通窍。

制方原理：变应性鼻炎是发生在鼻黏膜的变态反应性疾病，以鼻痒、喷嚏、鼻分泌亢进、鼻黏膜肿胀等为主要特点，在中医学中属于"鼻鼽"的范畴。本病病因多为肺气虚弱，卫表不固，腠理疏松，风寒乘虚而入，犯及鼻窍，邪正相搏，肺气不得通调，津液停聚，鼻窍壅塞，遂致喷嚏、流清涕。正如《证治要诀》云："清涕者，脑冷肺寒所致。"肺气的充实有赖于脾气的输布，若脾气虚弱，化生不足，也会致鼻窍失养。治疗给予益气固表、祛风通窍。方药运用益气通窍止鼽汤，由益气固表的玉屏风散合祛风通窍的苍耳子散，加党参、川芎、干姜、五味子组成。

加减运用：针对鼻鼽过程中的不同兼证随机加减。如临床兼见瘀血证候，加通窍活血汤以活血化瘀；兼见脾阳不足证，加二陈汤和四君子汤健脾祛湿；兼见肝气郁结症状，加柴胡 10g，郁金 10g，远志 10g，白芍 15g，疏肝理气；兼见失眠者，加合欢花、合欢皮各 10g，夜交藤 15g，酸枣仁 30g，五味子 6g，养血安神；兼热象者，加黄芩 10g，栀子 10g；兼出汗多者，加浮小麦 30g，生牡蛎 30g。

4. 健脾升清利咽汤

主治：脾胃虚弱，饮食不节，思虑过度，劳伤脾胃，或久病伤脾，致脾胃受损，水谷精微生化不足，津不上承，咽喉失养，所致的喉痹、乳蛾等证。

临床表现：症见咽部干燥，咽痒咳嗽，轻微疼痛，灼热感，可有痰黏着感或异物感；口干而不欲饮，或喜热饮，或口淡不渴，或恶心、呃逆反酸，或受凉、疲劳、多言则症状加重。平素倦怠乏力，少气懒言，胃纳欠佳，或腹胀，大便不调，舌质淡红或淡，边有齿痕，苔薄白或白腻，脉细弱或缓。

方药：党参15g，白术10g，茯苓30g，炙甘草6g，升麻6g，桔梗10g，砂仁6g（后下），白芍15g。

功效：健脾和胃，升清利咽。

制方原理：脾胃乃后天之本，脾与胃经脉相通，其脉上行喉咙，布于舌下，与咽喉关系密切。《素问·阴阳类论》云："一阴一阳代绝，此阴气至心，上下无常，出入不知，咽喉干燥，病在脾土。"脾主运化水谷津液以营养全身，若脾胃失常则不能输布津液，滋养咽喉，咽喉失养，而病喉痹。《素问·至真要大论》云："岁太阴在泉，草乃早荣，湿淫所胜……民病饮积心痛，耳聋昏昏，嗌肿喉痹。"足太阴脾喜燥恶湿，易被湿邪所伤。今湿淫旺盛，致脾胃受损，水谷精微化生不足，津液不能上承于咽，咽部脉络失其濡养，发为喉痹。治以益气健脾，化湿和胃，升清利咽。

方中党参益气养血，补脾养胃，鼓舞清阳；茯苓、白术、升麻健脾益气，升阳除湿；桔梗宣肺利咽，通利水道，并载药上行而成培土生金之功。砂仁有化湿行气、醒脾之效。白芍能缓肝之气而使之柔和，肝柔则脾不受侮，因而又能安脾。炙甘草温阳补虚，调和诸药。诸药相配，共奏脏腑和调、补气健脾、升清除湿之功。

加减运用：久病入络者，加丹参或桃仁、红花以活血化瘀；

痰黏者，可加贝母、香附、枳壳，理气化痰，散结利咽；易恶心、呃逆者，加半夏降逆止呕；纳差、腹胀者，加佛手、香橼行气；便溏、苔腻者，可加诃子、茯苓、薏苡仁，健脾利湿止泻。

特色茶饮方

茶是我国古代众多植物性保健饮品之一。在宋代，具有保健治疗作用的"茶饮"曾经盛极一时。在古代医药书籍中，记载了大量茶饮配方。自古到今，民间都流传使用着许多简便有效的保健饮品。

而今配方茶饮似有所偏离古人顺天、养生之初衷，使现今大众常用茶方配伍偏于狭隘，并脱离了中医基本辨证的指导。究其原因，大致以下几点。

首先，目前社会上各种名目的茶饮品功能已从传统的保健、调理等，发展到幼儿营养、减肥、美容等许多可牟取巨大利益方面，商家用种种知识热点去挑动人们通过饮品轻易实现健康保健的欲望，这就可使茶方配伍偏重于选择现代医学研究方法阐述的可达到某种效果的药味，以及可创造更多效益的贵重药材。

再者，现今社会，生活节奏快，工作压力大，人们似乎更加重视"上火"这个"病理现象"。如口舌生疮是"上火"，头晕头痛是"上火"，反酸烧心是"上火"，腹痛便秘也是"上火"等等。动辄觉得自己需要"祛火"，故偏爱清热祛火类药物代茶饮，甚则长期饮用，长此以往，更伤正气。

刘老师秉承中医整体论治原则，整理发掘中医药古代相关文献，并结合临床实践，自拟特色茶饮方。老师认为此类茶方虽名为"茶饮"，也为"药"，所谓是药三分毒，无病不用药，即便是茶饮方，如无必要，亦不建议长期饮用。

1. 生黄芪、桔梗、防风 此方用于肺脾气虚型感染后咳嗽、咽痒、咽干等情况，或过敏性鼻炎患者。

2. 玫瑰花、合欢花、厚朴花 此方用于咽异物感患者肝郁气滞型，伴有情志不舒、腹胀等。

3. 太子参、陈皮、山楂 此方用于喉痹、眩晕之脾虚湿重患者。

4. 陈皮、百合、生甘草 此方用于因脾胃不和、升清失常所致咽部不利，伴咽干、微痛、干咳等症。

5. 沙参、玄参、乌梅、生甘草 此方用于阴虚所致喉痹患者，咽干、咽痛为其主要表现。（当代阴虚患者已不多见，大部分患者不适合服用寒凉滋阴之品，因此选用此方须慎重，否则可能适得其反）

刘老师临床茶饮方选药，重视顾护正气，并强调导引，认为选药不宜过用苦寒之品，且选用补益药味同时应辅以行运之品，所谓治实防致虚，治虚防滞气，颇具"中和之治"之意，故临床疗效甚佳。

（李 红 孙 静）

中卷

医案小注

刘老师临床验案举隅

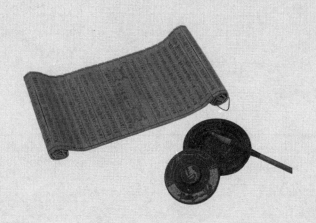

耳鸣耳聋

[案一]

兰某，男，32 岁。2013-02-06 就诊。初次发病节气：大雪；当下发病节气：立春。出生地：北京，居住地：北京。文化程度：大学。职业：职员。

望：面色少华，体态如常，步态平稳，神清合作；舌淡暗，苔根白腻。

闻：语音如常。

问：主诉：左耳耳鸣 2 个月余。病史：患者 2 个月前无明显诱因出现左耳耳鸣，耳鸣为持续性蝉鸣，自觉无明显听力下降。无头晕，无视物旋转。初期未重视，症状持续。目前影响睡眠及日常工作。平素纳可，口淡不渴。眠欠安，多梦。大便日一行，小便如常。既往史：过敏性鼻炎，口腔溃疡。

切：脉弦细。

其他检查：血压 120/70mmHg，脉搏 92 次 / 分。

专科检查：纯音测听：正常范围。

中医诊断：耳鸣属脾虚湿滞，心肾不交证。

辨证分析："肾开窍于耳"，故临床上中医大多从补肾论治耳鸣，但效果并不能令人满意。随着时代变迁、生活环境变化、饮食作息习惯的改变等诸多影响，古今之人体质有所改变。刘老师认为治疗耳鸣应注重中医整体观点，并应遵循因人而治的原则，即顺应自然、顺应人体诊治。脾为后天之本，气血生化之源，脾胃虚弱，气血生化乏源，清阳不升，耳奇失养而功能失司，可发为耳鸣。

此患者素体脾胃虚弱，可致清阳不升，浊阴不降，宗脉空虚，引起耳鸣；而脾虚运化失司，湿浊内生，困结中焦，致枢纽升降失调，湿浊之气上蒙清窍，也可引起耳鸣。

此外，刘老师认为耳鸣产生与上下不相交通、水火不济相关，而这与中焦脾脏的运化功能息息相关。此处水火既济，指心肾相交：心火下降于肾，以资肾阳，共温肾阴，使肾水不寒；肾水上济于心，以助心阴，共养心阳，使心阳不亢。而心肾的交通，需依赖脾胃气机升降的转枢及运化水谷精微的供养。脾胃功能失调，可致心肾不交而加重耳鸣。

综观病史，四诊合参，其病因源在脾，兼有湿浊、心肾不交。因病程较长，当标本兼治。

治法：益气健脾，化湿通窍，交通心肾。

方药：黄柏10g，茯苓30g，茯神30g，泽泻30g，牡丹皮15g，山药30g，山萸肉10g，远志10g，路路通10g，生龙骨30g（先煎），生牡蛎30g（先煎），炙甘草6g，葛根20g，知母10g。14剂，水煎服，每日2次。

二诊：2013-02-22

患者诉初诊药后，目前耳鸣症状已明显缓解。纳可，时有口腔溃疡出现，眠可，二便可。舌淡红，苔薄白，脉弦细。

方药：上方加栀子20g，薏苡仁30g。14剂，水煎服。

三诊：2013-03-08

患者诉药后症状已经明显缓解，不影响日常生活。近期劳累，又有所加重。纳可，眠可，大便可。自觉颈部发紧，乏力。舌暗红，苔白稍腻，脉弦细。

方药：上方加苍术10g，木瓜30g，竹茹10g。14剂，水煎服。

随访：后随访患者症状明显减轻，不影响日常生活。

按语：以上辨证思路，综合考虑患者年龄、体质、工作生活状态、心理的影响；结合病史、症状、舌脉等。此例患者以耳鸣为主诉来诊，四诊合参，辨证属脾虚湿滞，心肾不交，予益气健脾、化湿通窍、交通心肾之品，初见成效。二诊患者症状明显减轻，立法如前。症状明显缓解，已不影响正常生活。三诊，患者劳累后症状加重，有脾虚湿热之象，加用苍术、木瓜、竹茹等清热燥湿、健脾之品。效果甚佳。

[案二]

李某，男，58岁。2013-02-06就诊。初次发病节气：小寒；当下发病节气：立春。出生地：北京，居住地：北京。文化程度：中学。职业：退休。

望：面色少华，体态如常，步态平稳，神清合作；舌淡暗，苔薄白。

闻：语音如常。

问：主诉：左耳耳鸣伴听力下降1个月。病史：患者1个月前着急后出现左耳耳鸣，伴有听力下降。无头晕，无视物旋转，伴有咽部堵闷感，自觉有痰不能咳出。纳可，眠差，易着急，大便可。既往史：体健；有噪音接触史。

切：脉弦。

其他检查：血压 130/70mmHg，脉搏 88 次 / 分。

专科检查：纯音测听：高频听力下降。

中医诊断：耳鸣属肝郁气滞、湿瘀内阻证。

辨证分析：中医古籍对耳鸣耳聋与脏腑和经络的关系认识较多，尤其是关于肝胆的论述。《素问·热论》云："伤寒……三日少阳受之，少阳主胆，其脉循胁络于耳，故胸胁痛而耳聋。"认为外感之邪侵犯少阳胆经，胆失疏泄而发耳聋。《素问·脏气法时论》云："肝病者，虚……则耳无所闻。"认为内伤肝虚而发耳聋。《素问·六元正纪大论》说："木郁之发，甚则耳鸣眩转。"认为肝失疏泄而发耳鸣。中医认为肝主疏泄，为刚藏，性喜条达恶抑郁；肝藏血，体阴而用阳；足少阳胆经入耳，足厥阴肝经上巅顶，借胆经通耳，耳主听觉的功能有赖于肝血的滋养和肝气的条达。

此患者发病诱因为情绪激动，怒气伤肝，肝郁气滞。情志内伤最易扰乱气机，日久暗耗肝血。气郁化火、生痰、滞血、耗血，均可导致耳窍郁闭，即可见耳鸣耳聋。

另外，刘老师认为湿瘀内阻病机贯穿五官科疾病始终。肝失疏泄，导致水湿内停，气血瘀滞，壅阻经络。湿性困阻气机，影响血液的周流循行；湿瘀内阻，在其病情发展过程中又可反果为因，阻滞气机，郁遏肾阳而导致肝郁更甚；故湿瘀交结致病，缠绵难愈。这也是耳聋耳鸣病程较长、治疗难度较大的原因之一。

综观病史，四诊合参，其病因源在肝，兼有湿瘀内阻。因病程较长，当下标本兼治。

治法：疏肝理气，化瘀除湿。

方药：香附 10g，川芎 10g，远志 10g，路路通 10g，白芍

15g，茯神 20g，合欢花 10g，合欢皮 10g，牛膝 10g，栀子 10g，生牡蛎 30g（先煎），生龙骨 30g（先煎），生甘草 6g，柴胡 10g，菖蒲 10g，知母 6g，丹参 30g，清半夏 9g，浙贝母 10g，葛根 20g，黄精 20g。14 付剂，水煎服，每日 2 次。

随访：2 周后随访，患者已无耳鸣，自觉听力较前明显恢复。

按语：以上辨证思路，综合考虑患者年龄、体质、工作生活状态、心理的影响；结合病史、症状、舌脉等，此例患者着急后出现耳聋耳鸣，四诊合参属肝郁气滞、湿瘀内阻，予通气散加活血利湿、通窍之品；并加用丹参养血活血，加用黄精加强补益之功，攻补兼施。效果甚佳。

[案三]

朱某，男，48 岁，已婚，2016 年 11 月 3 日就诊。初次发病节气：立春；当下发病节气：霜降；出生地：湖北，居住地：湖北（48 年）。文化程度：本科。职业：政府部门。

望：神志清晰，面色淡红，形体匀称。毛发正常，皮肤润泽，舌质紫暗，苔薄白。

闻：语声和缓。

问：主诉：耳鸣、听力下降反复发作。**病史：**患者平素工作较忙，压力较大。反复听力下降，左右耳交替，双耳耳鸣如蝉，呈持续性，晨起较重，自觉逐渐加重，影响睡眠。鼻通气尚可，纳可，大便正常。

切：脉弦。

其他检查：血压 120/70mmHg，脉搏 90 次 / 分。

专科检查：外耳无畸形，耳道通畅清洁，双鼓膜完整，无充血内陷，标识清晰。听力检查：右耳正常，左耳高频听力下降。

中医诊断：耳聋耳鸣属肝气郁结，瘀阻脉络证。

辨证分析：本案患者工作紧张，情志抑郁则肝气郁结，气机阻滞，升降失调，浊气上干清窍，故耳鸣、耳聋；肝郁化火，内扰心神，则夜寐不宁。舌紫暗，脉弦均为肝气郁结，瘀阻脉络之象。

治法：疏肝解郁，化瘀通络。

方药：逍遥散加减。柴胡 10g，当归 10g，白芍 15g，茯苓 30g，炒白术 10g，郁金 10g，玫瑰花 6g，合欢花 6g，合欢皮 10g，远志 10g，路路通 10g，葛根 30g，丹参 30g，盐知母 10g，盐黄柏 10g，香附 10g，菖蒲 10g，黄精 30g，泽泻 15g，车前子 30g（包煎）。14 剂，水煎服，每日 2 次。

二诊：2016 年 11 月 17 日。服上方 2 周后，耳鸣症状已不明显，自觉听力下降改善，双耳仍有耳闷堵感，晨起口苦，睡眠较前改善，二便调，舌质紫暗，苔薄白，脉弦。

方药：上方去盐知母、盐黄柏、泽泻、车前子，加炙甘草 10g，首乌藤 15g，栀子 10g，党参 15g，继服 14 剂。

按语：刘老师运用逍遥散加减，疏肝解郁，化瘀通络。方中柴胡、香附疏肝解郁，使肝气得以条达；当归甘辛苦温，养血和血；白芍酸苦微寒，养血敛阴，柔肝缓急。党参、白术、茯苓健脾去湿，使运化有权，气血有源；玫瑰花、合欢花、合欢皮、远志疏肝解郁，安神定志；路路通、葛根、丹参活血化瘀通络；黄精补脾益气；泽泻、车前子利水渗湿。栀子清热除烦；首乌藤养心安神；炙甘草气血双补，调和诸药。

逍遥散出自宋代《太平惠民和剂局方》，由当归、白芍、柴胡、茯苓、白术、甘草、生姜、薄荷组成，具有疏肝解郁、养血健脾之功效，可用于治疗"血虚劳倦，五心烦热，肢体疼痛，头目昏重，心悸颊赤，口燥咽干，发热盗汗，减食嗜卧，及血热相搏，月水不调，脐腹胀痛，寒热如疟，又疗室女血热阴虚，营卫不和，痰嗽潮热，机体羸瘦，渐成骨蒸"（《太平惠民和剂局方·卷九》）。其功能主治是疏肝健脾、养血调经，用于肝气不舒，胸胁胀痛，头晕目眩，食欲减退，月经不调。临床凡属肝郁血虚、脾胃不和者，皆可化裁应用。

[案四]

李某，女，20岁，2012年5月11日就诊。初次发病节气：立夏。出生地：长沙，居住地：北京（2年）。文化程度：高中。曾经职业：销售。

望： 面色少华，唇色暗，体态偏胖，精神不振，神清合作，苔薄白、质暗。

闻： 声音柔弱。

问： 主诉：左耳突发听力下降一周。现病史：一周前因焦虑感，左耳突然听力下降，伴左耳鸣，2012年5月7日到某医院就诊，检查听力：右耳正常；左耳高频下降，诊为"左耳突聋"。给予血管扩张药静脉滴注治疗5天，后感耳聋轻度好转，耳鸣无改变。现情绪抑郁，乏力，易困倦，纳食不香，大便黏腻，月经量少色暗。既往史：十二指肠溃疡、慢性胃炎史5年。

切： 左脉弦细，右脉细滑。

专科检查： 左耳高频下降30dBL。双耳外耳道畅，双鼓膜色白、完整。

中医诊断：耳聋属气滞血瘀，脾虚湿盛证。

辨证分析：肝为刚脏，其性曲直，宜疏达而不宜郁滞。本案患者因情志不遂，致肝气郁结，气机不畅，瘀血停滞耳窍，功能失利，发为耳聋、耳鸣；加之饮食失节，损伤脾胃，运化失常，湿邪阻滞，故见乏力，易困倦，纳食不香，大便黏腻；血瘀脉络，血海空虚，故月经量少色暗。苔薄白、质暗，左脉弦细，右脉细滑，亦为气滞血瘀、脾虚湿盛之象。

治法：行气活血，健脾祛湿。

方药：通气散合四君子汤加味。柴胡10g，香附10g，川芎10g，丹参20g，菖蒲10g，路路通10g，党参10g，茯苓30g，白术10g，泽泻15g，炙甘草6g。14剂，水煎服，每日2次。

二诊：2012年5月25日。药后心情好转，听力好转，耳鸣无变化，乏力好转，仍纳食不香，大便黏腻，舌薄白质暗，脉弦细。

方药：上方加砂仁6g，红花10g，继服14剂。

三诊：2012年6月8日。药后焦虑消失，听力好转，耳鸣减轻，纳可，乏力和困倦减轻，大便黏腻好转，月经量较前增多，仍色暗，舌薄白质暗，脉弦细。

方药：上方去泽泻、菖蒲，加桔梗10g，枳壳10g，继服30剂而愈。

按语：对本案的治疗，刘老师始终予行气活血化瘀为主，兼补益，使攻补得宜。以通气散加丹参、红花，行气活血通络；四君子汤加泽泻、砂仁，健脾益气化湿；路路通、菖蒲、枳壳、桔梗，通耳开窍；炙甘草调和诸药。全方合用，使气行血畅、脾健湿化，听力功能恢复正常。

[案五]

张某，男，42 岁。2016-01-20 就诊。初次发病节气：大寒；当下发病节气：大寒。出生地：北京，居住地：北京。文化程度：大学。职业：公司职员。

望：面色略暗，形体偏瘦。苔薄白质暗。

闻：语音清晰，言语有力。

问：主诉：左耳突发听力下降一周。病史：一周前感左耳突然听力下降，伴左耳鸣，如蝉鸣声，2016 年 1 月 7 日到北京某医院就诊，诊为"左耳突聋、耳鸣"。给予血管扩张药静脉滴注治疗，感耳聋轻度好转，耳鸣无改变，胃口稍差，大便黏腻，乏力，易困倦。既往有十二指肠溃疡、胃炎史。

切：脉弦细。

专科检查：检查听力：右耳正常；左耳高频下降 50%。双耳外耳道畅，双鼓膜正常。

中医诊断：暴聋属脾虚湿盛，气滞血瘀证。

辨证分析：患者因饮食失节，损伤脾胃，运化失常，湿邪阻滞，气机不畅，故胃口差，大便黏腻，清阳不升，湿浊停滞故乏力，易于困倦，湿浊上犯停滞耳窍而致病。湿邪郁久，可致气血瘀滞，故苔薄白、质暗，脉弦细。

治法：健脾祛湿，行气活血。

方药：党参 10g，茯苓 30g，白术 10g，甘草 6g，柴胡 10g，香附 10g，川芎 10g，丹参 20g，菖蒲 10g，路路通 10g，泽泻 15g，升麻 6g。14 剂，水煎服，每日 2 次。

二诊：耳鸣症状稍缓解，乏力等症状改善。

方药：上方去升麻，继续服用 14 剂。

三诊：耳鸣减轻，心情好转，听力改变不明显，食欲改善。

患者复诊，耳鸣及乏力改善明显。嘱其条畅情志，规律生活，避免熬夜，避免噪声接触。

按语：《灵枢·口问》："耳者，宗脉之所聚也，故胃中空则宗脉虚，虚则下溜，脉有所竭者，故耳鸣。"辨证为脾胃虚弱，气血生化不足，耳失所养导致耳鸣，故老师给予四君子汤加泽泻健脾益气化湿；通气散加丹参行气活血；路路通、菖蒲通耳开窍；生甘草调和诸药。全方合用，使脾健湿化、气行血畅。

眩 晕

[案一]

李某，男，83岁。2013-12-04就诊。初次发病节气：霜降；当下发病节气：小雪。出生地：北京，居住地：北京。文化程度：中学。职业：退休。

望：面色少华，体态如常，轮椅推入诊室。神清合作；舌暗红，苔黄稍腻。

闻：语音清晰，语声稍低。

问：主诉：头晕伴双耳鸣1个月。患者1个月前无明显诱因出现头晕，伴有视物旋转。伴有双侧耳鸣，耳鸣如蝉。无头痛，无肢体活动不利，无意识障碍。情绪烦躁。纳可，无恶心呕吐，无腹胀。眠差，多梦。大便可。小便调。既往史：体健。

切：脉弦滑。

其他检查：血压130/75mmHg，脉搏82次/分。

专科检查：电测听：未见明显异常。

中医诊断：眩晕属肝阳上亢证。

辨证分析：历代医家对眩晕的病因病机都有不同的认识。《灵枢·海论》中有："髓海不足，则眩转耳鸣，胫酸眩冒，目无所见，懈怠安卧。"《素问·至真要大论》云："厥阴之胜，耳鸣头眩，愦愦欲吐。"《灵枢·口问》曰："上气不足，脑为之不满，耳为之若鸣，头为之若倾，目为之眩。"可见《内经》时代关于眩晕的病机就认为与"肾精亏虚，上气不足，肝阳上扰"有关，说明该病的发生涉及肝、脾、肾三脏，其病变有虚有实。《丹溪心法·卷四》曰："头眩，痰夹气虚并火，治痰为主，加补气药及降火药，无痰则不作眩，痰因火动，又有湿痰者，又有火痰者。"《景岳全书·卷十七》曰："眩运一证，虚者居其八九，而兼火兼痰者，不过十中一二耳……"在丹溪则曰："无虚不作眩，当以治虚为主，而酌兼其标。"丹溪与景岳的认识有相似之处，却主次不同。本病临床上有虚有实，虚证因肾精亏虚，髓海不足，脑失所养，或脾气亏虚，清气不升，脑失充养所致。实证因肝阳上扰清窍；痰浊中阻，蒙蔽清窍；寒水上泛清窍；外风引动肝风，上扰清窍。亦有肾阳虚致肝阳上亢、脾气虚致痰浊中阻、肾阳虚致寒水上泛者等。耳眩晕为病，病因、病机复杂多变，而治疗必求于本，既要整体辨证，又要抓住主要矛盾。

刘老师在临床上强调四诊合参，辨证论治。局部不适表现是全身阴阳失调的外在表现，治病必求于本，所以治疗上还是应该先考虑整体，后考虑局部，体现了老师的整体观点。并且老师亦强调一人一证，因人治宜的观点。

刘老师认为中医学习的本质是学其"法"。老师说的"法"，不是狭义的诊法治法，而是"天－人－病"融会贯通之奥。中医将人体看成一个整体，以生理状态为平，有病即偏离了生理状态。病之变化不可胜数，如同兵法中所谓"兵无常势，水无常形"。谱不可尽弈之变，法不可尽战之奇，面对复杂战场，行兵布阵，来源于对敌我双方情况的正确判断，"不拘常法，临事适变，从宜而行"。需要的不是教条，而是思维方式。"运用之妙，存乎一心"，不设标准答案，只有实战要求，从应考走向应战，真正练谋略、练指挥，运筹帷幄，决胜千里，从而出奇制胜。

刘老师指出："中医治病，当先知其常，然后可以观其变。做到心中无常法，无定法，紧守其常（生理），以应万变。若夫法天则地，随应而变，和之者若响，随之者若影，道无鬼神，独来独往。"

综观病史，四诊合参，其病因源在肝，兼有湿瘀内阻。因病程较长，当下标本兼治。

治法：清肝疏风，通络止眩。

方药：柴胡 10g，天麻 10g，茯苓 20g，泽泻 15g，钩藤 15g（后下），远志 10g，路路通 10g，合欢花 10g，合欢皮 10g，盐知母 10g，盐黄柏 10g，生龙骨 30g（先煎），生牡蛎 30g（先煎），葛根 30g，丹参 30g，清半夏 9g，菊花 10g，白术 10g，栀子 10g，草决明 10g，夏枯草 10g，川芎 10g，白芷 10g。14 剂，水煎服，每日 2 次。

二诊：患者此次步行来诊，诉药后，头晕症状缓解，长时间读书后可出现头晕加重。耳鸣已经基本消失。大便稍干。舌暗红，苔薄黄稍腻，脉弦滑。

方药：远志 10g，路路通 10g，合欢花 10g，合欢皮 10g，盐知母 10g，盐黄柏 10g，生龙骨 30g（先煎），生牡蛎 30g（先煎），葛根 30g，丹参 30g，清半夏 9g，夜交藤 15g，升麻 6g，黄精 30g，玫瑰花 6g，砂仁 6g（后下），白术 10g，天麻 10g，茯苓 20g，泽泻 15g。14 剂，水煎服，每日 2 次。

三诊：药后头晕明显缓解，头部昏沉感，多梦。舌暗红，苔黄稍腻，脉弦滑。

方药：柴胡 10g，白术 10g，茯神 20g，天麻 10g，泽泻 15g，

远志 10g，路路通 10g，合欢花 10g，合欢皮 10g，盐知母 10g，盐黄柏 10g，生龙骨 30g（先煎），生牡蛎 30g（先煎），葛根 30g，丹参 30g，夜交藤 15g，升麻 6g，黄精 30g，玫瑰花 6g，砂仁 6g（后下），莲子心 6g。14 剂，水煎服，每日 2 次。

四诊：药后头晕缓解，头部昏沉感好转，仍多梦。舌暗，苔白稍腻，脉弦滑。

方药：柴胡 10g，天麻 10g，泽泻 15g，茯神 20g，远志 10g，石菖蒲 10g，太子参 15g，莲子心 6g，夜交藤 15g，女贞子 10g，墨旱莲 6g，炙黄芪 15g，炙甘草 6g，砂仁 6g（后下），清半夏 9g，葛根 30g，川芎 10g，菊花 10g。12 剂，水煎服，每日 2 次。

五诊：药后头晕已明显缓解，偶有发作，不影响生活，大便稍干，2 日一行。多梦，多为着急梦境。舌暗，苔白稍腻，脉弦滑。

方药：柴胡 10g，天麻 10g，泽泻 15g，茯神 20g，远志 10g，石菖蒲 10g，太子参 15g，夜交藤 15g，女贞子 10g，墨旱莲 6g，炙黄芪 15g，炙甘草 6g，砂仁 6g（后下），姜半夏 9g，枳壳 10g，栀子 10g，菊花 10g，竹茹 10g，川芎 10g。14 剂，水煎服，每日 2 次。

随访：2 周后随访，患者症状消失。

按语：此患者年过八旬，气血阴阳已虚，脏腑功能失调。肝肾亦不足，水不涵木，阴不制阳，肝阳亢逆于上。又有中焦运化失司，水液运行障碍，聚而为湿，日久阻滞经络化瘀，湿瘀互结，蕴于体内。老师治以调补肝肾，化湿祛瘀。从而达到治病求本之效。

《医林绳墨·耳》所说："耳属足少阴肾经……肾气虚败则耳

聋，肾气不足则耳鸣。”“五行之中肝为肾之子，肝火上炎或肾水不济，且肝火内郁，尤易汲伤肾阴，则髓海空虚，发为耳鸣。”《明医杂著》云：“耳鸣之症或鸣甚如蝉，或左或右。时时闭塞，世人多从肾虚论治，殊不知此痰火上升，郁于耳中而为鸣，郁甚则闭矣。若遇此症，但审其平昔饮酒厚味，上焦素有痰火，只用清痰降火治之。”朱丹溪：“无痰不作眩”“怪病多痰”“痰生百病。”久病耳鸣，中医认为，“久病在血”“久病多瘀。”

［案二］

患者张某，男，31岁，已婚，2017年3月9日就诊。初次发病节气：立春；当下发病节气：惊蛰；出生地：河南，居住地：河南（31年）。文化程度：本科。职业：公司职员。

望：神志清晰，面色白，形体匀称，无异常气味。毛发正常，皮肤润泽，舌淡暗苔白腻。

闻：语声和缓。

问：主诉：眩晕1个月余。病史：1个月前出现眩晕，于当地医院就诊，诊断为耳石症，经手法治疗后症状缓解，现遗留头昏沉不清，精神差，颈项不适。2周前出现持续性耳鸣嗡嗡声。平素畏寒，纳眠尚可，二便正常。舌淡暗、苔白腻，脉弦滑。既往史：噪音环境接触史，鼻窦炎术后。

切：脉弦滑。

其他检查：血压120/70mmHg，脉搏90次/分。

专科检查：电测听：双耳听力正常。眼震电图检查：前庭周围性异常，变位实验阳性（左侧后半规管）。平衡功能检查：大致正常。

中医诊断：眩晕属脾虚湿盛，风痰上扰证。

辨证分析：本案患者脾湿生痰，湿痰壅遏，引动肝风，风痰上扰，蒙蔽清阳，故眩晕、耳鸣；痰阻气滞，瘀血阻络，故颈项不适；内有痰浊，则舌苔白腻；脉来弦滑，主风主痰。

治法：燥湿化痰，平肝息风。

方药：方用半夏白术天麻汤加减。姜半夏9g，白术15g，天麻10g，柴胡10g，香附10g，川芎10g，远志10g，菖蒲10g，路路通10g，茯苓30g，泽泻15g，桂枝10g，丹参30g，葛根30g，栀子10g，党参15g，生黄芪30g，甘草6g。7剂，水煎服，每日2次。

二诊：2017年3月16日。服上方1周后，头晕症状缓解，仍有耳鸣，精神差，纳眠尚可，二便正常，舌淡暗苔白腻，脉弦滑。

方药：上方去葛根、栀子，加合欢花6g，合欢皮10g，继服7剂。

按语：刘老师运用半夏白术天麻汤加减，燥湿化痰，平肝息风。方中半夏燥湿化痰，降逆止呕；天麻平肝息风而止头眩。两者合用，为治风痰眩晕头痛之要药。以白术、茯苓健脾祛湿，能治生痰之源；柴胡升阳达郁，川芎行气调血，香附开郁散滞。三药合用，可以行气活血、条达郁滞。菖蒲、路路通化痰开窍，活血通络；栀子清心除烦；葛根、丹参活血化瘀通络；党参、生黄芪以健脾益气；泽泻、桂枝以渗湿化饮；合欢花、合欢皮、远志安神益智解郁；甘草调和诸药。

临床上，耳石症的患者经手法复位治疗后，一般眩晕症状会有很好的缓解，但是经常会有遗留头晕的问题，持续时间会达到 2 周。半夏白术天麻汤为治风痰眩晕的常用方剂。其病缘于脾湿生痰，痰阻清阳，加之肝风内动，风痰上扰清空所致。《素问·至真要大论》说："诸风掉眩，皆属于肝。"风性主动，肝风内起，则头眩物摇；复因湿痰上犯，浊阴上逆，故眩晕之甚，自觉天旋地转，遂作呕吐恶逆。治宜化痰息风之法。原方中以半夏燥湿化痰，降逆止呕；天麻平肝息风，而止头眩，两者合用，为治风痰眩晕头痛之要药。李杲在《脾胃论》中说："此头痛苦甚，谓之足太阴痰厥头痛，非半夏不能疗；眼黑头旋，风虚内作，非天麻不能除，其苗为定风草，独不为风所动也；黄芪甘温，泻火补元气；人参甘温，泻火补中益气；二术俱苦温甘，除湿补中益气；泽、苓利小便导湿；橘皮苦温，益气调中升阳；曲消食，荡胃中滞气；大麦茶蘖面，宽中助胃气；干姜辛热，以涤中寒；黄柏苦大寒，酒洗以主冬天少火在泉发燥也。"故本方以此两味为君药。以白术为臣，健脾燥湿，与半夏、天麻配伍，祛湿化痰、止眩之功益佳。佐以茯苓健脾渗湿，与白术相伍，尤能治生痰之本；橘红理气化痰，以使气顺则痰消。使以甘草调药和中，煎加姜枣以调和脾胃。诸药合用，共奏化痰息风之效，俾风息痰消，眩晕自愈。半夏白术天麻汤系二陈汤加味而成，在原方燥湿化痰的基础上，加入健脾燥湿之白术，平肝息风之天麻，而组成化痰息风之剂。刘老师在原方基础上，根据患者具体病情及体质特点加减化裁，取得满意疗效。

[案三]

王某，女，34 岁，已婚，2016 年 5 月 10 日就诊。初次发病节气：谷雨；当下发病节气：立夏；出生地：安徽，居住地：北京（14年）。文化程度：本科。职业：公司职员。

望：神志清晰，面色红，形体匀称。毛发正常，皮肤润泽，舌淡暗，苔薄白。

闻：语声和缓。

问：主诉：眩晕2周。病史：2周前出现眩晕，左耳听力下降，失眠多梦，银杏叶输液治疗2周后，眩晕症状减轻。纳可，二便调。

切：脉弦细。

其他检查：血压120/70mmHg，脉搏90次/分。

专科检查：电测听：双耳听力正常。耳道通畅，双鼓膜完整，无充血内陷，标志清晰。

中医诊断：眩晕属肝气郁结，脾气虚弱证。

辨证分析：本案患者肝郁脾虚，气血生化不足，肝气郁结，气机郁滞，清阳不升，清窍失养，故眩晕。耳鸣耳聋，肝藏魂，魂不守舍，则少寐多梦；舌淡暗、脉弦细均为肝气郁结，脾气虚弱之象。

治法：疏肝解郁，健脾益气。

方药：通气散合归脾汤加减。柴胡10g，香附10g，川芎10g，茯苓30g，泽泻15g，党参15g，炙黄芪15g，丹参15g，远志10g，菖蒲10g，路路通10g，葛根15g，盐知母10g，盐黄柏10g，黄精15g，炙甘草6g，白术10g。14剂，水煎服，每日2次。

二诊：2016年5月24日。服上方2周后，症状缓解，现偶有眩晕、耳鸣，口苦，纳可，二便调，舌淡暗，苔薄白，脉弦细。

方药：上方去党参、菖蒲，加郁金10g，首乌藤15g，栀子

10g，白芍 10g，当归 15g，继服 14 剂。

按语：刘老师运用通气散合归脾汤加减，疏肝解郁，健脾益气。方中党参、黄芪、炙甘草、黄精健脾益气；茯苓、白术健脾祛湿；丹参、葛根、路路通活血通络；远志、菖蒲、首乌藤安神开窍；盐知母、盐黄柏清泻相火；泽泻利水祛湿；当归、白芍补血柔肝；栀子清热除烦。

在临床跟师的过程中，刘老师也特别注重情绪因素在疾病发展过程中所起的作用，要求学生在诊疗过程中一定要认真仔细分析患者的性格，用药及言语疏导过程中要注意到患者的情志因素。七情是人体喜、怒、忧、思、悲、恐、惊七种不同的情感反应，适度的七情活动对人体健康是有益的，属人体正常的精神活动和心理表现，但是，突然强烈的情志刺激或慢性持久的精神情志刺激，超过患者心神的调节能力范围，可造成脏腑气血阴阳失调，气机逆乱，精气血津液耗伤，或功能、代谢失常，或组织形质损害而发生疾病，甚或死亡。《素问·阴阳应象大论》告诫人们："喜伤心，怒伤肝，思伤脾，忧伤肺，恐伤肾。"此外，异常的七情变化还可通过伤及人体脏腑阴阳气血，使人体正气减弱，抵抗力降低，间接为其他外邪入侵致病创造条件。刘老师指出应该重视养生调摄，主张精神上淡泊宁静，情绪上开朗乐观，并根据四时气候不同变化来调节人体七情，以预防情志疾病的发生。

[案四]

应某，女，35 岁。2012 年 9 月 7 日就诊。初次发病节气：处暑。出生地：北京，居住地：北京（35 年）。文化程度：本科。

曾经职业：建筑设计。

望：面色萎黄，体态偏胖，精神不振，神清合作，苔白质淡。

闻：语声低微。

问：主诉：头晕10天。现病史：五年前曾有头晕发作，伴右耳鸣，经治疗后头晕消失，右耳鸣无改善，并且右耳听力逐渐下降。10天前头晕再次发作，伴视物旋转，阵发性，平躺时向右转颈则感头晕，几分钟即止，伴左耳鸣。经外院静脉滴注扩张血管药治疗，感头晕减轻，左耳鸣消失，只感左耳堵闷感。右耳鸣、耳聋同前，耳鸣为嗡嗡声，伴胃胀，纳呆，夜眠多梦，二便调。平素易焦虑。

切：脉弦滑。

专科检查：2012年8月30日在天坛医院查电测听，左耳听力正常；右耳 AC:50-40（35）-95-100-100-80。眼震电图检查：前庭周围性异常，变位试验阳性（左侧后半规管）。平衡功能检查：大致正常。

中医诊断：耳眩晕属肝郁脾虚，痰浊中阻，清窍被蒙证。

辨证分析：《丹溪心法·卷四》中强调了"痰"在眩晕中的致病因素，提出"无痰不作眩"的观点。本患者因情志不遂、思虑过度，损伤脾胃，致脾失健运，不能运化水湿，痰饮内生，痰阻中焦，则气机升降不利，清阳不升，浊阴不降，清窍被蒙，发为眩晕、耳鸣、耳胀、多梦；胃气不降，则胃胀、纳呆；苔白质淡，脉弦滑，亦为痰浊上扰之象。

治法：燥湿健脾，行气通窍。

方药：半夏白术天麻汤合泽泻汤、通气散加味。清半夏9g，白术 10g，天麻 10g，泽泻 30g，茯苓 30g，钩藤 15g（后下），柴胡 10g，川芎 10g，香附 10g，党参 15g，远志 10g，菖蒲 10g，路路通 10g，砂仁 6g（后下），枳壳 10g，炒麦芽 30g，炙甘草 6g。14 剂，水煎服，每日 2 次。

二诊：2012 年 11 月 7 日复诊。头晕消失，右耳鸣、耳聋无改善，有时左头痛，一秒即止，眠多梦，纳可，口干，心烦易急，苔白质淡红，脉弦。

方药：泽泻 20g，茯苓 30g，柴胡 10g，川芎 10g，香附 10g，党参 15g，远志 10g，菖蒲 10g，路路通 10g，白术 10g，炒麦芽 30g，白芍 15g，合欢花、皮各 10g，栀子 10g，炙甘草 6g。继服 14 剂，头晕愈。

按语：对本证型的治疗，刘老师认为应以治痰为主，注意健脾益气、调理脾胃，以杜绝生痰之源，故治疗给予半夏白术天麻汤合泽泻汤加味。方中清半夏、白术、泽泻、茯苓、党参健脾渗湿，化痰降逆；天麻、钩藤平肝通络止眩；柴胡、川芎、香附理气活血；远志、菖蒲、路路通安神、化痰、通窍；砂仁、枳壳、炒麦芽行气化湿宽中；白芍、合欢花皮、栀子疏肝清热；炙甘草调和诸药。全方合用使肝疏、脾健、痰消、阳升，达到治疗眩晕的作用。

耳部其他疾病

[案一]

闫某，女，42 岁，已婚，2016 年 10 月 5 日就诊。初次发病节气：秋分；当下发病节气：秋分；出生地：甘肃，居住地：北京（15 年）。文化程度：本科。职业：公司文员。

望：神志清晰，面色红润，形体匀称。毛发正常，皮肤润泽，舌质红，苔黄腻。

闻：语声和缓。

问：主诉：双耳耳痒流脓半月余。病史：半个月前出现耳痒，自行口服一清片，一周后症状未缓解，进而加重，双耳耳痒难忍，耳道流脓，纳可，夜寐不安，大便黏腻，小便黄。

切：脉弦浮数。

其他检查：血压 120/70mmHg，脉搏 90 次 / 分。

专科检查：外耳道口出现边界不清楚的片状红斑丘疹，抓破后渗黄色脂水、结痂，皮肤粗糙、脱屑。

中医诊断：旋耳疮属风热湿邪，上犯清窍证。

辨证分析：本案患者风热湿邪，浸渍于耳，以致湿热邪毒积聚耳窍，引动肝经之邪火，循经上犯，风热湿邪蒸灼耳部肌肤而为病。风邪夹热湿之邪侵袭人体，上犯清窍，蒸灼耳窍，故耳部皮肤灼热、潮红；风盛则痒，故瘙痒难耐，湿热盛则起水疱、溃破、黄色脂水浸淫；邪毒随脂水播散，故可波及整个耳廓及耳周。舌质红、苔黄腻、脉弦数为湿热内盛之象。

治法：祛风清热，祛湿止痒。

方药：消风散加减。荆芥10g，防风10g，牛蒡子10g，蝉蜕6g，苍术10g，苦参8g，石膏8g，知母8g，生地10g，当归15g，僵蚕6g，地肤子10g，炒白术15g，生薏苡仁30g，甘草6g。14剂，水煎服，每日2次。

二诊：2016年10月19日。服上方2周后，耳痒症状缓解，皮肤仍有脱屑，无分泌物渗出，纳可，睡眠较前改善，二便调，舌质红，苔黄腻，脉弦浮数。专科检查：外耳道皮肤粗糙、脱屑。

方药：上方去苦参8g，石膏8g，知母8g，继服14剂。

辨治思路：根据发病特点，采用解毒燥湿、祛风止痒，清热利湿、疏风止痒，养血润燥、祛风止痒等为主要治法，结合局部治疗。

本证应用消风散，源于陈实功《外科正宗》，《外科正宗》卷四："治风湿浸淫血脉，致生疥疮，瘙痒不绝，及大人小儿风热瘾疹，遍身云片斑点，乍有乍无并效。"消风散以祛风为主，配伍祛湿、清热、养血之品，祛邪之中兼顾扶正，使风邪得散，湿热得清，血脉调和，则痒止疹消，为治疗湿疹之良方。

按语：刘老师运用消风散祛风清热、祛湿止痒。方中重用荆芥、防风、牛蒡子、蝉蜕以疏风透表止痒；苍术、苦参、白术、薏苡仁以利湿；石膏、知母清热泻火；生地、当归以养血活血，滋阴润燥；僵蚕、地肤子祛风止痒；甘草调和诸药。

旋耳疮，是因风热湿邪犯耳或血虚生风化燥，所致的外耳道或旋绕耳周而发的湿疮。本病有急、慢性之分。急者多见于婴幼儿，因其黄水淋漓，浸淫成疮，故又名黄水疮、月蚀疮。有关本病的记载早见于隋代巢元方《诸病源候论·卷三十五》："月食疮，生于两耳及鼻面间，并下部诸孔窍侧。侵食乃至筋骨，月初则疮盛，月末则疮衰，以其随月生，因名之为月食疮也。"西医学的"外耳湿疹"可参考本篇进行辨证论治。

[案二]

李某，男，8岁。2016-04-22就诊。初次发病节气：雨水；当下发病节气：谷雨。出生地：北京，居住地：北京。文化程度：小学。职业：学生。

望：面色较白，形体适中，舌淡白苔白腻。

闻：喉中痰鸣，略有鼻音。

问：流脓涕2个月，听力下降2周。病史：2个月前感冒后开始流脓涕，稍鼻塞，经常擤鼻，未予系统治疗，近2周自感双耳听力下降，耳闷耳胀，咽后滴感，咽喉部有痰液，低频听力下降，目前鼻涕已明显减少，咽痒，异物感，纳差，大便稀。曾诊断过敏性鼻炎。

切：脉弦滑。

专科检查：外耳道畅，鼓膜完整内陷，充血，光锥不清，未见液平，鼻黏膜稍充血肿胀，见少量黏涕，中鼻道未见脓性分泌物，咽部稍充血，扁桃体Ⅱ度肿大，无充血，咽后壁可见少量脓性分泌物倒流，咽后壁淋巴滤泡增生，稍充血。

中医诊断：耳胀、鼻渊属脾虚湿困，痰湿泛耳证。

辨证分析：此患儿素有肺脾气虚，外感邪气后，迁延日久，邪毒滞留，肺失宣降，气机失调，津液不布；脾失健运，聚为痰湿，痰湿内困于耳窍，耳窍气机不畅，故出现耳闷耳胀，听力下降；痰湿聚集于咽喉，故喉中有痰液，咽部异物感；脾气虚，痰湿困脾故食欲不振；脾虚失于固摄，则出现便溏；舌淡白、苔白腻、脉弦滑为脾虚湿困，痰湿泛耳之征。

治法：益气健脾，利湿通窍。

方药：党参10g，茯苓15g，白术10g，清半夏6g，山楂10g，麦芽20g，陈皮3g，白芷6g，苍耳子6g，黄芪15g，川芎6g，防风6g，砂仁3g（后下），党参10g。14剂，水煎服，每日2次。

二诊：复诊诸症恢复正常，未再服用药物。嘱积极防治感冒，引起鼻炎、鼻窦炎时应积极治疗，可使用滴鼻剂，不可强力擤鼻。

按语：患儿素有过敏性鼻炎，说明肺气本虚，肺表不固，加之感冒后，失治迁延，错误擤鼻，导致邪毒入耳。小儿脏腑娇嫩，形气未充，腠理疏松，易感外邪。肺为娇脏，主司清肃，位为华盖，肺气虚则清肃失令，通降失司；小儿"脾常不足"，脾气虚弱，运化失司，生湿酿痰，内阻气道，故外邪袭肺，常引动内痰，痰气互结，宣肃失司，常见咳嗽有痰或反复流涕，甚至耳闷，中耳积液。

本病治疗应益气健脾，利湿通窍。老师方子包含苍耳子散，是治疗鼻炎的经典方剂，可以通窍止涕，广泛适用于所有鼻炎；

四君子汤是益气健脾的经典方剂；玉屏风散益气固表，现代研究具有调节免疫的作用；二陈汤燥湿化痰、理气和中，并加用了山楂、麦芽等健脾开胃，砂仁既能开胃行气，又芳香化湿。另外，方中山楂、陈皮在整方中还起到调节口感的作用。老师在治疗疾病时选方简单而精到，上述方剂是其临床中比较常见的选方，并经常考虑儿童服药的口感，注重细节，从而保证了依从性和有效性。

鼻鼽

[案一]

张某，女，43岁。2012-12-04就诊。初次发病节气：小雪；当下发病节气：小雪。出生地：北京，居住地：北京。文化程度：中学。职业：工人。

望：面色少华，体态如常，步入诊室。神清合作；舌暗红，苔黄腻。

闻：语音清晰，语声如常。

问：主诉：间断鼻塞流清涕5年，加重1周。患者患过敏性鼻炎5年。1周前无明显诱因症状加重。大量清涕，打喷嚏，鼻塞夜甚。影响睡眠。无发热恶寒，无咽痛咽干咽痒。无胸闷憋气。无明显畏寒。纳可，无恶心呕吐，无腹胀。大便可。小便可。既往史：体健。过敏原检查：粉尘过敏。

切：脉弦滑。

其他检查：血压130/70mmHg，脉搏86次/分。

专科检查：鼻黏膜色淡，下鼻甲稍肿胀。

中医诊断：鼻鼽属肺脾两虚，湿热内蕴证。

辨证分析：鼻鼽多由肺气虚，卫表不固，风寒乘虚侵入而引起。鼻鼽最早见于《素问·脉解》，其曰："头痛、鼻鼽、腹肿者，阳明并于上，上者则其孙络太阴也，故头痛、鼻鼽、腹肿也。"后世医家对本病的论述也较多，如金代《河间六书》中说：

"鼽者，鼻出清涕也。"对鼻鼽的病因，明代《证治要诀》说："清涕者，脑冷肺寒所致。"鼻鼽的原因主要是：肺气虚弱，卫表不固，风寒乘虚而入，犯及鼻窍，邪正相搏，肺气不得通调，津液停聚，鼻窍壅塞，遂致喷嚏、流清涕。此外，脾虚则脾气不能输布于肺，肺气也虚，而肺气之根在肾，肾虚则摄纳无权，气不归元，风邪得以内侵。故鼻鼽的病变在肺，但其病理变化与脾肾有一定关系。此患者肺脾两虚之象显著，兼有肺脾气虚后水液运行不利所致湿滞表现，以此论治。

此外，刘教授曾提出过敏性鼻炎从活血化瘀论治的观点，考虑患者鼻鼽反复发作，久病入络，加用丹参等活血化瘀之品，收效更佳。

综观病史，四诊合参，其病因源在肺脾，兼有湿热。因病程较长，当下标本兼治。

治法：健脾化湿，益气固表。

方药：生黄芪 30g，防风 10g，陈皮 10g，白术 10g，清半夏 9g，茯苓 20g，竹茹 10g，苍耳子 10g，白芷 10g，川芎 10g，五味子 6g，桂枝 6g，党参 10g。14 剂，水煎服，每日 2 次。

二诊：患者诉药后，喷嚏流清涕症状缓解。眼痒，鼻痒。口干口苦。易着急。纳可。多梦，善惊悸。月经量少。大便不爽。舌暗，苔黄腻，脉弦滑。

方药：生黄芪 30g，防风 10g，白术 10g，陈皮 10g，姜半夏 9g，茯苓 20g，苍耳子 10g，白芷 10g，川芎 10g，五味子 6g，党参 15g，远志 10g，柴胡 10g，郁金 10g，合欢花 10g，合欢皮 10g，薏苡仁 30g，丹参 30g，浮小麦 30g。14 剂，水煎服，每日 2 次。

三诊：药后喷嚏流清涕、眼痒、鼻痒症状较前明显减轻，时有晚间气短。心烦好转。纳可，大便可。舌淡暗，苔白，脉弦。

方药：细辛 2g，杏仁 10g，生甘草 6g，防风 10g，白术 10g，陈皮 10g，姜半夏 9g，茯苓 20g，苍耳子 10g，白芷 10g，川芎 10g，五味子 6g，党参 15g，合欢花 10g，合欢皮 10g，薏苡仁 30g，丹参 30g，生黄芪 30g。14 剂，水煎服，每日 2 次。

随访：后随访患者症状明显减轻，并逐渐好转中。

按语：患者过敏性鼻炎 5 年余，反复发作。结合舌脉，属肺脾气虚之象。肺气虚弱，会引起卫外功能不足，卫表不固，腠理疏松，风寒之邪则易乘虚而入，肺受寒邪，肺气不得通调，鼻为肺窍，肺气不宣，鼻窍不利，而致鼻鼽。"肺气虚则鼻塞不利少气。"在脏腑病机中，以肺为首。若肺脏气机失调，则鼻窍壅塞，通气不畅而为病。《素问·五脏别论》云："五气入鼻，藏于心肺，心肺有病而鼻为之不利也。"《灵枢·本神》："肺藏气，气舍魄，肺气虚则鼻塞不利少气，实则喘喝胸盈仰息。"又《外台秘要》说："肺脏为风冷所乘，则鼻气不和，津液壅塞。"脾气虚弱，可导致肺气不足，肺失宣降，则津液停聚，使寒湿久凝鼻部而致病。盖脾为生气之源，肺为气之枢，鼻为肺之窍，鼻之健旺有赖于脾气之滋养。若饮食不节，情志不和，或劳倦过度，伤及脾气，日久而致脾气虚弱，脾虚则损及肺气，致肺不足，肺失宣降，引津液停聚，使湿浊久凝鼻部而致病，日久亦可化热。肺主气，五行归属为金，脾为气血生化之源，五行归属为土，而土生金。脾运失司，则肺气虚，致卫弱失固。湿浊内停，湿热泛鼻，鼻塞不利，恰如《素问·玉机真脏论》曰："中央土以灌四旁……其不及，则令人九窍不通。"且此患者久病入络，根据舌脉，血瘀之象已现，故加用丹参，活血化瘀之品。

[案二]

赵某，男，29 岁，已婚。2016 年 10 月 11 日就诊。初次发病节气：寒露；当下发病节气：寒露。出生地：河北，居住地：北京（20 年）。文化程度：本科。职业：公司职员。

望：神志清晰，面色淡白，形体匀称，无异常气味。毛发正常，皮肤润泽，舌质淡、苔白滑。

闻：语声和缓。

问：主诉：鼻痒、喷嚏反复发作，加重一年。病史：鼻痒、喷嚏、反复发作，近一年来症状加重，气喘，秋季症状较重，眠差，纳可，二便调。

切：脉浮。

其他检查：血压 120/70mmHg，脉搏 90 次 / 分。

专科检查：外鼻无畸形，鼻中隔无明显偏曲，鼻黏膜色淡水肿，鼻甲肥大，中鼻道可见较多透明分泌物，鼻腔未见新生物。

中医诊断：鼻鼽属肺气虚弱，卫表不固，外寒内饮证。

辨证分析：本案患者肺气虚弱，腠理疏松，卫表不固，感受风寒之邪，风寒束表，皮毛闭塞，卫阳被遏，营阴郁滞，使肺气宣降失常，则津液凝滞停聚，阻塞气道，鼻窍壅塞不通，打喷嚏，流清涕。素有水饮之人，一旦感受外邪，每致表寒引动内饮，水寒相搏，内外相引，饮动不居，水寒射肺，肺失宣降，故气喘，咳嗽白痰；舌苔白滑、脉浮为外寒里饮之佐证。

治法：益气固表，散寒通窍，温肺化饮。

方药：方用玉屏风散合小青龙汤加减。黄芪 30g，白术 10g，防风 10g，炙麻黄 6g，桂枝 10g，白芍 15g，干姜 10g，细辛 3g，清半夏 9g，五味子 6g，丹参 30g，薏苡仁 30g，茯苓 30g，泽泻 15g，桔梗 10g，甘草 6g。14 剂，水煎服，每日 2 次。

二诊：2016 年 10 月 25 日。服上方 2 周后，喷嚏减少，现鼻痒、眼痒，偶有气喘，夜间睡眠时憋闷，咳嗽白痰，纳可，二便调，舌质淡、苔白滑，脉浮。

方药：前方去泽泻，加苍术 10g，继服 14 剂。

按语：刘老师运用玉屏风散益气固表，小青龙汤散寒通窍，温肺化饮，桔梗、茯苓、泽泻、薏苡仁行气宣肺、健脾祛湿。

玉屏风散原为气虚体质"腠理不密，易于感冒"而设，其方源大致有 3 种说法：一谓出自元代危亦林《世医得效方》（1337年），如《证治准绳》《中国医学大辞典》及《方剂学》2 版、4 版教材；二谓出自元代朱震亨《丹溪心法》（1481 年），如《简明中医辞典》《方剂学》5 版教材；三谓出自宋代张松《究原方》（1213 年），如规划教材《方剂学》，中医药学高级丛书《方剂学》及《中医方剂大辞典》。鉴于传世的《世医得效方》中未载玉屏风散，而早于《世医得效方》《丹溪心法》的《究原方》就有玉屏风的记载，原书虽佚，但《医方类聚》卷一五〇可见其引文。由此可见《究原方》应是记载玉屏风散的最早文献。

关于玉屏风散的主治，《究原方》原治"腠理不密，易于感冒"，《丹溪心法》卷三用治"自汗"，《济阳纲目》拓展其用治"风雨寒湿伤形，皮肤枯槁"，现行教材载其治疗"肺卫气虚证"或"表虚自汗"。《究原方》原书所言的"腠理不密，易于感冒"，因气虚体质不能固表，风邪易侵所致，反映了气虚体质出现在未病的状态，长期存在，因此临床应用玉屏风散应从肺卫气虚证或表虚回归到从气虚体质调理加以认识。过敏性鼻炎属过敏体质，但过敏体质不等同于气虚体质，临床还需要根据是否有平时易疲劳、易感冒、气短、自汗等气虚体质的特征表现而定。

[案三]

郭某，女，36岁，已婚，2017年1月19日就诊。初次发病节气：寒露；当下发病节气：小寒；出生地：北京，居住地：北京（36年）。文化程度：中专。职业：无业在家。

望：神志清晰，面色萎黄，形体匀称，无异常气味。头发略稀少，皮肤润泽，舌暗红苔黄厚腻。

闻：语声高亢。

问：主诉：鼻部不适反复发作7年。现病史：鼻痒、喷嚏、眼痒、畏风反复发作，口腔异味，偶有痰中带血，耳后结节状突起，情绪急躁，精神焦虑，睡眠尚可，纳可，大便黏腻，睡眠尚可，舌暗红，苔黄厚腻，脉弦虚。既往史：素有胆结石。

切：脉弦虚其他检查：

其他检查：血压120/70mmHg，脉搏90次/分。

专科检查：外鼻无畸形，鼻中隔无明显偏曲，鼻黏膜充血水肿，鼻甲肥大，中鼻道未见分泌物，鼻腔未见新生物。

中医诊断：鼻鼽，属肝郁气滞脾虚证。

辨证分析：本案患者由于家庭不和，平素精神抑郁，情绪急躁，导致肝气郁滞，气机不畅，阳气不升，津液不布，头面失养，故见鼻痒、喷嚏、眼痒；气郁化火上炎，故见口腔异味，偶有痰中带血；舌暗红、苔黄厚腻、脉弦虚均为肝郁气滞脾虚的表现。

治法：疏肝解郁，健脾和营。

方药：逍遥散加减。当归 15g，白芍 20g，茯苓 30g，白术 10g，柴胡 10g，郁金 10g，玫瑰花 6g，丹参 30g，陈皮 10g，干姜 10g，浙贝母 10g，丹皮 10g，竹茹 10g，车前子 30g（包煎），砂仁 10g（后下），川楝子 6g，栀子 10g，盐知母 10g，盐黄柏 10g。14 剂，水煎服，每日 2 次。

二诊：2017 年 2 月 7 日。服上方 2 周后鼻痒、喷嚏症状缓解，仍有咳嗽，大便黏腻，眠欠安，舌黯红，苔黄厚腻，脉弦虚。

方药：上方去丹皮、砂仁、川楝子、栀子、盐知母、盐黄柏，加桂枝 10g，姜半夏 9g，枳壳 10g，延胡索 10g，焦麦芽 10g，焦神曲 10g，焦山楂 10g，继服 14 剂。

按语：刘老师运用逍遥散加减，疏肝理气，解郁健脾。方中柴胡、郁金、川楝子疏肝解郁理气，以顺肝性；当归、白芍养肝柔肝，帮助柴胡恢复肝正常的顺达之性，兼制柴胡疏泄太过；白术、茯苓益气健脾，促进气血生化；干姜辛温，助柴胡疏肝，助茯苓、白术健脾胃；陈皮、砂仁、枳壳理气健脾；车前子清热利湿；姜半夏、竹茹、浙贝母化痰清热；盐知母、盐黄柏滋阴清热；栀子、丹皮清热除烦；丹参、玫瑰花理气活血；焦三仙消积化滞健脾。

逍遥散出自《太平惠民和剂局方·卷九·治妇人诸疾》，具有疏肝解郁、健脾和营的作用，主治肝郁血虚脾弱症，是气郁的代表方。"逍遥散"为中医名方，疏肝效果一流，方名也很有意境，意思是吃了药，肝气活泼畅通，心情也随之开朗起来，烦恼抛诸脑后，好似神仙一般逍遥快活。

　　本症患者是郁证的典型病例，患者为青中年女性，由于家庭生活不和，肝郁气滞脾虚，久治不愈。

　　郁证病因多端，病机复杂，主要为：①忧思郁怒，肝气郁结。肝主疏泄，性喜条达，忧思郁虑、愤懑恼怒等精神刺激均可使肝失条达，气机不畅，以致肝气郁结而成气郁，此为郁之主要病机。因气为血帅，气行则血行，气滞则血瘀。气郁日久，影响及血，使血液运行不畅，甚至发生血瘀阻滞，则形成血瘀。若其血瘀久化火，则会发生肝火上炎的病变而形成火郁。津液运行不畅，停聚于脏腑、经络，凝聚成痰，则形成痰郁。郁久耗伤阴血，则可导致肝阴不足。②情志不遂，肝郁抑脾有所愿不遂，精神紧张，家庭不睦，境遇不幸，忧愁悲哀，后长期伏案思索，使脾气郁结，或肝血不足，失于疏泄，肝气郁结，横逆侮脾，或水不疏土，均可导致脾失健运，使脾消磨水谷及运化水湿的作用受到影响。若脾不能消磨水谷，必致食积不消，而成食郁。若不能运化水湿，水湿内停，凝为痰浊，则形成痰瘀；忧郁伤脾，饮食减少，气血生化乏源，则可导致心脾两虚。另一方面，肝郁抑脾，耗伤心气，营血渐耗，心失所养，神失所藏，即所谓忧郁伤神。正所谓"悲哀忧愁心动，心动则五脏六腑皆摇"。总之，郁症的病因虽多，而总以肝气郁滞为病理症结。

　　郁症的诊断，据其病史、性别、临床表现并不甚难。然而病情是复杂多变的，由多种因素所致，并可以因郁转归多种疾病，所以，要真正认识把握"郁"这一病机关键，做出正确的判断，进行有效治疗，在临证时当四诊并参，问诊为要。一般较典型之郁证多发于中青年女性，近年来，随着人口之老龄化，临床中所见老年性抑郁症的发病率亦不断增长，这些患者大多数有忧虑、焦虑、悲哀、恐惧等情志内伤病史。然而，郁证决不仅见于此。近年来，由于教育倾向上存在一些偏差，家长和教师对于知识和升学率的单一性追求，儿童及中小学生负担日重，精神压力日大，郁证亦明显增多。总之，由于诸多的社会和家庭的因素，郁证的发病率几乎涉及整个人群，有资料证明，几乎所有的动物包括禽类甚至植物的生长、疾病、死亡都与"情志郁结"有关，这一点似乎应该引起整个人类的重视。

郁证的临床表现多种多样，共有的气机郁滞所引起的气郁症状，如精神抑郁、情绪不宁、胸胁胀满疼痛等，这是诊断郁证的重要证据。在此基础上，继发其他的郁滞则会出现一些相应的症状。如血郁：兼胸胁胀痛，或呈刺痛，部位固定，舌质有瘀点、瘀斑或舌质紫暗。火郁：兼性情急躁易怒，胸闷胁痛，嘈杂吞酸，口干而苦，便秘，舌质红，苔黄，脉弦数。食郁：兼见胃脘胀满，嗳气，口腻。若郁久伤神，则有心神不安兼见心烦心悸，悲伤欲哭，哭笑无常。

［案四］

王某，女，56岁。2012年11月2日就诊。初次发病节气：寒露；当下发病节气：白露。出生地：陕西西安，居住地：北京（20年）。文化程度：高中。曾经职业：会计。

望：面色少华，体态偏胖，精神不振，郁郁寡欢，神清合作。苔白稍腻、舌质暗淡。

闻：鼻音浓重，乏力懒言。

问：主诉：鼻痒、喷嚏、流清涕、鼻塞2个月。病史：鼻痒、喷嚏、流清涕反复发作近十年，并于2007年和2011年做过 2 次鼻息肉手术。近 2 个月鼻痒、喷嚏、流清涕、鼻塞，伴嗅觉下降，乏力，失眠，郁郁寡欢，双目干涩，食纳尚可，大便溏软，日行 2 次。既往史：糖尿病 3 年。

切：左脉弦细，右脉细弱。

专科检查：鼻黏膜苍白、水肿，鼻中隔高位右偏，鼻咽部光滑，咽部黏膜淡红，双耳鼓膜完整、色白。

中医诊断：鼻鼽属肺脾气虚，肝郁湿阻，鼻窍不利证。

辨证分析：鼻鼽亦称鼽嚏，多因禀质特异，脏腑虚损，兼感外邪所致，以突然或反复的鼻痒、喷嚏频作、清涕如水、鼻塞不通为主要表现。本案患者年过半百，脏腑衰弱，又因患病日久及做过 2 次鼻息肉手术，致肺脾气虚，卫外不固，腠理疏松，屡受风寒异气侵袭发为鼻鼽；邪壅肺气，肺气不利，则嗅觉减退；脾虚木郁，故见面色少华，精神不振，郁郁寡欢；肝郁血虚，不养心神则不寐，双目干涩，舌质暗淡，左脉弦细。脾虚湿阻则形体偏胖，大便溏软，舌苔稍腻，右脉细弱。此次发病时值秋季白露，秋主阳气收藏，阴寒之气渐盛，肺脏虚冷亦是主要发病诱因。如巢氏《诸病源候论》卷二十九指出："肺气通于鼻，其脏有冷，冷气入乘于鼻，故使津液不能自收。"综观病史，其病在肺脾，兼肝郁湿阻。

治法：益气固表，健脾疏肝，通利鼻窍。

方药：玉屏风散合苍耳子散加味。生黄芪 30g，白术 10g，防风 10g，苍耳子 10g，白芷 10g，辛夷 10g（包煎），川芎 10g，茯苓 20g，泽泻 20g，远志 10g，桔梗 10g，柴胡 10g，郁金 10g，夜交藤 30g，薏苡仁 30g，合欢花、合欢皮各 10g。14 剂，水煎服，每日 2 次。

二诊：2012年11月17日就诊。服上方后鼻痒、喷嚏、清涕明显减轻，嗅觉改善，夜寐及情绪转佳，尚有双目干涩，鼻涕倒流，食纳二便同前，苔白质暗，脉弦细。前方加牛膝10g，白芍10g，继服14剂。

三诊：2012年12月1日就诊。诉药后诸症明显减轻，偶发喷嚏，鼻涕倒流消失，情绪愉悦，夜寐时欠安，双目干涩减轻，大便正常，苔薄白，脉弦。上方加酸枣仁30g，五味子10g，继服14剂而愈。

按语：《素问·灵兰秘典论》曰："主明则下安……主不明则十二官危。"吾师认为睡眠不佳可加重卫表不固，故运用玉屏风散益气固表，苍耳子散祛风通窍，川芎、桔梗、茯苓、泽泻、薏苡仁行气宣肺、健脾祛湿外，又加入疏肝解郁、养血安神的柴胡、白芍、郁金、远志、合欢花、合欢皮、夜交藤、酸枣仁、五味子及补益肝血、引热下行的牛膝等药。正如《素问·汤液醪醴论》云："神去之而病不愈。"只有患者睡眠好转，鼻鼽症状才能持续缓解，故注重改善患者睡眠质量是老师治疗鼻鼽的一大要点。

[案五]

张某，男20岁，2012年7月5日就诊。初次发病节气：小暑；当下发病节气：夏至。出生地：北京，居住地：北京。文化程度：高中。曾经职业：学生。

望：面色无华，神态自然，身材肥胖，舌苔白，舌质淡，边有齿痕。

闻：鼻音轻微。

问：主诉：鼻痒、打喷嚏、流清涕反复发作3年，加重1周。现病史：近3年来每于夏秋季节发作鼻痒、打喷嚏、流清涕，加重1周。晨起症状最重，去年曾做过敏原检测，结果为花粉、螨虫、蒿草阳性。现有白痰，眠食尚好，大便黏腻。

切：脉滑。

专科检查：双侧鼻黏膜色淡、水肿，鼻道有清水样分泌物，咽喉（-），双耳（-）。

中医诊断：鼻鼽属肺卫不固，痰湿内蕴证。

辨证分析：本患者平素因饮食无度，过食肥甘厚腻，致脾胃虚弱。母病日久及子，则肺气受损，卫表不固，腠理疏松。发病时值小暑天热，平素又喜吹空调，本就肺脾气虚，此时加之风邪外袭，上犯鼻窍则发鼻鼽。脾虚湿阻，则身材肥胖，白痰，大便黏腻，舌苔白，舌质淡，边有齿痕，脉滑。

治法：益气固表，祛风通窍，行气化痰。

方药：玉屏风散合苍耳子散、二陈汤加味。生黄芪30g，防风10g，白术10g，苍耳子10g，白芷10g，辛夷10g（包煎），陈皮10g，清半夏9g，茯苓30g，川芎10g，生甘草6g。14剂，水煎服，每日2次。

二诊：2012年7月18日复诊。诉药后鼻痒、打喷嚏、流清涕等症状明显减轻，白痰减少，食纳尚好，二便调，苔白质淡红，边有轻微齿痕，脉滑弦。

方药：上方去苍耳子、辛夷、清半夏，加党参10g，怀山药15g，桔梗10g，泽泻10g，以增大健脾益气渗湿之力，继服14剂而愈。

按语：脾为气血生化之源，肺气的充足有赖于脾气的上输，故刘老师先给予玉屏风散合苍耳子散、二陈汤加味益气固表、祛风通窍、行气化痰；待邪去后再健脾利湿，使脾的运化功能正常，气血生化之源旺盛，则肺卫功能正常，诸症才能消失。本案和上案皆为鼻鼽，虽主证相同，但兼证不同，一个兼证是肝气郁结明显，另一个兼证是痰湿蕴阻明显。刘大新教授在治疗鼻鼽时总是强调标本兼治，以益气固表、祛风通窍为基础，注重辨证与辨病相结合，既有辨证原则性，又有对症灵活性。针对疾病过程中的不同兼证随机应变，常常施以疏肝理气、健脾祛湿、解郁安神、活血化瘀等法。

鼻　渊

[案一]

夏某，男，34 岁。2014-01-14 就诊。初次发病节气：小寒；当下发病节气：小寒。出生地：河北，居住地：北京。文化程度：中学。职业：职员。

望：神清，精神稍弱。形体肥胖。舌淡暗，苔黄腻。

闻：言语如常。

问：主诉：右侧面部疼痛 5 天。患者 5 天前无明显诱因出现右侧面部疼痛，曾伴有发热，体温最高 37.8℃，流大量黄涕，鼻塞夜甚。无恶寒。影响睡眠。无头晕头痛。纳可，无恶心呕吐，无腹胀。大便可。既往史：体健。

切：脉弦滑。

其他检查：血压 140/70mmHg，脉搏 96 次 / 分。

专科检查：右侧中鼻道可见少量脓性分泌物。

中医诊断：鼻渊属湿热内蕴证。

辨证分析：鼻渊为病多因感受外邪，外邪犯肺，肺失宣通，邪滞鼻窍所致，若外邪不解、郁久化热入里，与脏腑湿热浊邪相结，则成慢性湿热型鼻渊。由于湿热内生，郁困脾胃，运化失常，清阳不升，浊阴不降，湿热邪毒循经上炎，停聚窦窍，灼腐肌膜，遂致鼻渊。又因湿为阴邪，易伤阳耗气，最易阻滞气机，使气机升降失常，经络阻滞不畅；且湿邪重浊，临床症状里多有头沉重感，分泌物量多；又有湿邪黏滞，故症状缠绵难愈，病程长易反复发作。

综观病史，四诊合参，其病因源在肺脾，兼有湿热。因病程短，当下祛邪为先。

治法：清热解毒，利湿通窍。

方药：苍耳子 10g，白芷 10g，辛夷 10g（包煎），川芎 10g，黄芩 15g，桔梗 10g，皂角刺 10g，败酱草 15，鱼腥草 15g，茯苓 20g，清半夏 9g，生甘草 6g。7 剂，水煎服，每日 2 次。

二诊：患者诉药后，面部疼痛症状缓解。流少量清涕，大便稍干。舌体稍胖，淡暗，齿痕，苔黄稍腻，脉弦滑。

方药：白芷 10g，辛夷 10g（包煎），川芎 10g，黄芩 15g，桔梗 10g，败酱草 15g，鱼腥草 15g，茯苓 20g，清半夏 9g，生甘草 6g，苍耳子 10g，泽泻 15g，薏苡仁 30g，栀子 10g，枳实 10g。14 剂，水煎服，每日 2 次。

随访：2 周后随访，患者症状消失。

按语：此患者体胖，平素嗜食肥甘厚味，致使湿热内生，郁困脾胃；此次冬季风寒之邪盛，复受外邪侵袭，湿热之邪内犯脾胃，脾为湿困，运化失健，则清气不升，浊阴不降，湿热邪毒循经上蒸，停聚窦内，蒸灼窦内肌膜而为病。正如《景岳全书·卷二十七》云："此证多因肥甘酒腻或久用热物，或火由寒郁，以致湿热上熏津液。"说明饮食不节致湿热内生，在风寒外束的诱因下，湿热上蒸于脑，可致鼻渊。

[案二]

张某，男，25 岁，已婚，2016 年 12 月 6 日就诊。初次发病节气：霜降；当下发病节气：小雪；出生地：北京，居住地：北京（25年）。文化程度：本科。职业：公司职员。

望：神志清晰，面色淡白，形体匀称，无异常气味。毛发正常，皮肤润泽，舌淡暗，苔白厚腻。

闻：语声无力。

问：主诉：头痛半个月余。病史：1个月前感冒后出现头痛。巅顶痛，发散状，夜间为甚。鼻塞，流涕，嗅觉减退，咳嗽、恶心，疲乏，便溏。

切：脉细弱。

其他检查：血压120/70mmHg，脉搏90次/分。

专科检查：专科检查：鼻黏膜水肿，鼻甲肥大，中鼻道可见脓性分泌物。鼻窦CT显示上颌窦炎、筛窦炎、额窦炎。

中医诊断：鼻渊属肺脾气虚证。

辨证分析：本案患者起居不慎，风寒外袭，内犯于肺，肺失宣降，循经上壅鼻窍，出现咳嗽、鼻塞，鼻涕较多，嗅觉减退；脾胃虚弱，运化失健，气血精微生化不足，头目失于濡养，故见头痛。加之脾虚失调，不能升清降浊，湿浊内生，故见疲乏、不思饮食。舌淡暗、苔白腻、脉细弱，均为肺脾气虚之象。

治法：益气健脾渗湿。

方药：苍耳子散加减。苍耳子9g，白芷10g，辛夷9g（包煎），川芎10g，桔梗10g，赤芍15g，冬瓜子10g，薏苡仁30g，茯苓30g，泽泻15g，清半夏9g，黄芩10g，木瓜30g，苍术10g，黄芪30g，甘草6g，丹参30g。7剂，水煎服，每日2次。

二诊：2016年12月13日。服上方1周后，头痛症状缓解，仍有鼻塞，流涕，嗅觉减退，偶有咳嗽、疲乏，不思饮食，大便正常。舌淡暗，苔白厚腻，脉细弱。

方药：上方去泽泻、清半夏、黄芩，加砂仁 10g，陈皮 10g，继服 7 剂。

按语：刘老师用苍耳子散加减，益气健脾渗湿。方中苍耳子宣通鼻窍，散风止痛，辛夷散风通窍，白芷祛风宣肺。三药合用，具有散风邪、通鼻窍之功。茯苓、甘草、黄芪补气健脾；薏苡仁、苍术、冬瓜子、泽泻健脾利湿排脓；川芎、赤芍、丹参活血化瘀止痛；清半夏、黄芩燥湿化痰，降逆止呕；砂仁、陈皮行气健胃；桔梗为太阴肺经的引经药，如舟车载药上行，达上焦以益肺气。诸药合用，共奏益气健脾渗湿之效。

《素问·气厥论》中就有这样的记载："鼻渊者，浊涕下不止也。"说明人们早就认识到鼻渊是以鼻流浊涕，量多不止为主要特征的鼻病。本病是临床上的常见、多发病，男女老幼均可患病，而以青少年多见，相当于西医学的化脓性鼻窦炎。鼻窦是上颌窦、额窦、筛窦、蝶窦的总称，各窦均有开口且与鼻腔相通。它们既可以单独发生病变，也可多个或全部出现炎症，通称为鼻窦炎。本病有急鼻渊（急性化脓性鼻窦炎）和慢鼻渊（慢性化脓性鼻窦炎）两种类型，以后者更为常见。

苍耳子散主治鼻渊。《内经》中说："鼻渊者，浊涕下不止也。"浊涕量多，临床辨证多属热证，《内经》中说："诸转反戾，水液浑浊，皆属于热。"何况，《内经》中也明言："胆移热于脑，谓之辛頞鼻渊。"尽管汪昂在《医方集解》中把苍耳子散解读为"以散为泻者"，但在临床使用中，很多医家发现以苍耳子散治疗热证，常有以热增热之弊。

［案三］

车某，男，12岁，2013年2月6日就诊。初次发病节气：冬至；当下发病节气：小寒。出生地：北京，居住地：北京。文化程度：小学。

望：面色无华，精神萎靡，苔薄黄舌尖红。

闻：鼻音重浊。

问：主诉：鼻流黄涕伴鼻塞1个月。现病史：近1个月因外感后鼻流黄涕伴鼻塞，眉心处疼痛且中午痛重，夜眠打鼾，二便调。既往史：慢性鼻窦炎史3年，睡眠打鼾3年。

切：脉数。

专科检查：鼻黏膜充血、水肿，中鼻道有脓性分泌物附着，双侧扁桃体Ⅱ度肥大。

中医诊断：鼻渊属肺经热盛，痰滞鼻窍证。

辨证分析：本患者因起居不慎，冷暖失调，外感风寒，客于肺系，肺气郁闭，灼津为痰，化生脓涕，阻滞鼻道，而致鼻流黄涕；邪热内郁，气血壅阻，上困鼻窍，故眉心疼痛、夜眠打鼾；苔薄黄舌尖红，脉数亦为风邪外袭之象。正如《类证治裁》说："有脑漏或鼻渊，由风寒入脑，郁久化热。"

治法：清利肺热，化浊通窍。

方药：苍耳子散合二陈汤加味。苍耳子10g，辛夷10g（包煎），白芷10g，陈皮10g，茯苓20g，清半夏9g，黄芩15g，川芎10g，冬瓜子15g，鱼腥草15g，败酱草15g，桔梗10g，薏苡仁30g，竹茹10g，生甘草6g。14剂，水煎服，每日2次。

二诊：2013年2月22日就诊。服上方后感鼻流黄脓涕减少，鼻塞减轻，眉心痛消失，仍鼻音重、打鼾，眠纳正常，二便调。

苔白尖红，脉数。

方药： 上方去鱼腥草、败酱草、竹茹，加赤芍 12g，继服 21 剂。

三诊： 2013 年 3 月 15 日就诊。黄涕消失，鼻塞消失，鼻音减轻，打鼾减轻，苔薄白，舌尖略红，脉数。局部检查：鼻黏膜慢性充血。

方药： 苍耳子 10g，辛夷 10g，白芷 10g，陈皮 10g，茯苓20g，清半夏 9g，黄芩 15g，川芎 10g，桔梗 10g，薏苡仁 30g，栀子 10g，白术 10g，生甘草 6g。继服 14 剂而愈。

按语： 鼻渊多因六淫侵袭，热邪壅盛，蒸灼鼻窦所致，有急、慢性之分，相当于西医化脓性鼻窦炎。历代医家对鼻渊病因病机的论述可分为两方面：新病多由火热所致，如胆热、肺热、湿热；久病者则多为虚证，如肺脾气虚、肾虚等。在治疗方面，《济生方·鼻门》用苍耳子散治疗鼻渊，被历代医家认为是治疗鼻渊的要药。刘大新教授在苍耳子散祛邪通窍的基础上又加入二陈汤、川芎、桔梗行气化湿；另外冬瓜子、败酱草、鱼腥草等治疗黄脓涕常用药物，该三味药合用可清肺化痰、渗湿排脓、润燥导滞、解毒消肿；再加黄芩、栀子、赤芍清热凉血化瘀；薏苡仁、竹茹、白术健脾渗湿排脓；生甘草调和诸药。全方合用可达清泻肺热、化浊通窍之功。

[**案四**]

王某，男，9 岁。2016-04-18 就诊。初次发病节气：雨水；当下发病节气：谷雨。出生地：北京，居住地：北京。文化程度：小学。职业：学生。

望： 面色偏白，形体偏胖。舌淡红，苔白腻，有齿痕。

闻：语音声重，言语有力。

问：主诉：鼻塞，流黄涕2个月余。病史：患儿素易感冒，最近一次2016年2月下旬感冒后出现间断流黄涕，鼻塞，夜间明显，有打鼾，上述症状时轻时重，稍受风寒症状加重，近期出现头痛，下午明显，偶有咳嗽，晨起明显，咳少量黏痰，曾自服鼻渊通窍颗粒，间断用药，用药后能改善，停药后症状反复，未坚持服药，患儿喜肉类食物，便秘，3～4日一次。

切：脉滑数。

专科检查：鼻黏膜充血，中鼻道、下鼻道可见黏涕，略浑浊。咽部黏膜稍充血，咽后壁可见鼻腔倒流少量分泌物。

中医诊断：鼻渊属肺脾气虚证。

辨证分析：本病慢鼻渊由于急鼻渊治疗不彻底，迁延失治，邪气久羁而致。另一方面，因邪毒内困，正气耗伤，体质虚弱，外卫力弱，经常感冒，反复不已，余邪不清，滞留鼻窍，缠绵不愈，以肺、脾之虚损为主。肺气虚损，卫阳虚弱，清肃不力，邪毒易于滞留，上结鼻窍，凝聚于鼻窦，伤蚀黏膜而为病；男孩饮食不节，伤及脾胃，则运化失健，清阳不升，邪毒久困，浸淫鼻窦，黏膜败坏，而为病。总的治疗方法是顾护肺脏，健脾益气。

治法：健脾补肺，活血通窍。

方药：黄芪15g，茯苓15g，白术6g，甘草6g，清半夏6g，防风6g，川芎6g，丹参15g，党参10g，焦槟榔10g，山楂10g，麦芽15g，五味子6g，桔梗6g，冬瓜子10g，陈皮10g，辛夷6g（包煎），白芷6g，苍耳子6g。7剂，水煎服，每日2次。

二诊：脓涕明显减少，鼻塞打鼾症状得到缓解，便秘改善。

方药：上方去五味子、麦芽，继续服用7剂。

三诊：复诊已完全没有脓涕，鼻腔通气良好，打鼾明显缓解，无憋气。嘱清淡饮食，增加膳食纤维，少食寒凉，适当运动，保持大便通畅，适当清洗鼻腔。

按语：本方治疗儿童鼻窦炎是以扶正为主，驱邪为辅，治疗上体现整体思维和小儿脏腑娇嫩，行气未充，肺常不足、脾常不足的特点，以整体调理为主，辅以局部用药。选用了益气固表的经典方玉屏风散，扶正固表、补益肺气，以及治疗鼻病的经典方苍耳子散，散风除湿、通窍止痛，还包括二陈汤，可燥湿化痰、理气和中。另外，冬瓜子可化痰、排脓、除湿，《长沙药解》："清肺润肠，排脓决瘀。"五味子，归肺经，收敛肺气而能止咳，《神农本草经》："主益气，咳逆上气，劳伤羸瘦，补不足。"因小儿脾常不足，常不能控制自我饮食，容易产生食积，故本方包含焦四仙的成分起到健脾胃、助消化的作用。本患者病程稍久，丹参能活血祛瘀、排脓止痛，《本草汇言》谓："丹参，善治血分，去滞生新。"

［案五］

张某，女，22岁。2016-11-22就诊。初次发病节气：霜降；当下发病节气：小雪。出生地：北京，居住地：北京。文化程度：大学。职业：职员。

望：面色红润，形体适中。苔薄黄，舌尖红。

闻：鼻音声重，言语清晰。

问：主诉：鼻流黄涕伴鼻塞1个月。病史：近1个月因外感后鼻流黄涕伴鼻塞，眉心处疼痛且中午痛重，鼻音重，流脓涕，鼻塞，嗅觉减退，纳眠好，二便调。慢性鼻窦炎史3年，睡眠打鼾 3 年。

切：脉弦滑。

专科检查：鼻黏膜充血、水肿，中鼻道有脓性分泌物附着，咽部稍充血，双侧扁桃体Ⅱ度肥大，表面无分泌物。

中医诊断：鼻渊（肺胃热盛）。

辨证分析：患者平素喜食肉食，阳明腑实热盛，加之此次外感风邪入里化热，热浊上熏，壅滞于肺，循经上犯清窍，灼津为痰，化生脓涕，阻滞鼻道，而致鼻渊、鼻塞，鼻黏膜暗红色充血水肿，苔薄黄舌尖红亦为肺胃热盛之象。

治法：清利肺胃，化浊通窍。

方药：苍耳子 10g，辛夷 10g（包煎），白芷 10g，陈皮 10g，茯苓 20g，清半夏 9g，黄芩 15g，川芎 10g，冬瓜子 15g，鱼腥草 15g，败酱草 15g，桔梗 10g，薏苡仁 30g，竹茹 10g，生甘草 6g。14 剂，水煎服，每日 2 次。

二诊：服上方后感鼻流黄脓涕减少，鼻塞减轻，眉心痛消失，仍鼻音重、打鼾，眠纳正常，二便调。苔白尖红，脉数。

方药：上方去鱼腥草、败酱草、竹茹，加赤芍 12g，继服 21 剂。

调护：嘱规律生活，避免熬夜，预防感冒。

按语：方中的苍耳子散祛邪通窍；二陈汤、川芎、桔梗行气化湿；冬瓜子、败酱草、鱼腥草是老师治疗黄脓涕的常用药物，该三味药合用可清肺化痰、渗湿排脓、润燥导滞、解毒消肿。另外，冬瓜子、败酱草除湿排脓，且味甘，从而减少寒凉药物的使用，避免伤及脾胃。黄芩、栀子、赤芍清热凉血化瘀；薏苡仁、竹茹、白术健脾渗湿排脓；生甘草调和诸药。全方合用，达清肺胃热、化浊通窍之功。

鼻部其他疾病

[案一]

石某，男，54 岁，2012-06-06 就诊。初次发病节气：春分；当下发病节气：小满。出生地：北京，居住地：北京（54 年）。文化程度：高中。曾经职业：司机。

望：面色晦暗，体态适中，神清合作，苔薄白质暗。

闻：鼻音重浊。

问：主诉：鼻堵 3 个月，加重 2 周。现病史：因外感致鼻堵 3 个月，加重 2 周，现少量白涕，平躺时鼻堵易发作，喷丙酸氟替卡松鼻喷雾剂（辅舒良）无效，外用盐酸赛洛唑啉滴鼻剂有效，眠差，纳可，二便调。既往史：2012 年 3 月因左纵隔节细胞神经瘤伴出血囊性变在朝阳医院行左肺部囊肿手术。

切：左脉细，右脉弦。

专科检查：鼻内镜检查：鼻黏膜慢性充血，下鼻甲肥大，鼻中隔右偏，鼻咽部光滑。

中医诊断：鼻窒属瘀血阻络，鼻窍失养证。

辨证分析：鼻堵之发，病因甚多，本案系因患者先行肺部手术，致气血瘀阻肺经脉络。鼻者，肺之候也，肺气不和则鼻窍失养不通，故发鼻腔堵塞、流白涕；鼻甲血行失畅积滞，致鼻黏膜慢性充血、下甲肥大；血瘀不能上养头部致失眠；苔薄白质暗、脉弦细亦为瘀阻鼻窍之象。

治法：行气活血，化瘀通窍。

方药：苍耳子散合桃红四物汤加味。苍耳子 10g，辛夷 10g，白芷 10g，桃仁 10g，红花 10g，当归 10g，川芎 10g，赤芍 10g，菖蒲 10g，桔梗 10g，五味子 10g，生甘草 6g。7 剂，水煎服，每日 2 次。

二诊：2012 年 6 月 13 日复诊。诉药后鼻堵减轻，有少量白黏涕，眠好转，纳可，二便调。查：鼻黏膜慢性充血，下甲无肿大，鼻中隔右偏，苔薄白质暗，脉弦。

方药：上方加路路通 10g，继服 7 剂。

三诊：2012 年 6 月 20 日复诊。诉平躺时鼻堵明显减轻，仍有少量白涕，眠纳可，二便调，查：左下甲稍肿大，苔薄白质暗，脉弦。

方药：上方去路路通，加桂枝 6g，继服 7 剂。

四诊：2012 年 6 月 27 日复诊。诉鼻堵轻微，鼻涕消失，口干，眠纳尚好，二便调，查：鼻黏膜淡红，鼻甲无肿大。苔薄白质略暗，脉弦稍数。

方药：上方去桂枝，加黄芩 10g，栀子 10g，继服 7 剂而愈。

按语：刘老师认为头面部之瘀血非辛香之品不能通，故常用《医林改错》的活血通窍汤治疗。方中用桃仁、红花、赤芍、川芎、当归活血化瘀、疏通血脉；再合用苍耳子散祛风通鼻窍；桔梗宣畅肺部气血且载药上行；菖蒲、路路通通络开窍，利于化散瘀血；五味子养血安神；桂枝温经利水通络；黄芩、栀子清泄肺热。合而治之，使肺脏气血和，上焦清而鼻窍自安。

[案二]

付某，女，7 岁。2016–01–19 就诊。初次发病节气：小寒；

当下发病节气：大寒。出生地：北京，居住地：北京。文化程度：小学。职业：学生。

望：面色红润，形体适中，张口呼吸。舌红苔黄。

闻：鼻音声重，言语清晰。

问：主诉：鼻塞伴睡眠打鼾1周。病史：患儿一周前上呼吸道感染后，出现间歇鼻塞，流涕白黏，鼻音声重，喉中有痰，夜间睡眠打鼾，张口呼吸，无咽痛发热，无晨起困乏，无记忆力减退，大便不干，食欲尚可。1年前曾于外院诊断"腺样体肥大"。

切：脉细数。

专科检查：咽部黏膜慢性充血，扁桃体Ⅰ度大，表面无充血，未见分泌物。鼻腔黏膜色红，可见少量白黏涕，中道未见脓性分泌物，鼻咽部未见。

中医诊断：鼻窒属肺经蕴热，壅塞鼻窍。

辨证分析：此患儿外感风寒，失治迁延，入里化热，邪浊伏肺，肺经蕴热，失于宣降，熏蒸鼻窍，故流黏涕，涕倒流咽喉部，故喉中有痰，加之素有腺样体肥大，邪瘀交结，故鼻窍不通，甚至夜间打鼾，张口呼吸。舌红苔薄黄、脉数为肺经蕴热，壅塞鼻窍之征。

治法：清热泻肺，行气通窍。色甘酸钠滴鼻。

方药：苍耳子6g，白芷6g，川芎6g，辛夷6g（包煎），桔梗6g，黄芩6g，赤芍6g，浙贝母6g，夏枯草6g，甘草6g，五味子3g。7剂，水煎服，每日2次。

二诊：鼻涕减少，涕白，打鼾稍减轻。

方药：上方去黄芩，加白术6g，7剂。

三诊：鼻涕消失，鼻塞明显减轻，张口呼吸减少。

方药：上方不变，继续服用 14 剂。

四诊：打鼾诸症明显改善。

调护：嘱增强体质，避免受风受凉，积极防治伤风鼻塞。不可强行擤鼻，以免邪毒入耳。

按语：《素问·阴阳应象大论》云："肺主鼻，在窍为鼻。"《诸病源候论·卷二十九》："肺主气，其经手太阴之脉也，其气通鼻。若肺脏调和，则鼻气通利而知香臭；若风冷伤于脏腑，而邪气乘于太阴之经，其气蕴积于鼻者，则津液壅塞，鼻气不宣调，故不知香臭，而为齆也。"此患儿素有腺样体肥大，合并急性鼻炎，中医诊断均属于"鼻窒"范畴，患者失治迁延后，外邪入里化热，肺经蕴热，壅塞鼻窍，治疗应以通窍清热、散结消肿为主。老师治疗此类病，常用比较平和且苦味不太重的清热药物，如方中黄芩味苦、性平，《珍珠囊》："除阳有余，凉心去热。"清热又散结的药物有夏枯草、浙贝母等。夏枯草，清热泻火、消肿散结，《重庆堂笔记》："夏枯草，微辛而甘，故散结之中，兼有和阳养阴之功。"补肺热伤阴之不足。《本草纲目拾遗》曰：浙贝母"解毒利痰，开宣肺气，凡肺家夹风火有痰者宜此。"散结又能祛痰。赤芍清热凉血，能消除血中郁热，且活血散瘀。

[案三]

李某，男，42 岁。2016-04-15 就诊。初次发病节气：立春；当下发病节气：清明。出生地：北京，居住地：北京。文化程度：大学。职业：公司职员。

望：面色红润，形体偏胖。舌淡红，苔黄稍腻。

闻：语音声重，言语清晰。

问：主诉：失嗅2个月。病史：患者2个月前上呼吸道感染后出现失嗅，伴有间断喷嚏，无流清涕，无鼻塞，纳可，眠可，大便可。

切：脉弦细。

专科检查：鼻中隔基本居中，鼻黏膜色淡红，鼻甲稍肿胀，中鼻道未见脓性分泌物，上鼻道较狭窄，鼻咽部未见新生物。

中医诊断：失嗅，属脾虚湿困证。

辨证分析：脾气不足，生活饮食失于规律，导致脾气虚，此例患者上呼吸道感染后失嗅，辨证为脾虚湿困，气血不足，致使运化升清功能减退，津液停聚，阳气不足，湿浊郁就则化热，故舌淡红，苔略黄腻。

治法：化湿通窍。

方药：辛夷10g（包煎），白芷10g，苍耳子10g，路路通10g，石菖蒲10g，桔梗10g，川芎10g，生甘草6g，茯苓20g，陈皮10g，黄芩10g，升麻6g，白芍15g。14剂，水煎服，每日2次。

配合针刺迎香穴、印堂穴、风池穴。

二诊：失嗅稍缓解。

方药：上方去黄芩，继续服用7剂。

三诊：复诊，患者嗅觉较前明显恢复。

调护：嘱其调畅情志，规律生活，避免熬夜，预防感冒。

按语：《东垣试效方》卷五认为："肺脾虚，清阳不升，邪害空窍，故鼻不利而不闻香臭。"老师立法益气固表、活血、通窍，予升麻、茯苓、白芍等健脾补益，川芎养血活血，仅用一味黄芩清热。服药后明显缓解。对于同一患者、统一疾病，老师在诊病过程中，遵循辨证论治必求于本的原则，采用不同治法。

喉痹

[案一]

白某，女，28岁。2014-12-10就诊。初次发病节气：立冬；当下发病节气：大雪。出生地：北京，居住地：北京。文化程度：大学。职业：职员。

望：面色少华，体态如常，步态平稳，神清合作；舌暗，胖，齿痕，苔白厚腻。

闻：语音如常。

问：主诉：咽痛3个月。患者3个月前扁桃体摘除术后出现咽痛、咽干，晨起为甚。鼻干，耳痒，时有咳嗽，晨起有黄痰。畏寒，乏力，纳可。痛经。自觉手心烦热，眠欠安。大便干，小便色深。既往史：体健；扁桃体摘除术后3个月。平素性情急躁。

切：脉弦滑。

其他检查：血压110/70mmHg，脉搏76次/分。

专科检查：咽部充血。

中医诊断：喉痹，肝郁脾虚，湿瘀内阻。

辨证分析：脾胃乃后天之本，脾与胃经脉相通，其脉上行喉咙，布于舌下，与咽喉关系密切。《素问·阴阳类论》云："一阴一阳代绝，此阴气至心，上下无常，出入不知，咽喉干燥，病在脾土。"脾主运化水谷津液以营养全身，若脾胃失常则不能输布津液滋养咽喉，咽喉失养，而病喉痹。《素问·至真要大论》云："岁太阴在泉，草乃早荣，湿淫所胜……民病饮积心痛，耳聋浑浑焞焞，嗌肿喉痹。"足太阴脾，喜燥恶湿，易被湿邪所伤。今湿淫旺胜，致脾胃受损，水谷精微化生不足，津液不能上承于咽，咽部脉络失其濡养，发为喉痹。

《灵枢·经脉》曰："肝足厥阴之脉……循喉咙之后，上入颃颡。"可见咽喉疾病与肝也有一定的联系。《素问·风论》云："肝风之状，多汗恶风，善悲，色微苍，嗌干善怒。"又《素问·经脉》云："肝足厥阴之脉……是动则病……嗌干。"肝为将军之官，性刚劲，主升发疏泄，喜条达。若肝失条达，肝气郁结，气机阻滞，肝气上逆，阻结于咽喉而为病。

此患者平素性情急躁，肝郁气滞。肝气郁结，气机不畅，升降失常，横逆犯脾，导致脾虚症状，形成肝郁脾虚证。另外，湿瘀内阻病机贯穿五官科疾病始终。

综观病史，四诊合参，其病因源在肝脾，兼有湿瘀内阻。因病程较长，当下标本兼治。

治法：疏肝健脾，理气活血，化湿利咽。

方药：柴胡10g，白芍15g，当归15g，茯苓30g，姜半夏9g，香附10g，竹茹10g，枳壳10g，泽泻15g，桔梗10g，丹参30g，益母草30g，红花10g，郁金10g，玫瑰花6g，栀子10g，赤芍15g，浙贝母10g，夏枯草10g，生甘草6g。14剂，水煎服，每日2次。

二诊：患者诉药后，咽痛明显好转，有咽部异物感。时有牙龈肿痛。时有咽痒，耳痒。大便时干，1～2日一行。口干。自觉口腔异味。纳可，不喜油腻。舌紫暗，尖红，胖，齿痕，苔黄腻，脉弦滑。

方药：黄芩 10g，盐知母 10g，盐黄柏 10g，苍术 10g，砂仁 10g（后下），枳实 10g，厚朴 10g，白芍 15g，当归 15g，茯苓 30g，姜半夏 9g，香附 10g，竹茹 10g，泽泻 15g，桔梗 10g，丹参 30g，红花 10g，郁金 10g，玫瑰花 6g，栀子 10g，生甘草 6g，赤芍 15g，浙贝母 10g，夏枯草 10g，柴胡 10g。14 剂，水煎服，每日 2 次。

三诊：无咽痛，稍有咽部异物感。

按语：患者扁桃体切除术后，手术局部经脉损伤，可有气滞血瘀。并且此患者术后咽部不适、疼痛，心情烦躁抑郁，又有肝郁气滞，日久致脾气虚弱。患者术后至今已有 3 个月，期间又反复服用寒凉药物治疗，更伤脾气。脾气虚弱，运化失司，水液不化生湿，湿瘀互结，蕴于体内。故治疗以疏肝健脾，理气活血，化湿为法。临床取得较好疗效。

患者咽痛虽为局部疾病，但与全身状况关系密切。利咽是治疗局部，疏肝健脾、活血、化湿是调节整体，也是治疗疾病本质，体现了刘老师整体施治的观点。

[案二]

刘某，女，51 岁。2012-10-26 就诊。初次发病节气：霜降；当下发病节气：霜降。出生地：北京，居住地：北京。文化程度：中学。职业：工人。

望：面色少华，体态如常，步态平稳，神清合作；舌淡暗，苔根部黄腻。

闻：语音稍低。

问：主诉：咽痛 2 年。患者 2 年前无明显诱因出现咽痛，为隐隐作痛，无吞咽痛。无发热。平素畏寒，下肢甚。无胸闷憋气。腹胀，矢气频，大便黏腻不爽，日一行。纳可，眠可。既往史：幽门螺杆菌（＋），甲状腺癌术后。平素情绪不稳定，抑郁，焦虑。

切：脉弦细。

其他检查：血压 130/70mmHg，脉搏 80 次 / 分。

专科检查：咽部慢性充血。

中医诊断：喉痹，属脾虚湿滞证。

辨证分析：脾与咽在生理功能上是密切联系的，《灵枢·忧患无言》曰："咽喉者，水谷之道也。"说明咽要发挥其正常的生理功能有赖于脾功能的正常发挥。"咽能够正常摄食，脾胃才有食物消化，脾胃之气升降有序，咽才能发挥其应有的功能。"此外，咽还需要脾所运化的精微物质和津液的濡养。"脾为后天之本，气血津液生化之源"，脾主运化，是指脾气能够把饮食水谷转化为水谷精微（即谷精）和津液（即水精），并把水谷精微和津液吸收，转输到全身各脏腑，包括运化食物与运化水液两个方面。若脾的功能减弱，则其运化水谷和水液的功能就会下降，升清功能减弱，精微物质和水液就不能被转输至头面咽喉，咽就得不到精微物质和水液的濡养和滋润，就会出现咽部干燥等一系列症状，日久逐渐加重就会导致慢性咽炎的发生。"脾在液为涎，涎为口津"，即唾液中较清稀的部分，由脾精及脾气化生并转输布散，具有湿润口腔的作用。脾为涎，"脾的运化功能正常，则津液上注于口为涎，以濡润咽"，若脾的运化功能失常，则津液不能上注于口为涎，咽就得不到濡养，同样会出现咽部干燥、咽部异物感。此患者平素多思多虑，耗伤脾气，脾运失司，表现在局部为咽部不适。治以健脾升清为主，治病求本，体现刘老师的整体观点。并且印证刘老师对虚证的解释：今人和古人不同，生活环境不同，饮食结构不同，起居作息不同，情绪思维不同。所以"虚"，要从多个方面进行考虑，整体分析，辨证论治，区分虚中夹实，实中夹虚。治疗应因势调理，而不是仅"补益"。

综观病史，四诊合参，其病因源在肝脾，兼有湿瘀内阻。因病程较长，当下标本兼治。

治法：健脾利湿，升清利咽。

方药：砂仁 10g（后下），木香 10g，党参 15g，茯苓 30g，白术 10g，姜半夏 9g，佛手 10g，香橼 10g，桔梗 10g，白芍 15g，红花 10g，炙甘草 6g，远志 10g，苍术 10g，薏苡仁 30g，炒麦芽 30g，升麻 6g。7 剂，水煎服，每日 2 次。

二诊：患者诉药后，症状缓解，语多加重，已无咳嗽，胃脘部不适好转。乏力，腰痛，口干。大便不爽。舌淡暗，苔白稍腻，脉弦细。

方药：砂仁（后下）10g，木香 10g，党参 10g，茯苓 30g，白术 15g，姜半夏 9g，佛手 10g，香橼 10g，桔梗 10g，白芍 15g，红花 10g，生甘草 6g，远志 10g，苍术 10g，柴胡 10g，郁金 10g，薏苡仁 30g，炒麦芽 30g，浙贝母 10g，夏枯草 10g。7 剂，水煎服，每日 2 次。

随访：后随访患者症状明显减轻，并逐渐好转。

按语：患者平素焦虑，情绪不稳定，多思多虑，肝郁气滞，脾气虚弱。脾虚运化失司，水液代谢异常，聚而为湿，湿浊内

阻。脾不升清，难以上养于喉，故咽痛，咽部异物感。并且久病
入络，有血瘀之象。治以健脾化湿、升清利咽，并加用活血化瘀
之品。

[案三]

任某，男，59 岁，已婚，2017 年 2 月 23 日初诊。初次发病
节气：大寒；当下发病节气：雨水；出生地：北京，居住地：北
京（59 年）。文化程度：本科。职业：退休。

望：神志清晰，面色萎黄，形体匀称。毛发正常，皮肤润
泽，舌紫暗，苔白腻。

闻：语声和缓。

问：主诉：咽干鼻干一年。病史：一年前出现咽干，夜间惊
醒盗汗，口腔溃疡，纳可，二便调，平素情绪急躁。既往史：干
燥症。

切：脉弦虚。

其他检查：血压 120/70mmHg，脉搏 90 次 / 分。

专科检查：咽部慢性充血，后壁淋巴滤泡增生，双侧扁桃体
不大，无脓，未见新生物，鼻腔黏膜色淡红。

中医诊断：喉痹属脾胃气虚，肝郁气滞证。

辨证分析：本案患者平素脾胃虚弱，脾胃之气不能上下运
化，清阳不升，浊气不降，导致心火在上，不能下降，则见口干
口渴，口腔溃疡，而肾水不能上承，则见阴虚盗汗，夜间惊醒。
神疲食少，是脾虚运化无力之故。气滞不畅，故排便困难；舌
淡，苔白，脉沉细为气虚之象。

治法：健脾疏肝，理气化瘀。

方药：香砂六君子汤加减。木香10g，砂仁6g（后下），党参15g，白术10g，茯苓20g，柴胡10g，香附10g，白芍15g，当归15g，郁金10g，玫瑰花6g，合欢花6g，合欢皮6g，远志20g，丹参20g，甘草6g。14剂，水煎服，每日2次。

二诊：2017年3月9日。服上方2周后，鼻干口干稍缓解，仍有夜间惊醒盗汗，口腔溃疡，心慌，口渴，舌紫暗，苔白腻，脉弦虚。

方药：上方去木香、当归，加竹茹10g，车前子30g，茯神30g，姜半夏9g，瓦楞子30g，桔梗10g，继服14剂。

按语：刘老师应用香砂六君子汤健脾疏肝，理气化瘀。方中党参、白术、茯苓、木香、砂仁、甘草、半夏取香砂六君子汤之意，健脾疏肝，理气化瘀；柴胡、香附、郁金能疏解少阳之郁滞；当归、白芍健脾养血；合欢花、合欢皮、远志、茯神疏肝安神；玫瑰花、丹参活血化瘀；竹茹、桔梗健脾理气化痰；车前子利水祛痰；瓦楞子化瘀消痰；甘草调和诸药。

一般说口舌生疮，多是胃有火，但是，对于那种长期的口舌生疮，如果舌质颜色淡白的，要考虑是否是脾胃气虚，对此朱丹溪曾经论述过，他在《丹溪心法》中说，此方调理"脾胃不和，不进饮食，上燥下寒，服热药不得者"。这里面说到了"上燥下寒"这种症状，这就是今天所说的上热下寒。有的人脾胃之气不能上下运化，清气不升，浊气不降，导致心火在上，不能下降，则上焦越来越热，而肾水不能上承，则下焦越来越冷。此时，一服热药温肾，则上面嘴起疱上火，可是服用清热的药物则下焦更冷。朱丹溪指出，此时可以服用六君子汤，交通上下，让脾胃气机上下通畅，则上不热，下不凉。在服用方法上，"加生姜三片，大枣一个，水煎服"。而香砂六君丸比较六君子剂，理气的作用更强了，对于脾胃气虚导致气机壅滞者，效果更好。但是有两点需要注意，一个是对于阴虚之人，此方不大适合，因为毕竟温药居多；第二，当正气虚损，滋补的时候，需要有个过程，一般如果对症，可以徐徐服用，脾胃之气会慢慢充足，脾胃之气充足了，则正气自来。

[案四]

患者吴某，女，33岁，已婚，2017-03-23初诊。初次发病节气：雨水；当下发病节气：春分；出生地：安徽，居住地：上海（11年）。文化程度：本科。职业：药品相关行业。

望： 神志清晰，面色萎黄，形体匀称。毛发正常，皮肤润泽，舌淡红，苔白。

闻： 语声和缓。

问： 主诉：咽喉异物感反复发作。病史：咽喉部异物感反复发作一年，近1个月加重，曾口服中药汤剂治疗效果不佳，晨起经常干呕，吞咽不适，偶有头痛，胸闷不适，纳可，眠安，二便调。

切： 脉弦虚。

其他检查： 血压120/80mmHg，脉搏92次/分。

专科检查： 咽部慢性充血，后壁淋巴滤泡增生，双侧扁桃体不大，无脓，未见新生物，鼻腔黏膜色淡红。喉部未见新生物。

中医诊断： 喉痹属脾虚湿困证。

辨证分析： 本例患者多由脾失健运，湿无以化，湿聚成痰，郁积而成。湿痰停胃令胃失和降，则干呕；阻于胸膈，气机不畅，则感痞闷不舒；阻遏清阳，则咽喉异物感吞咽不适。

治法：燥湿化痰，理气和中。

方药：二陈汤加减。清半夏 9g，陈皮 10g，茯苓 30g，当归 15g，柴胡 10g，白芍 15g，白术 10g，郁金 10g，玫瑰花 6g，桔梗 10g，生甘草 6g，生姜 6g。14 剂，水煎服，每日 2 次。

二诊：2017 年 4 月 6 日复诊。患者诉服药 2 周后自觉症状稍缓解，纳可，眠可，便干，舌淡红，苔白。

按语：在跟随刘老师学习的过程中，刘老师指出慢性咽炎与脾胃有非常密切的关系。慢性咽炎为咽黏膜、黏膜下及淋巴组织的慢性炎症。

慢性咽炎属于中医喉痹的范畴。从现代解剖学看，咽部与消化系统在神经上亦有紧密联系。咽部含有迷走神经、舌咽神经、副神经和颈交感神经分支，并有三叉神经第 2 支，咽喉部感觉特别敏感；邻近的食管、胃、十二指肠均有迷走神经分布。故当这些脏器患病时通过迷走神经反射引起咽部异常感觉；还有研究认为，消化道炎症等不良因素刺激大脑皮质时，通过视丘下部，经延髓迷走神经核或脊髓影响副交感神经系或交感神经系，从而导致自主神经功能失调引起咽部不适。从组织胚胎学看，咽在胚胎第 2 个月初期由前肠头端分化而成，十二指肠总胆管开口以上的消化管均由前肠分化而成，其感觉神经由上而下相互通连。故上消化道出现病变时，如胃酸减少、胃炎、胃十二指肠溃疡及胃癌、幽门痉挛等均可引起咽部感觉异常；当交感神经兴奋或抑制时，也可使口腔内腺体分泌发生紊乱而引起咽部异常。从咽部解剖、咽部胚胎发育都可以证实慢性咽炎与上消化道疾患有一定关系。

从中医理论上看，咽属胃系。脾与胃互为表里。在喉痹治疗中，应注重局部与脏腑的关系辨证施治，以固本治标，标本兼顾。饮食不节，思虑劳累过度，而伤脾胃，或寒凉攻伐太过，而碍脾胃，致脾胃虚弱，清阳不升，咽失温养；气虚不行，脉络不畅，可有郁滞，脾虚湿浊不化，痰湿内生则浊邪郁滞清道。脾胃不运则津液乏源，肾水上潮不畅，最终导致咽部津液不足，虚火灼咽。

刘老师认为，耳鼻咽喉的局部疾病与全身因素有着密切关系，随着人类生存条件的改变，疾病表现也随之改变，认识疾病不能一成不变，临证思路要灵活开阔。学习和深入研究中西医理论对诊断疾病有着重要作用。在学习现代及古代的理论、经验时要善于思考问题、发现问题，从而找出解决问题的最佳方案。

[案五]

黄某，女，47岁。2015年9月1日就诊。初次发病节气：夏至；当下发病节气：处暑。出生地：北京，居住地：北京（47年）。文化程度：大专。曾经职业：白领。

望：面色㿠白，形体适中，神清合作，苔白腻、质淡，边有齿痕。

闻：声音正常。

问：主诉：咽部疼痛3个月，加重1周。现病史：因说话多导致咽部疼痛3个月，加重1周。2周前曾到东方医院内科诊疗，给予蓝芩口服液及金喉健喷剂治疗，效果不明显，并于1周前咽痛加重。现咽痛，白痰量多，咽干痒，轻咳，夜眠稍差，食纳尚可，乏力，胃胀，小便调，大便黏腻。既往有浅表性胃炎史。

切：脉细弱。

专科检查：咽部黏膜色淡，双扁桃体（－），下咽部（－）。

中医诊断：慢喉痹，证属脾虚湿阻，咽喉不利。

辨证分析：脾胃为后天之本，主运化水谷和升清降浊，为气血生化之源。脾胃功能正常，清升浊降，输布精微，咽喉得养而清利。如长期饮食失调，劳倦过度，忧思多虑，过食膏粱厚味、辛辣之品，烟酒无度，则咽喉会长期遭受不良刺激；又脾胃运化失职，脾虚湿阻，津液不能上达于咽，咽部脉络失其濡养，导致咽干；脾气虚弱，痰湿内生，阻滞咽喉，则有白痰，咽部黏膜色淡、微肿；痰凝脉络受阻，而致咽痛；乏力、大便黏腻、舌淡苔腻边有齿痕、脉细滑亦为脾虚湿盛之证。临床中刘老师亦强调肺为脾之子，脾胃一虚，肺气先绝，也易致肺失宣降，出现咽痛、咽干痒、咳嗽咳痰。故脾气不足与喉痹关系密切。

治法：补脾益气，渗湿利咽。

方药：参苓白术散加味治疗。党参10g，山药20g，茯苓30g，白术10g，炒薏苡仁30g，砂仁6g（后下），桔梗10g，白扁豆10g，莲子肉10g，苍术10g，泽泻10g，炙黄芪30g，木蝴蝶10g，浙贝母10g，升麻10g，香附10g，首乌藤20g，炙甘草6g。14剂，水煎服，每日2次。

二诊：2015年9月15日复诊。药后咽痛明显减轻，咽干痒减轻，痰减少，咳嗽消失，胃胀消失，眠纳佳，乏力减轻，大便黏，苔白质暗，脉细弦。

方药：上方去苍术、首乌藤，加丹参20g，继服14剂而愈。

按语：临床中刘老师善于运用参苓白术散加味治疗本病，参苓白术散出自宋代《太平惠民和剂局方》，是一首药味温和、热而不燥、补而不腻的名方，多用于消化系统疾病。本方由党参、茯苓、白术、桔梗、薏苡仁、砂仁、山药、白扁豆、莲子肉、炙甘草十味药组成。其中党参性味甘平，作用缓和，补脾肺气；与茯苓、白术、薏苡仁合用，达补气健脾渗湿的作用。山药、莲子肉助党参以健脾益气，兼能止泻；扁豆甘微温，补脾和中化湿。桔梗辛散苦泄，开宣肺气，通调水道，利咽喉，载药上行，寒热皆可使用。砂仁辛散温通，气味芬芳，醒脾和胃，行气化滞，为醒脾调脾要药。炙甘草健脾和中，调和诸药。

加减：气虚甚者，加炙黄芪补气健脾；咽痒者，加木蝴蝶清肺利咽、疏肝和胃；胃胀，加香附、枳壳行气宽中；痰多者，加姜半夏、浙贝母燥湿化痰；苔厚腻者，加苍术、泽泻健脾燥湿；舌质暗者，加川芎、丹参活血化瘀。诸药合用，补中气，渗湿浊，行气滞，化痰利咽，兼可益肺。综观全方，补中有行，行中有止，升降并用，补而不滞，行而不泄，温而不燥，药力平和。

［案六］

王某，女，36岁。2016-02-18就诊。初次发病节气：小雪；当下发病节气：雨水。出生地：北京，居住地：北京。文化程度：大学。职业：职员。

望：面色偏白，形体适中。舌暗淡，苔薄白。

闻：语音低弱，略有鼻音。

问：主诉：咽干痒、咳嗽3个月。病史：自2015年12月中旬起，自觉右侧颈部肿块，咽部异物感，时有鼻塞流清涕，时有阵发性打喷嚏，咽干痒咳嗽，有少量痰，自服菊花橘皮茶，症状减轻，平素易乏力懒言，怕冷，大便可，1～2日一次，纳可。

切：脉诊：脉细弱。

专科检查：咽部色淡白，扁桃体无肿大，鼻黏膜色淡，见少量清涕，中鼻道未见脓性分泌物。

中医诊断：喉痹、鼻鼽，证属肺脾气虚。

辨证分析：此患者素有肺脾气虚，肺气虚卫表不固，腠理疏松，风寒易乘虚而入，脾气虚弱，生化不足，肺气不得通调，津液停聚于咽喉，故咽痒、异物感、咳嗽；邪壅塞鼻窍，则喷嚏流清涕；乏力懒言、怕冷均为肺脾气虚，舌暗白、苔白、脉弱为肺脾气虚之征。

治法：益气健脾，利湿行气。

方药：黄芪 30g，茯苓 30g，白术 10g，清半夏 9g，防风 10g，陈皮 10g，干姜 10g，五味子 6g，炙黄芪 30，丹参 30g，前胡 10g，甘草 6g，川贝粉 2 支（冲服）。7 剂，水煎服，每日 2 次。

二诊：咳嗽减轻，痰量明显减少，偶有干咳，乏力症状缓解。纳可，眠可，大便稀。舌淡，苔白腻，脉弦细。

方药：上方去川贝粉，继续服用 14 剂。

三诊：复诊诸症恢复正常，未再服用药物。嘱少食寒凉，适当运动，外出注意戴口罩，外出回来盐水漱口，家中多通风，被褥勤晒洗，避免与甲醛和氯类消毒液接触。

按语：老师在治疗过敏性鼻炎、咽炎时常用玉屏风散作为基础方。本方分别使用了生黄芪、炙黄芪，生黄芪长于固表止汗、托疮生肌、利水消肿；蜜炙黄芪长于补气生血，适于肺虚气短，气虚血弱，气虚便秘，着重固表与补肺气。干姜温肺化饮，有助于肺脾对津液的运化。患者舌质较暗，丹参活血祛瘀，还有益气作用。《神农本草经》："心腹邪气……破癥除瘕，止烦满，益气。"有助于破除气虚久而致瘀血内停，兼顾了局部症状。咳嗽、少量痰，用二陈汤、前胡、五味子、川贝等，其中五味子归肺、心、肾经，性温，治肺虚寒咳嗽，《神农本草经》："主益气，咳逆上气。"

喉 喑

[案一]

刘某，女，56岁。2014-09-25就诊。初次发病节气：立冬；当下发病节气：大雪。出生地：北京，居住地：北京。文化程度：大学。职业：职员。

望：神清，精神稍弱。舌暗，胖，齿痕，苔白厚腻。

闻：言语声低，嘶哑。

问：主诉：声音嘶哑半年。患者半年前无明显诱因出现声音嘶哑，咽痛。于当地医院就诊，查喉镜示：声带小结。对症治疗，具体不详。症状未见缓解。目前声音嘶哑，说话过多可加重。无咽痛咽痒，有咽部异物感。无咳嗽咳痰。纳呆，时有腹胀，无恶心呕吐。眠欠安。小便可，大便调，每日一行。既往史：体健。

切：脉弦滑。

其他检查：血压120/70mmHg，脉搏78次/分。

专科检查：喉镜（2014-07-03）：双声带充血肿胀，声带游离缘前、中1/3交界处可见结节样隆起，声带运动好，闭合有少许缝隙。

中医诊断：喉喑，证属肺脾虚弱，气滞湿阻。

辨证分析：刘老师在多年临床研究的基础上完善了喉痹从脾胃论治的观点，指出脾胃既伤可引起喉痹。原因有三：其一，脾胃为后天之本，生成营卫气血。若脾胃有伤，气血生成不足，咽喉失于濡养而生喉痹。其二，咽主通利水谷，与胃相通，其功能正常进行依赖于脾胃的升降协调。《诸病源候论》："喉咽者，脾胃之候，气所以上下也。"其三，足太阴脾经及足阳明胃经分别通过经络与咽部发生联系，脾胃之精气由经脉上输于咽部而发挥濡养作用。

再者，喉为肺之门户，肺气不足在喉喑为病过程中亦十分重要。故喉喑从肺脾不足论治，效果显著。脾胃虚弱，喉失温煦，脾为生气之源，肺为主气之枢，脾气虚弱，化生不足，喉失滋养，素体气虚，或多言耗气，声嘶日久，久病失调，肺脾气虚，不能上养喉窍，致声门鼓动无力，发为喉喑。

再者，有痰热内生者，过食肥甘厚腻辛辣之品，则易于损伤脾胃，生成脾胃痰火。痰火循经上犯于咽喉，则为肿、为痛。肺为脾之子脏，母病及子，火邪及肺，肺脾同热，咽喉不利。

也有夹痰湿、夹血瘀者。

故喉喑病性亦为虚实夹杂，本虚标实。临床上，标实方面又可相兼为病，如湿瘀内阻、痰瘀内阻等。治疗需整体辨证，审证求因，标本兼治。

综观病史，四诊合参，其病因源在肝脾，兼有湿瘀内阻。因病程较长，当下标本兼治。

治法：益气健脾，理气化湿，利咽。

方药：党参15g，茯苓20g，白术10g，姜半夏9g，香附10g，木香10g，枳实10g，厚朴10g，桔梗10g，郁金10g，木蝴蝶10g，牛蒡子10g，浙贝母10g，夏枯草10g，三棱10g，莪术10g，生甘草6g，焦三仙各10g。14剂，水煎服，每日2次。

二诊：患者诉药后声音嘶哑有所好转。纳少，腹胀。大便可。舌淡暗，有齿痕，苔薄白，脉弦细。

方药：柴胡10g，当归15g，白术15g，茯苓30g，白芍15g，郁金10g，玫瑰花6g，厚朴10g，枳实10g，火麻仁10g，葛根30g，栀子10g，川牛膝10g，盐知母10g，盐黄柏10g，丹参30g。14剂，水煎服，每日2次。

三诊：患者药后已无声音嘶哑。时有咽痛。纳可，眠欠安。大便稍溏，每日一行。无畏寒。舌暗，苔薄白，脉弦细。

辅助检查：喉镜（2014-10-25）：双声带略水肿，边缘光滑，未见新生物，闭合可。

方药：柴胡10g，当归15g，郁金10g，玫瑰花6g，桔梗10g，白术10g，厚朴10g，枳实10g，浙贝母10g，茯苓30g，葛根30g，丹参30g，黄芩10g，白芍15g，川牛膝10g，栀子10g，牛蒡子10g。14剂，水煎服，每日2次。

按语：刘老师在治疗声带小结经验中亦提出：声带小结，患者主要表现为声嘶，属中医喉喑范畴，但其临床症状如咽痛、咽部异物感为喉痹表现；其病因病机亦多与喉痹相似；故其临床治则较之喉痹亦有相似之处。并提出喉喑为病从脾胃虚弱论治，亦见显效。

故治疗上益气健脾以制痰，从肺脾治喑。治疗以益气健脾利湿为本，加用活血之品，临床疗效显著。且患者声带小结诊断明确，经中药治疗，小结已无，检查结果在病历中有详细记录，为中医中药疗效评估提供了客观依据。

[案二]

刘某，男，60 岁。2014-01-09 就诊。初次发病节气：小寒；当下发病节气：小寒。出生地：北京，居住地：北京。文化程度：中学。职业：退休。

望：神清，精神稍弱。舌暗，苔白。

闻：言语声低，嘶哑。

问：主诉：声音嘶哑 3 年。2011 年垂体瘤术后出现声嘶。后反复于同仁医院就诊，未特殊处理。目前声音嘶哑，言语费力。伴有咽部胀痛。无咽痒咳嗽，无发热恶寒，无头痛头晕，无鼻塞流涕。纳可，大便可，眠可。既往史：2011 年垂体瘤手术。

切：脉弦滑。

其他检查：血压 120/70mmHg，脉搏 78 次 / 分。

专科检查：鼻黏膜稍充血，鼻中隔左偏，中鼻道未见脓性分泌物及新生物。咽部稍充血，后壁干燥。声带边缘光滑，运动可，闭合佳，右侧室带超越。

中医诊断：喉喑，证属肝郁脾虚，气滞血瘀。

辨证分析：张介宾《景岳全书·卷二十八·声喑》说："声音出于脏气，凡脏实则声弘，脏虚则声怯，故凡五脏之病皆能为喑。如以忧思积虑久而致喑者，心之病也；惊恐愤郁猝然致喑者，肝之病也；或以风寒袭于皮毛，火燥刑于金脏，为咳为嗽而致喑者，肺之病也；或以饥饱，或以疲劳，致败中气而喘促为喑者，脾之病也；至于酒色过伤，欲火燔烁，以致阴亏而盗气于阳，精竭而移槁于肺，肺燥而嗽，嗽久而喑者，此肾水枯涸之病也。是五脏皆能为喑者，其概如此。然舌为心之苗，心病则舌不能转，此心为声音之主也。声由气而发，肺病则气夺，此气为声音之户也。肾藏精，精化气，阴虚则无气，此肾为声音之根也。"又说："虚损为喑者，凡声音之病，唯此最多，当辨而治之。"其脏腑虚损病机证治，一是肺肾阴虚，二是脾肺气虚，气虚不足，喉窍失养，声户运动无力，功能失司。

刘教授常用药物如石菖蒲，性味辛、温，入心、肝、脾经。《神农本草经》谓其能通九窍，有芳香通窍开音之效。多用于急性喉炎属风寒表证，或慢性喉炎属气虚、痰湿，或兼风寒之邪者。远志，性味苦、辛、微温，归心、肾、肺经。《神农本草经》谓其能通九窍，有宁心安神，化痰开窍之功。凡声音嘶哑而兼痰浊者，可酌情选用。木蝴蝶，性味苦、寒，入肺、肝经。善清肺热、润肺燥、开声喑，可用于肺经风热、肺热壅盛、肺经郁热、阴虚不足之失音诸证。

综观病史，四诊合参，其病因源在肝脾，兼有气滞血瘀。因病程较长，当下标本兼治。

治法：疏肝健脾，活血化瘀。

方药：桃仁 15g，桔梗 10g，当归 15g，赤芍 15g，枳壳 10g，生地黄 12g，柴胡 10g，玄参 12g，生甘草 6g，生黄芪 25g，白术 10g，茯苓 25g，白芍 15g，薄荷 3g，射干 10g。7 剂，水煎服，每日 2 次。

二诊：患者诉药后，声嘶减轻，已无咽部胀痛。大便可。舌暗，苔黄稍腻，脉弦滑。

方药：党参 15g，浙贝母 10g，白术 10g，茯苓 20g，陈皮 10g，清半夏 9g，赤芍 15g，香附 10g，木蝴蝶 10g，凤凰衣 6g，桔梗 10g，生甘草 6g，柴胡 10g，郁金 10g，白芍 15g。14 剂，水煎服，每日 2 次。

随访：2 周后随访患者，声嘶明显好转，已不影响生活。

按语：此患者垂体瘤手术后出现声音嘶哑。头颅手术，神明受扰，术后气血阴阳受损，经脉瘀阻。且患者久病不愈，情志不舒，肝郁气滞，横犯脾土，致脾胃虚弱。辨证为肝郁脾虚，气滞血瘀。

[案三]

颜某，女，54 岁。2012-02-29 就诊。初次发病节气：大寒。出生地：北京，居住地：北京（54）。文化程度：大专。曾经职业：文职人员。

望：面色无华，行动自如，神清合作，苔薄白质淡。

闻：声音嘶哑。

问：主诉：声音嘶哑两周余，加重 2 天。**现病史：**因咳嗽 1 个月引起声音嘶哑 2 周，加重 2 天。1 周前曾到同仁医院检查喉镜：声带水肿，并给予丹参酮胶囊及雾化吸入治疗 1 周无明显效果。现无咳嗽，无咽痛，失眠，纳可，二便调。

切：左脉细弱，右脉细弦。

专科检查：咽部轻度充血，双扁（－）。喉镜检查：双侧声带轻度充血、水肿，运动正常，会厌（－）。

中医诊断：急喉喑，证属肺脾气虚，痰湿阻滞。

辨证分析：肺生气，气上会厌而成声，故云："肺为声音之门。"脾为肺金之母，若金失于母相生之用，则喑病即生。虽然历代医家认为急喉喑的发病有风热、风寒、痰热、火毒的不同，但刘老师认为当今临床上许多急喉喑患者也是本虚标实之证。该患者声嘶前曾患咳嗽 2 周，导致耗伤肺气太过，子病及母，则肺脾气虚。脾虚水湿内蕴，滞留喉窍，喉部脉络受损，气血不畅，气滞血瘀痰凝，致声带肿胀、充血，妨碍声户开合，而发急喉暗。故急喉暗病位在喉，也可内应肺、脾脏腑虚弱。

治法：补益肺脾，化痰开音。

方药：六君子汤加味治疗。党参15g，茯苓30g，白术10g，陈皮10g，清半夏9g，炙黄芪15g，桔梗10g，香附10g，玉蝴蝶10g，诃子6g，远志10g，首乌藤20g，合欢花10g，生甘草6g。7剂，水煎服，每日2次。

二诊：2012年3月7日。药后声音嘶哑明显减轻，失眠好转，易心烦，纳可，二便调，苔薄白质暗，脉细弦。

方药：上方去诃子，加丹参20g，凤凰衣10g，红花6g，柴胡6g，郁金10g。继服7剂而愈。

按语：景岳云："喑哑之病，当知虚实，实者，其病在标，因窍闭而喑也；虚者，其病在本，因内夺而喑也。"本着"虚则补其母"之意，对该证型的治疗，刘老师运用六君子汤加黄芪益气健脾，祛湿消肿；加香附行气通络；加桔梗、木蝴蝶、诃子、凤凰衣宣肺开音；加远志、首乌藤、合欢花安神助眠。因舌质暗，给予丹参、红花活血化瘀；心烦易急，给予柴胡、郁金疏肝解郁；甘草调和诸药。全方共达补益肺脾、理气化痰、利喉开音之效。

[**案四**]

刘某，男，34岁。2015-11-22就诊。初次发病节气：大暑；当下发病节气：小雪。出生地：北京，居住地：北京。文化程度：大学。曾经职业：小学老师。

望：面色略暗，形体适中。舌暗红，苔黄腻而干。

闻：声音嘶哑，言语费力。

问：主诉：咽喉痛伴声音嘶哑反复发作 4 个月。病史：咽痛，声音嘶哑，自觉说话多后加重，平时咽部有痰，喜清嗓，眠差，易早醒，爱生气，生闷气，平时工作说话比较多，大便不成形，每日 2～3 次，纳可。

切：脉诊：左脉弦数，右脉弦细。

专科检查：双侧声带略充血，黏膜粗糙，左侧声带前中 1/3 处可见白色新生物，声门闭合欠佳，活动尚可。

中医诊断：喉喑，证属肝郁脾虚。

辨证分析：患者性易生气，心中郁闷，肝气郁滞，情志不畅，则精神抑郁；气郁化火，上扰于心则夜眠不安，易醒；肝气横逆犯脾，脾气虚弱，不能运化水谷，则大便不成形，一日多次，便溏不爽；肝气犯脾，气机郁结，运化失常，内生痰湿，气逆于上，故咽喉如梗，喉中有痰；气机失调，痰湿停滞，阻于脉络，血瘀结聚，故生成息肉，脉络受阻，津液不能上承，故口舌干燥，舌暗红，苔黄腻而干，脉弦，为肝郁脾虚之证。

治法：疏肝健脾，活血通络。

方药：党参 15g，茯苓 30g，甘草 6g，柴胡 10g，香附 10g，郁金 10g，玫瑰花 6g，白芍 15g，丹参 20g，凤凰衣 6g，夏枯草 10g，合欢花 10g，合欢皮 10g，麦芽 30g，山药 15g。7 剂，水煎服，每日 2 次。

二诊：症状明显缓解，声音嘶哑改善，咽痛减轻，大便好转，睡眠改善。

方药：上方去合欢花、合欢皮，7 剂，水煎服。

三诊：声音改善，心情改善，无痰，咽痛发作明显减少，食欲睡眠正常。

方药：上方去浙贝母，诃子减为6g，7剂，水煎服。

患者复诊，诸症明显改善，疗效明显。嘱其条畅情志，起先科学发声训练，饮食调护脾胃。

按语：本病辨证明确，患者从事教师职业，平时言语多，考虑工作性质及性格特点，分析肝郁脾虚为根本原因，瘀血阻络为次生原因，立法疏肝健脾、化瘀散结。予逍遥散为主方，加强疏肝健脾利湿的药物，如郁金、香附、玫瑰花、合欢花、党参、薏苡仁、山药、麦芽等，配以化痰散结的药物，如浙贝母、夏枯草，活血化瘀仅用丹参一味，诃子、山药兼有涩肠止泻的作用。因患者反复发作与情绪有一定关系，本方并没有侧重化瘀散结以消除肿物，而是从根本病因着手疏肝解郁、益气健脾，扶正为主，驱邪为辅，体现了老师的诊病治病寻求根本的指导思想。

[案五]

张某，女，35岁。2016-04-22就诊。初次发病节气：春分；当下发病节气：谷雨。出生地：北京，居住地：北京。文化程度：大学。职业：教师。

望：面色无华，形体消瘦。舌淡红，苔白。

闻：语音嘶哑，言语无力，发音困难。

问：主诉：声音嘶哑1个月。病史：患者1个月前无明显诱因出现喑哑，咽干、咽紧，喜饮，不解渴。少量白痰。说话时少气懒言。纳可，眠可，易着急，身材瘦弱。大便可，日一行。

切：脉弦细。

专科检查：舌根淋巴组织增生，喉黏膜充血，会厌表面光滑，抬举尚可，双声带肥厚，声带闭合欠佳，双侧室带肥厚。

中医诊断：喉喑属肺脾气虚，痰瘀内阻证。

辨证分析：患者素体虚弱，过度用嗓，气耗太甚，加之久病失调，劳倦太过，致肺脾虚弱，无力鼓动声门，发为喉喑，少气懒言；肺脾气虚，气机失调，津液不得上承，故口干喜饮，渴不得解；脾虚肝乘，故有时易着急；脾失运化，痰湿内停，故少量白痰；肺脾气虚，故舌淡苔白。

治法：益气健脾，利湿行气。

方药：木香10g，茯苓20g，白术10g，清半夏9g，白芍15g，桔梗10g，苍术10g，泽泻20g，佛手10g，香橼10g，薏苡仁30g，炙甘草6g，砂仁6g（后下），党参10g。14剂，水煎服，每日2次。

二诊：咽干咽紧、声嘶、乏力症状已明显缓解。纳可，眠可，大便稀。舌淡，苔白腻，脉弦细。

方药：上方去苍术、清半夏、木香、白芍、泽泻，加黄精20g，山药10g，白扁豆10g，继续服用14剂。

三诊：复诊诸症恢复正常，未再服用药物。嘱小声低声说话，减少用嗓，配合发声训练，适当锻炼身体。

按语：此例患者以咽干咽紧为主诉来诊，但需要根据整体辨证。患者全身症状明显，如少气懒言、舌淡、苔白，为气虚表现。处方不宜用寒凉、清热利咽之品，治病求本，当以益气、行气为主要思路。老师根据四诊，初诊予香砂六君为基础，二诊以参苓白术散为基础效果良好。

[案六]

李某，女，34 岁。2016-04-22 就诊。初次发病节气：清明；当下发病节气：谷雨。出生地：北京，居住地：北京。文化程度：大学。职业：教师。

望：面色红润，形体较胖，舌暗红，苔薄白。

闻：语音嘶哑，发音有力。

问：声音嘶哑，咽部烧灼感 2 周。病史：近 2 周声音嘶哑，咽部烧灼感，无咽痒，无明显咳嗽。近期有感冒病史，半年前曾行声带息肉术，无发热恶寒。眠可，大便干，纳可。

切：脉弦细。

专科检查：喉腔黏膜充血，会厌表面光滑，抬举尚可，双声带充血，黏膜干燥，声带闭合尚可，未见新生物。

中医诊断：喉喑，证属气虚血瘀，风热外袭。

辨证分析：患病日久，肺气虚弱，气虚则血不行，血瘀脉络，结聚于喉；加之风热外袭，肺失清肃，气机不利，则邪热上蒸，壅结于喉；喉部脉络受损，声门开合不利，发为喉喑；风热袭肺，故咽喉部灼热感。气虚血瘀，故舌暗红，苔薄白，脉弦细。

治法：活血化瘀，清咽利喉。

方药：桃仁 10g，红花 10g，川芎 10g，当归 10g，半枝莲 10g，桔梗 10g，薏苡仁 30g，泽泻 20g，木蝴蝶 10g，浙贝母 10g，赤芍 12g，甘草 6g，砂仁 6g（后下），党参 15g，生地黄 10g。14 剂，水煎服，每日 2 次。

二诊：复诊诸症恢复正常，未再服用药物。嘱避风寒，小声低声说话，减少用嗓，配合发声训练，适当锻炼身体。

　　按语：此例声嘶患者，久病、术后，结合其教师职业，平时用声过度，声带疲劳，从病史、症状、舌脉考虑，气虚血瘀之象明显。老师予桃红四物汤化裁，加用疏肝、软坚散结之品。《诸病源候论》卷二："中冷声嘶者，风冷伤于肺之所为也。肺主气，五脏同受气于肺，而五脏有五声，皆禀气而通之。气为阳，若温暖则阳气和宣，其声通畅。风冷为阴，阴邪搏于阳气，使气道不调流，所以声嘶也。"治宜疏风散寒，方用喉科六味汤或大青龙汤加减。可见外感致声嘶者常予解表宣肺之品。本患者与此有不同病因、不同病程，治疗应探寻根本原因。

咽喉部其他疾病

[案一]

阴某，女，42 岁。2014-11-18 就诊。初次发病节气：小雪；当下发病节气：立冬。出生地：北京，居住地：北京。文化程度：大学。职业：职员。

望：面色少华，体态如常，步入诊室。神清合作；舌暗淡，苔薄白。

闻：语音清晰，语声如常。

问：主诉：咳嗽 2 个月余。患者 2 个月前感冒后出现咳嗽，咽痒，无痰。未系统诊治。目前患者咳嗽，咳痰量少，色白。夜间咳嗽明显。影响睡眠。纳可，无恶心反酸。纳可。大便调。既往史：体健。过敏原检查：粉尘过敏。

切：脉弦滑。

其他检查：血压 130/70mmHg，脉搏 86 次 / 分。

专科检查：咽部慢性充血，鼻黏膜慢性充血。

中医诊断：咳嗽属肺脾气虚证。

辨证分析：风、寒、暑、湿、燥、火六淫邪气从口鼻皮毛而入，内舍于肺，肺气被束，失于肃降，则出现咳嗽。金·张子和在《儒门事亲》中列专篇论 "嗽分六气，毋拘以寒"。金·刘完素《素问病机气宜保命集·咳嗽论》云："寒、暑、燥、湿、风、火六气皆令人咳。" 清代医家喻昌在《医门法律·咳嗽续论》中也指出："六气主病，风、火、热、湿、燥、寒，皆能乘肺，皆足致咳。"

风邪致咳比较常见，见述亦早。气候异常、风中于肺均可致咳嗽。《礼记》记载："季夏行春令，则谷实鲜落，国多风咳。"《素问·风论》曰："以秋庚辛中于邪者，为肺风""肺风之状，多汗恶风，色然白，时咳。"东汉·张仲景《金匮要略·肺痿肺痈咳嗽上气病脉证治第七》云："风舍于肺，其人则咳。"隋·巢元方《诸病源候论·金疮咳候》曰："风邪中于肺，故咳也。"

寒邪伤肺也可出现咳嗽，《素问·咳论》曰："五脏各以其时受病，非其时，各传以与之。人与天地相参，故五脏各以治时，感于寒则受病，微则为咳。"《灵枢·邪气脏腑病形》曰："形寒寒饮则伤肺，以其两寒相感，中外皆伤，故气逆而上行。"隋·巢元方在《诸病源候论·咳嗽候》中亦说："咳嗽者，肺感于寒，微者则成咳嗽也。"清·程钟龄《医学心悟·伤寒兼症·咳嗽》云："咳嗽者，肺寒也。"

然邪之所凑，其气必虚，患者肺脾气虚，正气不固，故咳嗽经久不愈。

综观病史，四诊合参，其病因源在肺脾。因病程较长，当下标本兼治。

治法：益气固表，止咳利咽。

方药：生黄芪30g，防风10g，白术10g，当归15g，白芍15g，丹参30g，钩藤10g（后下），前胡10g，炙百部10g，桔梗10g，党参15g，生甘草6g。7剂，水煎服，每日2次。

随诊：患者一次而愈。

按语：此患者为感冒后咳嗽，外邪所致，邪之所凑，其气必虚，结合舌脉，属肺脾气虚之象。此患者发病于冬季，多见风、寒之邪。患者感受外邪后出现咳嗽，且经久不愈，老师考虑扶正为主，予玉屏风散、党参等益气固表为主，并加用止咳利咽之品。

[案二]

郝某，男，27岁，已婚，2016-11-17就诊。初次发病节气：立冬；当下发病节气：立冬；出生地：北京，居住地：北京（27年）。文化程度：本科。职业：证券公司职员。

望：神志清晰，面色红润，形体匀称。毛发正常，皮肤润泽，舌质红，苔薄黄。

闻：语声无力嘶哑。

问：主诉：咽痛伴发热1天。病史：咽痛，伴发热，吞咽不适，声音嘶哑，乏力，不思饮食，二便正常，眠差，睡眠时有鼾声。

切：脉浮数。

其他检查：血压120/70mmHg，脉搏90次/分。

专科检查：咽部急性充血，腭垂水肿，扁桃体Ⅱ度充血水肿，表面可见脓性分泌物附着。

中医诊断：乳蛾属风热外袭，热毒壅聚证。

辨证分析：本案患者风热外袭，热毒壅聚，气滞血瘀痰结，邪毒积聚喉核。痰火内结，热毒壅聚，营气郁滞，气滞血瘀，故见局部充血肿胀酿脓；邪正交争于表，故身热；正邪俱盛，相搏于经，则脉数有力。

治法：清热解毒，消肿溃坚，活血止痛。

方药：仙方活命饮加减。金银花 10g，防风 10g，白芷 10g，当归 10g，陈皮 10g，皂角刺 10g，浙贝母 10g，天花粉 10g，赤芍 15g，牛蒡子 10g，桔梗 10g，栀子 10g，黄芪 15g，甘草 6g。7 剂，水煎服，每日 2 次。

二诊：2016 年 11 月 24 日。服上方 1 周后，已无发热症状，仍有咽痛，饮食可，眠可，二便正常，舌质红，苔薄黄，脉浮数。专科检查：咽部充血，扁桃体Ⅱ度肿大轻度充血，表面未见脓性分泌物。

方药：上方去天花粉，加茯苓 30g，继服 7 剂。

按语：刘老师应用仙方活命饮加减治疗，起到清热解毒、消肿溃坚、活血止痛的效果。方中金银花甘辛轻清，疏散透达，清热解毒，清气凉血；以防风、白芷疏风散邪，用于痈疡初期；当归、赤芍、陈皮活血散瘀，行气活血，消肿止痛；贝母、天花粉、桔梗清热化痰，消肿散结；牛蒡子、栀子增强清咽利喉、消肿散结之效；茯苓健脾，黄芪补气扶正；甘草清热解毒。

乳蛾，中医病名。以咽喉两侧喉核（即腭扁桃体）红肿疼痛，形似乳头，状如蚕蛾为主要症状。发生于一侧的称单乳蛾，双侧的称双乳蛾。乳蛾多由外感风热，侵袭于肺，上逆搏结于喉核；或平素过食辛辣炙煿之品，脾胃蕴热，热毒上攻喉核；或温热病后余邪未清，脏腑虚损，虚火上炎等引起。仙方活命饮出自明代陈实功《校注妇人良方》，该书卷二十四中论述为"治一切疮疡，未成者即散，已成者即溃，又止痛消毒之良剂也"，前人称本方为"疮疡之圣药，外科之首方"。本方由金银花、当归、赤芍、乳香、没药、陈皮、穿山甲（代）、浙贝母、天花粉、甘草、皂角刺、防风、白芷组成，煎服时加酒一碗。方中金银花性味甘寒，清热解毒疗疮，故重用为君；当归尾、赤芍、乳香、没药、陈皮行气活血通络，消肿止痛，共为臣药；疮疡初起，其邪多羁留于肌肤腠理之间，予白芷、防风相配，通滞散结，热毒外透；贝母、花粉清热化痰散结，消未成之脓；穿山甲（代）、皂刺通行经络，透脓溃坚，可使脓成即溃，均为佐药；甘草清热解毒，并调和诸药；煎药加酒者，借其通瘀而行周身，助药力直达病所，共为使药。诸药合用，共奏清热解毒、消肿溃坚、活血止痛之功。原用治阳证痈疡肿毒初起，然而，历代医家不拘泥于此，将其运用于不同的疾病，拓展了仙方活命饮的临床应用范围。现代研究认为仙方活命饮对妇科、男科、皮肤科、耳鼻喉科、肛肠科、内科消化系统疾病及外科周围血管病均有较满意的疗效。妇科主要应用于慢性盆腔炎、乳腺增生、急性乳腺炎等；男科主要应用于慢性附睾炎、急性附睾炎、慢性前列腺炎、精液不液化症等；皮肤科主要应用于痤疮、带状疱疹；耳鼻喉科主要应用于扁桃体炎、扁桃体周围脓肿等；肛肠科应用于肛周脓肿；消化系统疾病应用于慢性胰腺炎、溃疡性结肠炎、幽门管溃疡、肝脓肿等；周围血管病主要是血栓闭塞性脉管炎、糖尿病足等。效果立竿见影。

[案三]

张某，女，5岁。2012年5月18日就诊。初次发病节气：清明。出生地：北京。

望：面色无华，行动自如，神清合作，苔白质红。

闻：轻微鼻音。

问：主诉：入睡打鼾1个月。现病史：患者入睡打鼾1个月，曾有外感史。于 2012 年 5 月 15 日在北京儿童医院行鼻内镜检查：诊为腺样体肥大。现咯痰，纳食不香，二便调。平素易发感冒。

切：脉滑数。

专科检查：咽部黏膜淡红，双扁（－），鼻黏膜淡红，双下甲无肿大，中鼻道无脓。2012 年 5 月 15 日在北京儿童医院行鼻内镜检查，诊为腺样体肥大。

中医诊断：鼾症属肺热内蕴，痰湿阻滞证。

辨证分析：刘老师认为小儿鼾症多属本虚标实，本虚指小儿形体发育未全，脏气未充，素体肺脾气虚，卫外功能减弱，故易反复感冒。标实多为过食肥甘之物损伤脾胃，运化失司，聚湿生痰，痰浊结聚，阻塞气道，致腺样体肥大、咯痰、纳食不香；气流出入不利，冲击作声，发为睡眠打鼾；若痰食内蕴，日久化热，则致苔白质红，脉弦数。故气虚痰热内生，气机不畅是本病的关键。清·吴谦《医宗金鉴·外科心法要诀》说："喉闭声鼾者，肺气将绝。"《诸病源候论·卷二十一》提出："脾胃虚弱，不能传消谷食，使腑脏气否塞，其状令人食已则卧，支体烦重而嗜眠是也。"

治法：清热消肿，益气化痰。

方药：二陈汤加味。陈皮 6g，茯苓 15g，清半夏 6g，桔梗 6g，赤芍 6g，生黄芪 10g，车前子 15g（包煎），黄芩 6g，栀子 6g，浙贝母 6g，焦三仙各 10g，生甘草 3g。10 剂，水煎服，每日 2 次。

服药后打鼾消失。

按语：对该患者的治疗，刘老师给予陈皮、茯苓、清半夏、车前子、浙贝母理气化痰消肿；桔梗宣肺、引药上行；黄芩、栀子清泻余热；赤芍凉血消肿；生黄芪性微温，归肺、脾经，具益气固表、扶正祛邪之功，可提高小儿免疫力；焦三仙消食化积；生甘草调和诸药。全方合用，使内热得清，痰湿得化，卫表得固，最终使腺样体缩小，打鼾消失，刘老师治疗本病的特点是扶正与祛邪兼顾。

[案四]

崔某，女，39 岁。2013 年 9 月 11 日就诊。初次发病节气：小暑。出生地：北京，居住地：北京（39 年）。文化程度：本科。曾经职业：物业管理。

望：面色暗，颧部色斑，体态偏瘦，精神不振，神清合作，苔白质淡。

闻：语声正常，善叹息。

问：主诉：颈部不适 2 个月。现病史：曾因双侧甲状腺结节于 2006 年 5 月在人民医院手术治疗。现颈部不适 2 个月，于 2013 年 9 月 2 日颈部 B 超检查示：双侧甲状腺多发结节，最大 2.5cm。现伴口苦，时干呕，胃胀，呃逆，善太息，心悸多梦，经前乳房胀痛，四肢凉。大便每日一行，不成形。

切：脉弦滑。

其他检查：2013 年 9 月 2 日颈部 B 超检查示：双侧甲状腺多发结节，最大 2.5cm。

专科检查：咽部黏膜淡红，双扁（－），喉镜（－）。

中医诊断：瘿病属肝气不舒，痰气互结证。

辨证分析：瘿病以颈前喉结两旁结块肿大为临床特征，可随吞咽动作而上下移动。初作可如樱桃或指头大小，一般生长缓慢。刘老师认为本病以气滞、痰凝、血瘀壅结颈部为基本病机。初期多为气机郁滞、津凝痰聚，痰气搏结颈部；日久引起血脉瘀阻，气、痰、瘀合而为患。本案患者因情志不遂，肝气失于条达，气机郁滞，津液不得正常输布，易于凝聚成痰，痰气壅结颈部，致颈部不适、口苦、善太息、经前乳房胀痛；肝横逆犯胃，胃气不降，则时干呕、胃胀、呃逆；脾虚湿盛，则大便不成形；肝失条达，血行不畅，心及清窍失养，则心悸多梦；气机郁遏，阳气内郁，不达四肢，则四肢凉；苔白质淡、脉弦滑亦为痰气互结之象。

治法：疏肝解郁，化痰散结。

方药：逍遥散加味。柴胡10g，白芍15g，茯苓30g，当归10g，白术10g，郁金10g，海藻10g，昆布10g，夏枯草10g，浙贝10g，桔梗10g，生姜6g，炙黄芪15g，炙甘草6g。随症加减，服药30剂后，颈部不适消失。

按语：本方出自《太平惠民和剂局方·卷九·治妇人诸疾》，由甘草半两，当归、茯苓、芍药、白术、柴胡各一两组成，具有疏肝解郁、健脾和营的作用，主治肝郁血虚脾弱症。清·顾松园《医镜》说："此方辛散酸收，甘缓养血，而兼宁心扶脾之剂。乃肝经之要药，女科之神剂也。"该方特点是气血同治，肝脾同调，立法全面，用药周到，故为调和肝脾之名方。刘老师用逍遥散加郁金、炙黄芪疏肝理气，健脾益气；海藻、昆布、夏枯草、浙贝化痰消肿散结；桔梗行气，载药上行；生姜温胃止呕；炙甘草调和诸药。全方合用，达疏肝理气、化痰消瘿之力。

（孙　静　刘娇媚　李　红　崔鲁佳）

下卷
医林拾露

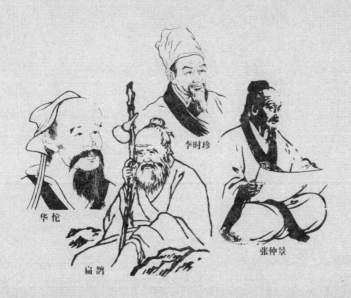

华佗

扁鹊

李时珍

张仲景

说明：以下内容是刘老师从事中医耳鼻咽喉科专业以来阅读古籍的部分摘录，在此仅提示给读者参考学习。如有需要引用其中内容者，请严格查找原著章节，以免以讹传讹。

中医古籍对耳鼻咽喉论述记载摘录

耳部相关论述摘录

《素问·生气通天论》："天不足西北，故西北方阴也，而人右耳目不如左明也；地不满东南，故东南方阳也，而人左手足不如右强也。帝曰：何以然？岐伯曰：东方阳也。阳者其精并于上，并于上，则上明而下虚，故使耳目聪明，而手足不便也。西方阴也，阴者其精并于下，并于下，则下盛而上虚，故其耳目不聪明，而手足便也。故俱感于邪，其在上则右甚，在下则左甚，此天地阴阳所不能全也，故邪居之。"

《素问·金匮真言论》："南方赤色，入通于心，开窍于耳。"

《素问·玉机真脏论》："脾为孤脏……其不及，则令人九窍不通。"

《素问·阴阳类论》："二阳一阴，阳明主病，不胜一阴，脉软而动，九窍皆沉。"

《灵枢·邪气脏腑病形》："十二经脉，三百六十五络，其血气皆上于面而走空窍，其精阳气上走于目而为睛，其别气走于耳而为听，其宗气上出于鼻而为臭，其浊气出于胃，走唇舌而为味，其气之津液，皆上熏于面……"

《灵枢·根结》："阳明根于历兑，结于颡大。颡大者，钳耳也。少阳根于窍阴，结于窗笼。窗笼者，耳也。"

《灵枢·脉度》："五脏常内阅于上七窍也，故……肾气通于耳，肾和则耳能闻五音矣。五脏不和，则七窍不通。"

《灵枢·本脏》："黑色小理者，肾小；粗理者，肾大。高耳者，肾高；耳后陷者，肾下。耳坚者，肾坚；耳薄不坚者，肾脆。耳好前居牙车者，肾端正；耳偏高者，肾偏倾也。"

《灵枢·五癃津液别》："五脏六腑，心为之主，耳为之听，目为之候，肺为之相，肝为之将，脾为之卫，肾为之主外。"

《灵枢·卫气》："足少阳之本，在窍阴之间，标在窗笼之前。窗笼者，耳也。"

《难经》："四十难曰：经言，肝主色，心主臭，脾主味，肺主声，肾主液。鼻者，肺之候，反而知香臭；耳者，肾之候，而反闻声。其意何也？然：肺者，西方金也，金生于巳，巳者南方火，火者心，心主臭，故令鼻知香臭；肾者，北方水也，水生于申，申者西方金，金者肺，肺主声，故令耳闻声。"

《针灸甲乙经·五脏六腑官》："《素问》曰：心在窍为耳。夫心者，火也；肾者，水也。水火既济。心气通于舌，舌非窍也，其通于窍者，寄在于耳。"

《诸病源候论·虚劳骨蒸候·卷四》："又有二十三蒸……十二肺蒸，鼻干。十三肾蒸，两耳焦。十四膀胱蒸，右耳偏焦……十八大肠蒸，鼻右孔干燥。"

《备急千金要方·心脏·卷十三》："心在窍为耳。夫心者火也，肾者水也，水火相济，心气通于舌，舌用非窍也，其通于窍者，寄见于耳。左耳丙，右耳丁，循环炎宫，上出唇口，知味，荣华于耳，外主血，内主五音。"

《备急千金要方·肾脏·卷十九》："耳者肾之官。肾气通于耳，耳和则能闻五音矣。肾在窍为耳，然则肾气上通于耳，下通于阴也。"

《圣济总录·卷一百一十五》："耳诸疾　论曰：肾开窍于耳，足少阴之经，宗脉之所会也。若精气调和，元藏充盛，则耳聪而诸疾不生。或劳伤气血，客受风邪，则肾虚而为耳病。有肾间积水而耳聋者，有心气虚热而耳聋者，有脑脂下流成耵聍耳垢而耳聋者，其证不一。"

《幼幼新书·耳聋第十一·卷三十三》："太阳入耳听损聪，气滞多时耳必聋，鸣是风与气相击，痛应脑户有邪风。肾热郁蒸停耳患，日深疼痛出稠脓，不有稠脓非此患，只缘滴水入其中。"

《三因极一病证方论·耳病证治·卷十六》："肾寄窍于耳，当知耳为听会，主纳五音，外为宫商角徵羽，内则唏嘘呵吹四，内关五脏，外合六淫。故风寒暑湿，使人聋聩耳鸣，忧思喜怒，多生内塞，其如劳逸，不言而喻。复有出血、生脓、聤耳、底耳，或耵聍不出，飞走投入。诸证既殊，治各有法。"

《素问玄机原病式·六气为病·火类》："人之眼、耳、鼻、舌、身、意、神识，能为用者，皆由升降出入之通利也。有所闭塞者，不能为用也。若目无所见，耳无所闻，鼻不闻臭，舌不知味，筋痿骨痹，齿腐，毛发堕落，皮肤不红，肠不能渗泄者，悉由热气怫郁，玄府闭密，而致气液、血脉、荣卫、精神不能升降出入故也。各随郁结微甚，而察病之轻重也。"

《黄帝素问宣明论方·风门·卷三》："夫风热怫郁，风大生于热，以热为本，而风为标。风言风者，即风热病也。气壅滞，筋脉拘倦，肢体焦痿，头目昏眩，腰脊强痛，耳鸣鼻塞，口苦舌干，咽嗌不利，胸膈痞闷，咳呕喘满……或面鼻生紫赤，风刺隐疹，俗呼为肺风者……防风通圣散。"

《严氏济生方·耳门·耳论治》："夫耳者，肾之所候。肾者，精之所藏。肾气实则精气上通，闻五音而聪矣。若疲劳过度，精气先虚，于是乎风寒暑湿，得以外入，喜怒忧思，得以内伤，遂致聋聩耳鸣。"

《仁斋直指方·耳·卷二十一》："肾气充足，则耳闻而聪。若劳伤血气，风邪袭虚，使精脱肾惫，则耳转而聋。又有气厥而聋者，有夹风而聋者，有劳伤而聋者……又有耳触风邪与气相击，其声嘈嘈，眼或见光，谓之虚鸣。"

《古今医鉴·耳病·卷九》："肾脉浮而盛为风，洪而实为热，短而涩为虚。两尺脉短而微，或大而数，皆属阴虚。相火上炎，其人必遗精，而两耳蝉鸣，或聋。"

《简明医彀·耳证·卷五》："肾经充足，则耳聪矣。若劳伤血气，耗损精髓，或酒醴厚味，痰火上升，或素多郁怒，气逆于上，或大病后皆致耳鸣。设若精脱肾惫，则为聋矣。有厥、风、阴、热、气、劳诸聋。名虽种种，感受无出肾虚所致。"

《外科正宗·耳病·卷四》："耳病乃三焦肝风妄动而成，大人有虚火、实火之分，小儿有胎热、胎风之别。虚火者，耳内蝉鸣，或兼重听，出水作痒，外无焮肿，此属虚火妄动之症也。"

《医贯·耳论·卷五》："或曰：心亦开窍于耳，何也？盖心窍本在舌，以舌无孔窍，因寄于耳。此肾为耳窍之主，心为耳窍之客尔。以五脏开于五部，分阴阳言之，在肾、肝居阴，故耳、目二窍，阴精主之；在心、脾、肺居阳，故口、鼻、舌三窍，阳精主之。"

《医门法律·虚劳门》："喻昌曰：虚劳之证，《金匮》叙于血痹门之下，可见劳则必劳其精血也。荣血伤，则内热起，五心常热，目中生花见火，耳内蛙聒蝉鸣，口舌糜烂，不知五味，鼻孔干燥，呼吸不利，乃至饮食不生肌肤，怠惰嗜卧，骨软足疲。"

《外科活人定本·耳风毒·卷二》："耳风毒，此症生于耳门边，乃心肾湿热上冲而然也。有五种：停耳、蕈耳、壅耳、湿耳、燥耳。治之先宜清肝流气饮，后服定痛降气饮。若停耳、蕈耳，用针刺破，以清凉膏药贴之，生肌散敷之。"

《侣山堂类辨·辨九窍·卷上》："肺开窍于鼻，心开窍于耳，肝开窍于目，脾开窍于口，肾开窍于二阴，是五脏五阴之气，通于九窍者也。六腑不和，则九窍为之不利，是六腑六阳之气，通于九窍者也。九窍为水注之气，是脏腑之津液外注于九窍者也。阴中有阳，阳中有阴，阴阳交互，上下和平。水随气而运行于外，是天地交而九窍通也。若阴阳不和，则九窍闭塞，水道不行，则形气消索矣。"

《医原·望病须察神气论·卷上》："肾开窍于耳，心寄窍于耳。暴病耳聋、耳肿、耳痛、耳旁红，属少阳风热燥邪，或肝胆热夹湿浊上壅；久病耳聋，属气虚，属精脱；若耳焦枯受尘垢，属肾水亏极，此亦内无精液，而外无神气者也。"

《医学心悟·耳·卷四》："耳者，肾之外候，《中藏经》曰：肾者，精神之舍，性命之根，外通于耳。然足厥阴肝、足少阳胆经皆络于耳。"

《杂病源流犀烛·耳病·卷二十三》："总之，耳病之原，风则肾脉必虚，热则肾脉必数，虚则肾脉必涩，气郁则肾脉必沉滞，此为久病之脉。暴病则必浮洪，若两尺相同，则阴火上冲矣。盖以肾发窍于耳，故耳病必以肾脉为消息，再兼诊他脉，此其大法也。"

《杂症总诀·耳病·卷下》："肾开窍于耳，心亦寄窍于耳，耳为清空之窍，清阳交会游行之所，一受风热火郁之邪，及水衰火实，肾虚气厥者，皆能失聪。"

《医学摘粹·杂证要法·七窍病类·耳病》："耳病者，浊阴之不降也。耳为冲虚之官，必阴降而浊沉，其耳乃声入而能通。若浊阴上逆，甲木不降，相火郁发则为热肿；木邪冲突则为疼痛；木气堵塞则为重听；久之气血郁阻，肌肉腐溃，则成痈脓。然浊阴之不降，实戊土之中气不运也。宜调其中气，使浊降清升而耳病自愈矣。"

耳部疾病相关论述摘录

《诸病源候论·月食疮候·卷三十五》："月食疮，生于两耳，及鼻面间，并下部诸孔窍侧。侵食乃至筋骨，月初则疮盛，月末则疮衰，以其随月生，因名之为月食疮也。又小儿耳下生疮，亦名月食。"

"断耳疮，生于耳边，久不瘥，耳乃取断。此亦月食之类，但不随月生长为异。此疮亦是风湿搏于血气所生，以其断耳，因以为名也。"

《圣济总录·卷一百一十三》："月蚀疮　论曰：月蚀疮小儿多有之。盖由嗜甘肥，荣卫不清，风湿毒热之气，蕴蓄腑脏。其疮多生于两耳及鼻面间，并下部诸孔窍侧侵淫之，甚则溃烂黄赤汁，流达于筋骨，月初则疮盛，月晦则疮衰，以其随月盈虚，故名月蚀。或谓小儿以手指月而生，未必然也。"

《外科大成·耳部·耳镟疮·卷三》："耳镟者生耳后缝间，延及上下，如刀裂之状，随月之盈虚，故名月蚀疮。宜川粉散搽之。如初生如黍，次烂如鸦啄之状，名鸦啄疮，用鸦啄散敷之。"

《外科大成·面部·黄水疮·卷三》："黄水疮，头面耳项忽生黄粟，破流脂水，顷刻没开，多生痛痒。由外伤风热，内伤湿热所致，宜升麻消毒散清之，盐汤洗之，青蛤散搽之。"

《医宗金鉴·外科心法要诀·耳部·卷六十五》："旋耳疮生耳后缝，疮延上下连耳疼，状如刀裂因湿热，穿粉散搽即成功。[注]此证生于耳后缝间，延及耳折，上下如刀裂之状，色红，时津黄水。由胆、脾湿热所致。然此疮月盈则疮盛，月亏则疮衰，随月盈亏，是以又名月蚀疮也。宜穿粉散搽之，即可成功。"

《诸病源候论·耳病诸候·卷二十九》："耳疼痛候：凡患耳中策策痛者，皆是风入于肾之经也，不治流入肾，则卒然变脊强背直，成痉也。若因痛而肿生痈疖，脓溃邪气歇，则不成痉。所以然者，足少阴为肾之经，宗脉之所聚，其气通于耳。上焦有风邪，入于头脑，流至耳内，与气相击，故耳中痛。耳为肾候，其气相通，肾候腰脊，主骨髓，故邪流入肾，脊强背直。"

《诸病源候论·小儿杂病诸候·卷五十》："耳疮候：疮生于小儿两耳，时瘥时发，亦有脓汁，此是风湿搏于血气所生，世亦呼之为月蚀疮也。"

《圣济总录·耳疮·卷一百一十五》："论曰：足少阴为肾之经，经虚则风热邪气乘之，与津液相搏，故耳内生疮。世俗治耳疮，多以傅渗塞耳等药，以谓邪气出外，专为外医，殊不知服药以治肾经之为善也。"

《圣济总录·耳肿·卷一百一十五》："论曰：耳者肾之窍，心之寄窍。若其经为风热所客，随脉而上，至于耳中，气聚不散，邪热攻冲，结聚为肿，甚则黄汁出而为暴聋之病也。"

《外科枢要·论耳疮·卷二》："耳疮属手少阳三焦经，或足厥阴肝经血虚风热，或肝经燥火风热，或肾经虚火等因。若发热焮痛，属少阳厥阴风热，用柴胡栀子散。若内热痒痛，属前二经血虚，用当归川芎散。若寒热作痛，属肝经风热，用小柴胡汤，加山栀、川芎。若内热口干，属肾经虚火，用加味地黄丸；如不应，用加减八味丸。余当随症治之。"

《赤水玄珠·黄耳伤寒·卷九》："凡耳中策策痛者，皆是风入于肾之经也。不治，流入肾则变恶寒发热，脊强背直如痉状，曰黄耳伤寒也。此不可作正伤寒治，乃类伤寒法也。"

《证治准绳·杂病·耳》："耳肿痛，属少阳相火。《经》云：少阳之胜耳痛，治以辛寒是也。生犀丸、犀角饮子、解热饮子。""耳内痛生疮，用黍黏子汤。耳湿肿痛，用凉膈散加酒炒大黄、黄芩、酒浸防风、荆芥、羌活服之，更以脑多麝香少，湿加枯矾，吹入耳中。"

《外科正宗·疔疮论·卷二》："毒气发于肾经者为黑靥疔。其患多生于耳窍、胸腹、腰肾偏僻软肉之间，其发初生黑斑紫泡，毒串皮肤，渐攻肌肉，顽硬如疔痛，彻骨髓；重则手足青紫，惊悸沉困，软陷孔深，目睛透露，此等出于肾经之病也。"

《医贯·耳论·卷五》："罗谦甫云：耳内生疮者，为足少阴，是肾之经也，其气上通于耳。其经虚，风热乘之，随脉入耳，与气相搏，故令耳内生疮也。曾青散主之，黄连散亦可，内服黍黏子汤。"

《景岳全书·耳疮·卷四十七》："愚按薛氏所治耳证，凡气虚者以补中益气汤加山栀、黄芩；血虚者用八珍汤加柴胡、丹皮；

肝火血虚者，用栀子清肝散；怒动肝火者，用加味逍遥散；肝脾受伤者，朝用加味归脾汤，暮用加味逍遥散，此其治之大约也。"

《简明医彀·耳发·卷八》："有大痛为疔者，先以经丝草捣汁滴入，失治，则头肿极大而死。"

《治疗汇要·耳疔》："证生耳窍暗藏处，有由肾经火毒而成者，亦有饮丹石热药积毒而成者。色黑根深，形如椒目，发时痛如锥刺，牵引腮脑，破流血水，人多作耳痛治之，不知乃耳疔也。速服蟾酥丸发汗，再化蟾酥丸浓汁滴耳，内服败毒散。火盛者，用黄连解毒汤疏解，不久即瘥。耳中如流脓水，将新棉搅干，用枯矾一钱，头发炙灰一钱，胭脂棉用湿布潮透，瓦上炙存性一钱，共为末，以新棉卷稻柴心，上蘸药末卷入，加冰、麝各三厘更妙。再用荔枝煅为末，麻油调敷耳外，内外并治，取效更速。"

《医宗金鉴·外科心法要诀·耳部·卷六十五》："黑疔暗藏耳窍生，色黑根深椒目形，痛如锥刺引腮脑，破流血水火毒攻。"

《杂病源流犀烛·耳病·卷二十三》："有耳后忽然肿痛，悉属肝火者，此症恒见于妇女，急当平肝降火，兼舒郁，宜柴胡清肝汤、龙胆泻肝汤。若有表症，兼发寒热，散之，宜荆防败毒散。有耳后腮旁忽然肿痛，悉属阳明蕴热者，宜清胃败毒散，或含化三清救苦丹。有耳根连牙床肿痛，悉属上焦风热郁抑者，宜升麻、白芷、连翘、荆芥、薄荷、甘草、桔梗、枳壳、酒芩、酒连、花粉、赤芍、牛蒡、生地等，若热甚，加蒸大黄。有风毒耳肿痛、出血，宜柳蠹粪化水，取清汁调白矾少许滴之。或卒热肿痛，宜木鳖仁一两，大黄、赤小豆各五钱，为末，每以少许，生油调涂之……有风温发热，左耳后肿痛者，宜干荷叶、苦丁、连翘、山栀。有耳热出汗作痒，由于痰火者，宜元参贝母汤。有耳内外生疮，由肝经血虚风热，宜当归川芎汤、柴胡清肝汤、逍遥散。或肝经燥火风热，宜柴胡清肝汤、栀子清肝汤；必寒热作痛，宜小柴胡汤加山栀、川芎，甚有内热口干，属肾经虚火者，宜加味地黄丸。有耳轮生疮，名耳发疽，属手少阳三焦经热者，宜凉膈散。"

《医方辨难大成·耳病证治全篇·上集·耳病辨难·卷七十三》："第五问：耳心痛苦不堪何治？唯耳病之中，复有见证痛彻耳内，或痛如针刺而痛有止候，或痛如斧劈而痛无已时，甚则连头尽痛，甚则连齿肿痛，或痛偏左，或痛偏右，或因右及左，或先左后右，或左右齐发。耳痛之证如是，是知诸痛属火，耳之为痛，其为有火固已。第火之发也有由，即火之兴也有处，火之虚实即宜分，火之轻重亦宜判。临证须知耳开窍于肾，耳资生于肺，耳必肝为鼓荡，耳必赖脾为动行，耳之所听主在心，耳之能清主在肾，滋之为痛，势必各经有火以上炎，而耳窍不润；或各经有热以内蒸，而耳心多燥也。此耳之为痛大象然也。至耳痛多归肝经之湿热，耳痛本主肾经之火焰，则临床犹宜含脉证而细审也。"

《医法圆通·耳病肿痛·卷一》："按耳病肿痛一证，有因肝胆风火而致者，有忿怒抑郁而致者，有肾阳虚而阴气上攻者，有肾水衰而火邪上攻者。因肝胆风火而致者，由肝胆夹外受之风热，聚而不散，其人两耳强肿，痛甚时见寒热往来，口苦咽干者是也，法宜和解，小柴胡汤倍黄芩，加麦芽、香附治之。因忿怒抑郁而致者，由忿怒伤肝，抑郁之气结而不散，其人两耳红肿，必见两胁胀痛，时多太息，法宜疏肝理气为主，如生地四物汤倍加柴胡、青皮、麦芽、香附之类。因肾阳虚而致者，由肾阳日衰，不能镇纳僭上之阴气，其人两耳虽肿，皮色如常，即痛亦微，唇舌必淡，人必少神，法宜扶阳祛阴，职封髓丹倍砂仁，加安桂、吴萸，或潜阳丹加吴萸，或阳旦汤加香附、麦芽之类。因肾水虚而邪火上攻者，其人两耳肿痛，腰必胀，口多渴，心多烦，阳物易挺，法宜滋阴降火，如六味地黄汤，加龟板、五味、白芍，或滋肾丸倍知母之类。更有一等，内伤日久，元阳久虚，而五脏六腑之元气已耗将尽，满身纯阴，先天一点真火种子，暴浮于上，欲从两耳脱出，有现红肿痛极欲死者，有耳心痒极欲死者，有兼身痒欲死者，其人定见两尺洪大而空，或脉大如绳而弦劲，唇舌或青或黑，或黄或白，或芒刺满口，或舌苔燥极，总不思茶水，口必不渴，即渴喜极滚热饮，二便如常，甚者爪甲青黑，气喘促，或兼腹痛。此等病情，法宜大剂回阳，不可迟缓，缓则不救，如白通、四逆、回阳等方，急宜进服，以尽人事，勿谓之小疾耳。"

《诸病源候论·头面身体诸疮候·卷三十五》："断耳疮候：断耳疮，生于耳边，久不瘥，耳乃取断。此亦月食之类，但不随月生长为异。此疮亦是风湿搏于血气所生，以其断耳，因以为名也。"

《景岳全书·耳证·卷二十七》："窍闭证，非因气血之咎，而病在窍也，当用法以通之……凡耳窍或损、或塞、或震伤，以致暴聋或鸣不止者，即宜以手中指于耳窍中轻轻按捺，随捺随放，随放随捺，或轻轻摇动，以引其气，捺之数次，其气必至，气至则窍自通矣。凡值此者，若不速为引导，恐因而渐闭而竟至不开耳。"

《诸病源候论·耳病诸候·卷二十九》："聤耳候：耳者宗脉之

所聚，肾气之所通。足少阴，肾之经也，劳伤血气，热乘虚而入于其经，邪随血气至耳，热气聚，则生浓汁，故谓之聤耳。"

《圣济总录·卷一百一十四》："耳聋有脓　论曰：耳聋有脓者，盖肾脏虚，劳伤血气，与津液相搏，热气乘之，则结聚于耳中，腐化脓汁，气不开窍，则致耳聋。"

《幼科类萃·耳目口鼻门·卷二十六》："论小儿耳目口鼻诸证：耳者肾之候，小儿肾气实，其热上冲于耳，遂使津液壅滞为稠脓，为清汁者，此也。亦有因沐浴水入耳中，水湿停留，搏于血气，酝酿成熟，亦令耳脓久不瘥，变成聋，以龙骨散主之。又汤氏云：有五般停耳候。停耳者，常有黄脓出也；脓耳者，常有红脓出也；缠耳者，常有白脓也；五耳者，耳内疳臭；震耳者，耳内虚鸣，时出青脓。病虽五般，其源一也，皆由水入耳中，而因有积热上壅而成。若不早治，久则成聋，宜胭脂膏治之。仍服化毒退热等剂即愈也。"

《赤水玄珠·耳门·卷二十六》："停耳者，为水湿之气，久停耳中，与气血搏击，酝为热脓。盖脾主湿，又脾之色黄，以始为停湿所致，故曰停耳。脓耳者，心主血脉，血热化为红脓，心之色赤，故曰脓耳。缠耳者，肺主气，肺之色白，肺气不利，缠壅上焦，化为白脓，故曰缠耳。伍耳者，耳内疳臭，盖耳为肾之外候，小儿肾未充足，偶为气忤，逆于经遂，心主臭，心气不得下降，肾气不得上通，故酝酿而为疳臭也。震耳者，《易》曰：震为雷，或为雷声震动。故耳中虚鸣，肝之色青，故出青脓也。此因五脏有所感触，随脏为名，故有五色之相应也。既有此五脏之因，须推五脏之治，庶为治本。若谓症虽五般，病源一也，则余未敢肯首。"

《证治准绳·疡医·耳部·耳内疮·卷三》："或问耳中生毒何如？曰：耳中所患不同，皆由足少阴、手少阳二经风热上壅而然。其证有五：曰停耳，亦曰耳湿，常出黄脓；有耳风毒，常出红脓；有缠耳，常出白脓；有耳疳，生疮臭秽；有震耳，耳内虚鸣，常出青脓。虽有五般，其源一也，皆不寒热。有耳菌、耳痔，则不作脓，亦不寒热，外无壅肿，但耳塞不通，缠绵不已，令人耳聋，活命饮、黄连消毒饮治之。若寒热间作，内外红肿，疼痛日增者，为耳痈，用活命饮加升麻、桔梗、紫金丹、乌金散，壮实者，一粒金丹下之。若寒热大作，痛楚难禁者，疔也，作疔治之。"

《外科大成·耳部·耳疳·卷三》："耳疳者，耳内流出脓水臭秽也。书有云：出黄脓为停耳，红脓为风耳，白脓为缠耳，清脓为震耳，名虽有五，其源则一，由足少阴虚热者，四物汤加丹皮、石菖蒲及地黄丸滋补之；由于少阳风热者，蔓荆子散、交感丹清之。"

《冯氏锦囊秘录·杂症大小合参·黄耳类伤寒》："凡耳中策策痛者，是风入于肾经也，不治，则变恶寒发热，脊强背直，如窒之状，曰黄耳伤寒。此不可作正伤寒治，宜小续命去附子，加僵蚕、天麻、羌、独，次用荆防败毒散，加细辛、白芷、蝉蜕、黄芩、赤芍、紫金皮。"

《医方辨难大成·耳病证治全篇·上集·耳病辨难》："耳之窍不可闭，耳之气不可亏。盖窍即贯通，则气自有升发之乐，而无屈仰阻滞之致定；气既和畅，则窍自有透癖之休，而无壅闭之为害，否则气不得其平，而寒热各有扰乱之候。窍不如其常，而开合各有失正之时。凡此一有变态之生，皆足致内病，证之叠出焉，即如耳有溃脓之证，久成耳闭者，初则痛甚而腐溃，继则痛减而脓滋，抑或不见痛苦，竟致忽成溃脓，络则闭塞失聪。耳病若斯，斯可知耳中清阳，耳得之而善闻，耳内之真阴，耳得之而善润。滋之溃脓，势必湿势浸蚀其气血，炎蒸合化其阴阳，故其热上透于耳而为脓，其焰熏蒸于耳而自溃，气为湿扰，而失宣畅之力；知为血热蒸，而无清润之麻，将见阳不上贯，阴不潜滋，而耳病聋闭，证有必然之势也。"

耳鸣耳聋相关论述摘录

《素问·生气通天论》："阳气者，烦劳则张，精绝，辟积于夏，使人煎厥，目盲不可以视，耳闭不可以听，溃溃乎若坏都，汩汩乎不可止。"

《素问·阴阳应象大论》："年四十，而阴气自半也，起居衰矣；年五十，体重，耳目不聪明矣；年六十，阴痿，气大衰，九窍不利，下虚上实，涕泣俱出矣。故曰：知之则强，不知则老，故同出而名异耳。智者察同，愚者察异。愚者不足，智者有余。有余则耳目聪明，身体轻强，老者复壮，壮者益治。"

《素问·诊要经终论》："帝曰：愿闻十二经脉之终奈何？岐伯曰：……少阳终者，耳聋，百节皆纵，目𥈲绝系，绝系，一日半死。"

《素问·脏气法时论》："肝病者，两胁下痛引少腹，令人善怒，虚则目𥆞𥆞无所见，耳无所闻，善恐，如人将捕之。取其经，厥阴与少阳。气逆则头痛，耳聋不聪，颊肿，取血者。""肺病者……虚则少气不能报息，耳聋嗌干。取其经，太阴、足太阳之外，厥阴内血者。"

《素问·通评虚实论》："暴厥而聋，偏塞闭不通，内气暴薄也。""五脏不平，六府闭塞之所生也。头痛耳鸣，九窍不利，肠胃之所生也。"

《素问·脉解》："所谓耳鸣者，阳气万物盛上而跃，故耳鸣也……所谓浮为聋者，皆在气也。"

《素问·气交变大论》："岁火太过，炎暑流行，肺金受邪，民病疟、少气咳喘，血溢血泄注下，嗌燥耳聋……岁金太过，燥气流行，肝木受邪，民病两胁下少腹痛，目赤痛眦疡，耳无所闻。"

《素问·六元正纪大论》："凡此少阳司天之政……民病寒热疟泻，聋瞑呕吐……三之气，天政布，炎暑至……民病热中，聋瞑血溢……凡此厥阴司天之政……三之气，天政布，风乃时举，民病泣出耳鸣掉眩。木郁之发……民病……鬲咽不通，食饮不下，甚则耳鸣眩转，目不识人，善暴僵仆……少阳所致为喉痹耳鸣呕涌。"

《灵枢·口问》："黄帝曰：人之耳中鸣者，何气使然？岐伯曰：耳者宗脉之所聚也，故胃中空则宗脉虚，虚则下溜，脉有所竭者，故耳鸣也……凡此十二邪者，皆奇邪之上走空窍者也。故邪之所在，皆为不足。故上气不足，脑为之不满，耳为之苦鸣，头为之苦倾，目为之眩。"

《灵枢·决气》："精脱者耳聋，气脱者目不明；津脱者，腠理开，汗大泄；液脱者，骨属屈伸不利，色夭，脑髓消，胫酸，耳数鸣。（章虚谷注：肾者，受五脏六腑之精气而藏之，耳为肾窍，精气空虚，则窍闭塞，故聋也……液生髓以滋筋骨，故液脱，则骨属强急，屈伸不利，色夭无华，髓消胫酸；由于阴枯，其虚阳浮动，故耳鸣也）"

《灵枢·刺节真邪》："黄帝曰：刺节言发蒙，余不得其意。夫发蒙者，耳无所闻，目无所见……岐伯曰：刺此者，必于日中，刺其听宫，中其眸子，声闻于耳，此其输也。黄帝曰：善。何谓声闻于耳？岐伯曰：刺邪，以手坚按其两鼻窍，而疾偃，其声必应于针也。黄帝曰：善。此所谓弗见为之，而无目视，见而取之，神明相得者也。"

《伤寒论》："75 条：未持脉时，病人手叉自冒心，师因教试会咳而不咳者，此必两耳聋无闻也。所以然者，以重发汗虚故如此。""264 条：少阳中风，两耳无所闻，目赤，胸中满而烦者，不可吐下，吐下则悸而惊。"

《脉经·平人迎神门气口前后脉第二·卷二》："肺大肠俱虚：右手寸口气口以前脉阴阳俱虚者，手太阴与阳明经俱虚也。病苦耳鸣嘈嘈，时妄见光明，情中不乐，或如恐怖。胃虚：右手关上脉阳虚者，足阳明经也。病苦胫寒不得卧，恶寒洒洒，目急，腹中痛，虚（耳）鸣，时寒时热，唇口干，面目浮肿。

膀胱虚：右手尺中神门以后脉阳虚者，足太阳经也，病苦肌肉振动，脚中筋急，耳聋忽忽不闻，恶风飕飕作声。"

《诸病源候论·耳病诸候·卷二十九》："耳聋候：肾为足少阴之经，而藏精气，通于耳。耳宗脉之所聚也。若精气调和，则肾脏强盛，耳闻五音。若劳伤血气，兼受风邪，损于肾脏而精脱，精脱者，则耳聋。然五脏六腑十二经脉，有络于耳者，其阴阳经气有相并时，并则有脏气逆，名之为厥。厥气相搏，入于耳之脉，则令聋。其肾病精脱耳聋者，其候颊颧色黑。手少阳之脉动，而气厥逆而耳聋者，其候耳内辉辉焞焞也。手太阳厥而聋者，其候聋，而耳内气满。"

《太平圣惠方·治暴热耳聋诸方》："夫耳者，肾之候也。若肾气实则生热，热则上焦壅滞，经络否塞，不得宣通，邪热之气，入于耳脉，则令四肢满急，腰背强直，胸胁切痛，好忘不安，耳无所闻也。"

《圣济总录·卷一百一十四》："耳统论　论曰：肾气通于耳，心寄窍于耳，气窍相通，若窗牖然，音声之来，虽远必闻。若心肾气虚，精神失守，气不宣通，内外窒塞，斯有聋聩之疾。《经》所谓五脏不和，则九窍不通。

耳聋　耳聋之证有二，有肾虚精脱而聋者，肾气通于耳也；有经脉气厥而聋者，经脉络于耳也。肾虚而聋者，其候面色黑；气厥搏入于耳而聋者，其候耳中辉辉焞焞，或耳中气满是也。辉辉焞焞，过在手少阳；耳中气满，过在手太阳。以至五络，皆会于耳中，各有证候，审而治之。

耳虚鸣论　论曰：耳者，心之寄窍，肾气所通也，府脏和平，则其窍通而无碍。肾气既虚，风邪干之，复以思虑劳心，气脉内结，不得疏通，则耳内辉焞与气相击而鸣，或如钟磬雷鼓，或如蝉噪，皆肾虚所致也。"

《素问玄机原病式·六气主病·火类》："耳鸣，有声，非妄闻也。耳为肾之窍，交会手太阳、少阳、足厥阴、少阴、少阳之经。若水虚火实，而热气上甚，客其经络，冲于耳中，则鼓其听户，随其脉气微甚而作诸音声也。《经》言：阳气上甚而跃，故耳鸣也。"

《脾胃论·三焦元气衰旺论》："《黄帝针经》云：上气不足，脑为之不满，耳为之苦鸣，头为之倾，目为之瞑。中气不足，溲便为之变，肠为之苦鸣。下气不足，则为痿厥心悗。补足外踝下留之。

此三元真气衰惫，皆由脾胃先虚，而气不上行之所致也。加之喜怒悲忧恐，危亡速矣。"

《明医杂著·耳鸣如蝉·卷三》："耳鸣证，或鸣甚如蝉，或左或右，或时闭塞，世人多作肾虚治，不效。殊不知此是痰火上升，郁于耳中而为鸣，郁甚则壅闭矣。若遇此症，但审其平昔饮酒厚味，上焦素有痰火，只作清痰降火治之。大抵此症多先有痰火在上，又感恼怒而得，怒则气上，少阳之火客于耳也。若肾虚而鸣者，其鸣不甚，其人多欲，当见劳怯等症。"

《古今医统大全·耳病门·卷六十二》："耳聋治法宜泻南方补北方，忧愁思虑则伤心，心虚血耗必致耳聋耳鸣，房劳过度则伤肾，肾虚精竭亦必致耳聋耳鸣。药宜泻南方补北方，滋阴降火为主。"

《医学纲目·耳聋·卷二十九》："运气耳聋有四：一曰湿邪伤肾三焦聋。《经》云：太阴在泉，湿淫所胜，民病耳聋辉辉焞焞，治以苦热是也。二曰燥邪伤肝聋。《经》云：岁金太过，燥气流行，肝木受邪，民病耳无所闻是也。三曰火邪伤肺聋。《经》云：岁火太过，炎热流行，肺金受邪，民病耳聋是也。四曰风火炎扰于上聋。《经》云：少阳司天之政，风热参布，云物沸胜，民病聋瞑；三之气，炎暑至，民病热中聋瞑，治以寒剂是也。"

《医林绳墨·耳·卷七》："耳属足少阴肾经，肾之窍也，肾气充实则耳聪，肾气虚败则耳聋，肾气不足则耳鸣，肾气结热则耳脓……其或嗜欲无节，劳伤过度，水竭火胜，由是阴不升而阳不降，无根之火妄动于上，则耳中嘈嘈有声者焉；或少年妄作，或中年多劳，多气，或大病后不断房事，致令肾水枯少，阴火沸腾，故耳中哄哄有声，其人昏昏愦愦者焉。"

《医贯·耳论·卷五》："《经》曰：清阳出上窍。胃气者，清气、元气春升之气也，同出而异名也。今人饮食劳倦，脾胃之气一虚，不能上升，而下流于肾肝，故阳气者闭塞，地气者冒明，邪害空窍，令人耳目不明，此阳虚耳聋，须用东垣补中益气汤主之。有能调养得所，气血和平，则其耳聋渐轻；若不知自节，日就烦劳，即为久聋之证矣。"

《景岳全书·耳证·卷二十七》："耳鸣当辨虚实。凡暴鸣而声大者多实，渐鸣而声细者多虚；少壮热盛者多实，中衰无火者多虚。饮酒厚味，素多痰火者多实；质清脉细，素多劳倦者多虚。且耳为肾窍，乃宗脉之所聚，若精气调和，肾气充足，则耳目聪明；若劳伤血气，精脱肾惫，必致聋聩。故人于中年之后，每多耳鸣，如风雨、如蝉鸣、如潮声者，是皆阴亏而然。《经》曰：人年四十而阴气自半，半即衰之谓也。"

《医方集解·补养之剂·益气聪明汤》："治内障目昏，耳鸣耳聋。五脏皆禀气于脾胃，以达于九窍。烦劳伤中，使冲和之气不能上升。故目昏而耳聋也。李杲曰：医不理脾胃及养血安神，治标不治本，是不明理也。黄芪、人参五钱，葛根、蔓荆子三钱，白芍、黄柏二钱，升麻钱半，炙甘草一钱。每四钱，临卧服，五更再服。"

《医学心悟·少阳经证·耳聋卷二》："问曰：耳聋何以是少阳证？答曰：足少阳胆经上络于耳，邪在少阳，则耳聋也。又问曰：厥阴亦耳聋，何也？答曰：肝胆相为表里，肝病连胆，故亦耳聋也。但少阳耳聋，必往来寒热，厥阴耳聋，则舌倦、囊缩，自有别耳。"

《徐大椿医书全集·杂病证治·耳病·卷四》："肾通于耳，所藏者精，精盛则肾气充足，耳闻而聪。若疲劳过度，精气先虚，四气得以外入，七情得以内伤，遂致耳鸣窍闭而渐聋也。"

《临证指南医案·耳·卷八》："肾开窍于耳，心亦寄窍于耳，胆络脉附于耳。体虚失聪治在心肾，邪干窍闭治在胆经。盖耳为清空之窍，清阳交会流行之所，一受风热火郁之邪，与水衰火实、肾虚气厥者，皆能失聪。"

《医林改错·通窍活血汤所治之症目·卷上》："耳聋年久：耳孔内小管通脑，管外有瘀血，靠挤管闭，故耳聋。"

《外科证治全书·耳部证治·卷二》："耳鸣者，耳中有声，或若蝉鸣，或若钟鸣，或若火熇熇然，或若流水声，或若簸米声，或睡著如打战鼓，如风入耳。皆因肾元亏损，肝木疏泄，阴气升至上窍，窍隔一膜，不能越出窍外，止于窍中，汩汩有声，故外入之声，为其内声所混，听之不清，服摄阴煎；脾胃弱者，兼服补中益气汤。"

《医学传心录·耳聋者肾虚之故》："耳者，肾之窍也。肾气实则耳聪，肾气虚则耳聋。此大概言之也。其实手少阳三焦、足少阳胆二经之所过，故有气厥而聋，有夹风而聋，有劳伤而聋者，必因其症而治之。肾虚者，四物汤加枸杞、苁蓉、知母、黄柏、菖蒲、柴胡。气聋者，二陈汤加香附、木香、黄芩、龙胆草、柴胡、菖蒲。风聋者，九味羌活汤加柴胡、菖蒲。劳聋者，补中益气汤加远志、菖蒲。"

《温热经纬·疫证条辨·卷四》："肺经之结穴在耳中，名曰笼葱，专主乎听，金受火灼则耳聋。凡温热暑疫等证耳聋者，职是故也。不可泥于伤寒少阳之文，而妄用柴胡以煽其焰。古云：耳聋治肺，旨哉言乎。"

《医学衷中参西录·医话·答郭某问小儿耳聋口哑治法》："小儿之耳聋口哑，乃连带相关之证也。盖小儿必习闻大人之言，而后能言；故小儿当未能言时或甫能言时，骤然耳聋不闻，必至哑不能言。"

眩晕相关论述摘录

《素问·玉机真脏论》："春脉……太过则令人善忘，忽忽眩冒而巅疾。"

《素问·刺热》："热病先眩冒而热，胸胁痛满，刺足少阴、少阳。"

《素问·厥论》："巨阳之厥，则肿首头重，足不能行，发为眴仆。"

《素问·气交变大论》："岁木太过，风气流行，脾土受邪，民病飧泄食减……甚则忽忽善怒，眩冒巅疾。"

《素问·五常政大论》："厥阴司天，风气下临……云物摇动，目转耳鸣。"

《素问·六元正纪大论》："凡此厥阴司天之政……三之气，天政布，风乃时举。民病泣出，耳鸣掉眩。""木郁之发……甚则耳鸣眩转，目不识人，善暴僵仆。"

《素问·至真要大论》："太阳司天，寒淫所胜……民病……善悲时眩仆。""厥阴之胜，耳鸣头眩，愦愦欲吐，胃鬲如寒。""厥阴之复……筋骨掉眩清厥，甚则入脾。""太阳之复……厥气上行……头痛善悲，时眩仆。""厥阴司天，客胜则耳鸣掉眩，甚则咳。""诸风掉眩，皆属于肝。"

《灵枢·经脉》："五阴气俱绝，则目系转，转则目运；目运者，为志先死，志先死，则远一日半死矣。"

《灵枢·口问》："上气不足，脑为之不满，耳为之苦鸣，头为之苦倾，目为之眩。"

《灵枢·卫气》："下虚则厥，下盛则热；上虚则眩，上盛则热痛。"

《灵枢·海论》："髓海有余，则轻劲多力，自过其度；髓海不足，则脑转耳鸣，胫酸眩冒，目无所见，懈怠安卧。"

《灵枢·大惑论》："五脏六腑之精气，皆上注于目而为之精。精之窠为眼，骨之精为瞳子，筋之精为黑眼，血之精为络，其窠气之精为白睛，肌肉之精为约束。裹撷筋骨血气之精，而与脉并为系，上属于脑，后出于项中。故邪中于项，因缝其身之虚，其入深，则随眼系以入于脑。入于脑则脑转，脑转则引目系急，目系急则目眩以转矣。"

《伤寒论》"67条：伤寒若吐下后，心下逆满，气上冲胸，起则头眩，脉沉紧，发汗则动经，身为振振摇者，茯苓桂枝白术甘草汤主之。""82条：太阳病发汗，汗出不解，其仍发热，心下悸，头眩身𬌗动，振振欲擗地者，真武汤主之。""195条：阳明病，脉迟，食难用饱，饱则微烦头眩，必小便难，此欲作谷瘅。虽下之，腹满如故，所以然者，脉迟故也。""297条：少阴病，下利止，而头眩，时时自冒者，死。"

《金匮要略·血痹虚劳病脉证并治》："夫失精家少腹弦急，阴头寒，目眩发落，脉极虚芤迟，为清谷、亡血、失精。"

《金匮要略·痰饮咳嗽病脉证并治》："心下有痰饮，胸胁支满，目眩，苓桂术甘汤主之。"

"心下有支饮，其人苦冒眩，泽泻汤主之。""卒呕吐，心下痞，膈间有水，眩悸者，小半夏加茯苓汤主之。""假令瘦人脐下有悸，吐涎沫而癫眩，此水也，五苓散主之。"

《诸病源候论·风病诸候·卷二》："风头眩候：风头眩者，由血气虚，风邪入脑而引目系故也。五脏六腑之精气，皆上注于目，血气与脉并行于上，系上属于脑，后出于项中，逢身之虚，则为风邪所伤，入脑则脑转而目系急，目系急故成眩也。诊其脉洪大而长者，风眩。又得阳经浮者，暂起目眩也。风眩久不瘥，则变为癫疾。"

《诸病源候论·妇人杂病诸候·卷三十七》："风眩候：风眩是体虚受风，风入于脑也。诸脏腑之精，皆上注于目，其血气与脉并上属于脑，循脉引于目系，目系急，故令眩也。其眩不止，风邪甚者，变颠倒为癫疾。"

《圣济总录·卷十七》："风头旋　论曰：风头旋者，以体气虚怯，所禀不充，阳气不能上至于脑，风邪易入，与气相鼓，致头旋而运也。又有胸膈之上，痰水结聚，复犯大寒，阴气逆上，风痰相结，上冲于头，亦令头旋。"

《素问玄机原病式·五运主病》："诸风掉眩，皆属肝木。掉，摇也；眩，昏乱旋运也。风主动故也。所谓风气甚，而头目眩运者，由风木旺，必是金衰不能制木，而木复生火。"

《严氏济生方·眩晕门·眩晕论治》："《素问》云：诸风掉眩，皆属于肝。则知肝风上攻，必致眩晕。所谓眩晕者，眼花屋转，起则眩倒是也。由此观之，六淫外感，七情内伤，皆能所致。"

《玉机微义·头眩门·卷三十五》："眩晕一证，人皆称为上盛下虚所致，而不明言其所以然之故。盖所谓虚者，血与气也；所谓实者，痰涎风火也。"

《秘传证治要诀及类方·眩晕·卷九》："有头风证，耳内常鸣，头上有如鸟雀啾啾之声，切不可全谓耳鸣为虚，此头脑夹风所为也。有眩晕之甚，抬头则屋转，眼常黑花，观见常如有物飞动。"

《金匮钩玄》："头眩，痰夹气虚、火，治痰为主；夹补气药，并降火药。属痰，无痰则不能作眩。属火，痰因火动。又有湿痰者，有火多者。"

《丹溪心法·头眩·卷四》："眩者，言其黑晕旋转，其状目闭眼暗，身转耳聋，如立舟船之上，起则欲倒。盖虚极乘寒得之，亦不可一途而取轨也。又风则有汗，寒则掣痛，暑则热闷，湿则重滞，此四气乘虚而眩晕也；又或七情郁而生痰动火，随气上厥，此七情致虚而眩晕也；淫欲过度，肾家不能纳气归元，使诸气逆奔而上，此气虚眩运也；吐衄漏崩，肝家不能收摄荣气，使诸血失道妄行，此血虚眩运也。要寻致病之因，随机应敌，其间以升降镇坠行汗为最，不可妄施汗下。"

《医学正传·眩运·卷四》："《内经》曰：诸风掉眩，皆属肝木。又曰：岁木太过，风气流行，脾土受邪，民病飧泄食减，甚则忽忽善怒，眩冒巅疾。虽为气化之所使然，未必不由气体之虚衰耳。其为气虚肥白之人，湿痰滞于上，阴火起于下，是以痰夹虚火，上冲头目，正气不能胜敌，故忽然眼黑生花，若坐舟车而旋运也，甚而至于卒倒无所知者有之，丹溪所谓无痰不能作眩者，正此谓也。"

《古今医统大全·眩运门·卷五十三》："眩运之病三虚宜审：肥人眩运，气虚有痰。瘦人眩运，血虚有火；伤寒吐汗下后，必是阳虚。故《针经》云：上虚则眩。此三者，责其虚也。"

《古今医鉴·眩晕·卷七》："脉：风寒暑湿，气郁生涎，上实下虚，皆晕而眩。风浮寒紧，湿细暑虚，涩弦而滑，虚脉则无。治眩晕法，尤当审谛。先理痰气，次随症治。"

《医林绳墨·眩晕·卷三》："眩晕之症，有虚有实，实则清之，用二陈汤等治。虚则如用二陈汤，恐伤正气，有为虚虚之患乎，不若更加审治。且如阴虚不足而眩晕者，劳力过伤而眩晕者，产后去血过多而眩晕者，精血竭尽而眩晕者，然则所晕皆同，而所得与前不一，必以四物为主，加减用治。"

《证治准绳·杂病·眩晕》："眩谓眼黑眩也，运如运转之运，世谓之头旋是也。《内经》论眩，皆属肝木上虚。丹溪论眩，主于补虚、治痰、降火。仲景治眩，亦以痰饮为先也。"

《东医宝鉴·外形篇·卷一》："风晕：伤风眩晕，恶风自汗，或素有头风而发。宜川芎散，芎䓖散。""热晕：火热上攻，烦渴引饮，或暑月热盛，宜大黄散、荆黄汤。""痰晕：痰盛呕吐，头重不举。眩而悸是饮，宜半夏茯苓汤、泽泻汤。痰晕，宜白附子丸、天麻半夏汤、人参前胡汤、清晕化痰汤。""气晕：七情过伤，气郁生涎，痰涎迷塞心窍而眩晕，眉棱骨痛，眼不可开，宜玉液汤，补虚饮。"

"虚晕：内伤气虚而晕，宜补中益气汤。失血过多而晕，宜芎归汤。""湿晕：冒雨伤湿鼻塞声重而晕，宜芎术汤。"

《景岳全书·眩晕·卷十七》："眩运一证，虚者居其八九，而兼火兼痰者，不过十中一二耳。"

《医学心悟·卷四》："眩谓眼黑，晕者头旋也，古称头旋眼花是也。其中有肝火内动者，有湿痰壅遏者，亦有肾水不足，虚火上炎者。"

《医碥·杂症·眩晕·卷三》："眩，惑乱也，从目从玄。玄，黑暗也，谓眼见黑暗也。晕与运同，旋转也，所见之物皆旋转如飞，世谓之头旋是也，此风火上冲使然。"

《徐大椿医书全集·杂病证治·眩晕·卷四》："内因：眩晕属肝木，以肝上连目系而应于风，故眩为肝风。然亦有因火、因痰、因虚、因暑、因气、因湿之不同。外证：眩者视物皆转，晕者视物皆黑。目暗耳鸣如立舟车之上，起则欲倒，不省人事，甚则良久更生，是名郁冒，如以物蒙其首，昏昧不知上下。"

《临证指南医案·眩晕·卷一》："所患眩晕者，非外来之邪，乃肝胆之风阳上冒耳，甚则有昏厥跌仆之虞。其症有夹痰、夹火、中虚、下虚、治胆、治胃、治肝之分。"

《杂病源流犀烛·头痛源流·卷二十五》："头晕脑痛及痰滞导引法：单搭膝坐，二指点闭耳门，及口眼鼻七窍之处，躬身微力前努，使真气上升，脑邪自散矣。"

《类证治裁·眩晕·卷五》："头为诸阳之会，烦劳伤阳，阳升风动，上扰巅顶。耳目乃清空之窍，风阳旋沸，斯眩晕作焉。良由肝胆乃风木之脏，相火内寄，其性主动主升。或由身心过动，或由情志郁勃，或由地气上腾，或由冬藏不密，或由年高肾液已衰，水不涵木，或由病后精神未复，阴不吸阳，以至目昏耳鸣，震眩不定，甚则心悸舌辣，肢麻筋惕，寤不成寐，动则自汗，起则呕痰。此《经》所谓诸风掉眩，皆属于肝也。"

《医灯续焰·眩晕·卷八》："眩者，目乍黑乍明，荒荒不定也。晕者，头昏目旋转，岑岑欲倒也。高巅而见动象，风性为然。故眩晕者多属诸风。又不独一风也，有因于火者，有因于痰者，有因于死血者，有因于虚者。"

鼻部相关论述摘录

《素问·金匮真言论》："西方白色，入通于肺，开窍于鼻。"

《素问·阴阳应象大论》："西方生燥，燥生金，金生辛，辛生肺，肺生皮毛，皮毛生肾，肺主鼻……在窍为鼻。"

《素问·五脏别论》："故五气入鼻，藏于心肺，心肺有病，而鼻为之不利也。"

《素问·玉机真脏论》："脾为孤脏，中央土以灌四旁……其不及，则令人九窍不通，名曰重强。"

《素问·宣明五气》："五脏化液，心为汗，肺为涕，肝为泪，脾为涎，肾为唾，是谓五液。"

《素问·五常政大论》："少阳司天，火气下临，肺气上从……咳嚏鼽衄鼻窒……""少阴司天，热气下临，肺气上从……嚏鼽衄鼻窒……"

《素问·解精微论》："泣涕者脑也，脑者阴也，髓者骨之充也，故脑渗为涕。"

《灵枢·邪气脏腑病形》："十二经脉，三百六十五络，其血气皆上于面而走空窍……其宗气上出于鼻而为嗅。"

《灵枢·本神》："肺藏气，气舍魄，肺气虚则鼻塞不利，少气。"

《灵枢·经脉》："大肠手阳明之脉……其支者，从缺盆上颈贯颊，入下齿中，还出夹口，交人中，左之右，右之左，上夹鼻孔。"

《灵枢·经筋》："足太阳之筋……其直者，结于枕骨，上头，下颜，结于鼻……其支者，出缺盆，邪上出于顺。"

《灵枢·脉度》："五脏常内阅于上七窍也。故肺气通于鼻，肺和则鼻能知臭香矣。"

《灵枢·杂病》："哕，以草刺鼻，嚏，嚏而已；无息而疾迎引之，立已；大惊之，亦可已。"

《灵枢·师传》："鼻隧以长，以候大肠；唇厚人中长，以候小肠；目下果大，其胆乃横；鼻孔在外，膀胱漏泄；鼻柱中央起，三焦乃约。"

《灵枢·五阅五使》："鼻者，肺之官也。""黄帝曰：以官何候？岐伯曰：以候五脏。故肺病者，喘息鼻张。"

《灵枢·五色》："雷公问于黄帝曰：五色独决于明堂乎？黄帝曰：明堂者鼻也，阙者眉间也，庭者颜也，蕃者颊侧也，蔽者耳门也，其间欲方大，去之十步，皆见于外，如是者必寿中百岁。雷公曰：五官之辨奈何？黄帝曰：明堂骨高以起，平以直，五脏次于中央，六腑夹其两侧，首面上于阙庭，王宫在于下极，五脏安于胸中，真色以致，病色不见，明堂润泽以清，五官恶得无辨乎。"

《灵枢·九针论》："五液：心主汗，肝主泪，肺主涕，肾主唾，脾主涎。此五液所出也。"

《难经》："四十难曰：鼻者，肺之候，反而知香臭；耳者，肾之候，而反闻声。其意何也？然：肺者，西方金也，金生于巳，巳者南方火，火者心，心主臭，故令鼻知香臭；肾者，北方水也，水生于申，申者西方金，金者肺，肺主声，故令耳闻声。"

《备急千金要方·肺藏脉论·卷十七》："鼻者肺之官，肺气通于鼻。鼻和则能知香臭矣。"

《圣济总录·卷一一六》："肺为五脏华盖，开窍于鼻。肺气和则鼻亦和。肺感风冷，则为清涕，为𪓐，为息肉，为不闻香臭。肺实热，则为疮为痛。胆移热于脑，则浊涕不已，谓之鼻渊。唯证候不同，故治疗亦异。"

《三因极一病证方论·鼻症证治·卷十六》："肺为五脏华盖，百脉取气于肺。鼻为肺之闾阖，吸引五臭，卫养五脏，升降阴阳。故鼻为清气道。或七情内郁，六淫外伤，饮食劳逸，致清浊不分，随气壅塞，遂为清涕、鼻洞浊脓、脑丝、衄血、息肉，久而为齆。虽种种不同，未始不涉三因，有致泥丸汨乱，变生诸证。"

《素问玄机原病式·六气主病·热类》："鼻窒、鼽、衄、血溢血泄……衄蔑、血污，皆属于热。手少阴君火之热，乃真心小肠之气也。"

《脾胃论》："《难经》云：肺主鼻，鼻和则知香臭。洁古云：视听明而清凉，香臭辨而温暖，此内受天之气而外利于九窍也。夫三焦之窍开于喉，出于鼻。鼻乃肺之窍，此体也；其闻香臭者，用也。心主五臭，舍于鼻。盖九窍之用，皆禀长生为近，心长生在酉，酉者肺，故知鼻为心之所用而闻香臭也。"

《严氏济生方·鼻门》："夫鼻者，肺之候。职欲常和，和则吸引香臭矣。若七情内郁，六淫外伤，饮食劳役，致鼻气不得宣调，清道壅塞。其为病也，为衄，为痈，为息肉，为疮疡，为清涕，为窒塞不通，为浊脓，或不闻香臭。此皆肺脏不调，邪气蕴积于鼻，清道壅塞而然也。治之之法，寒则温之，热则清之，塞则通之，壅则散之，无越于斯。"

《仁斋直指方》："鼻者，清气出入之道路也。阴阳升降，气血和平，则一呼一吸，荣卫行焉。其或七情内蠹，六气外伤，则清浊不分，泥丸汩乱，诸证迭起矣。夫血之与气，相随而行，若脏腑生热，乘于血气，迫血妄行，自鼻孔出，谓之鼻衄。热则津液干，冷则髓涕流注，若风冷随气乘于鼻脑，则津液交涕，不能自收，谓之流涕。肺为风寒所伤，津液冷滞，鼻气不宣，香臭不闻，于是壅作鼻齆。冷气停聚，血脉阴凝，岁月淹延，转加壅结，于是发生息肉。或风邪入鼻，搏于正气，邪正相击，鼻道不通，则为鼻漏。或气血壅滞，上焦生热，邪热之气，留伏不散，则为鼻疮。"

《奇效良方·卷五十九》："鼻塞与嚏痒者，热客阳明胃之经也。衄涕者，热客太阴肺之经也。盖鼻者，足阳明胃经所主，阳明之脉，左右相交，注于鼻孔。又鼻者肺之窍，故肺气通于鼻。其邪热干于二经，发于鼻，而为窒塞衄嚏之证。"

《名医类案·中风·卷一》："盖人之口通乎地，鼻通乎天。口以养阴，鼻以养阳。天主清，故鼻不受有形而受无形；地主浊，故口受有形而兼乎无形也。"

《保婴撮要·面上症·卷二》："鼻微黄为平，赤主脾胃实热，身热饮水，乳食如常，用泻黄散清热理脾。微赤主脾经虚热，身凉饮汤，乳食少思，用五味异功散补中健脾。色深黄主小便不通，鼻中干燥，气䘌衄血，乃脾热传于肺肾，先用济生屑角地黄汤，后用地黄丸。色淡白乃脾虚泄泻，乳食不化，用六君子汤调补中气。青色主脾土虚寒，肝木所胜，用五味异功散加木香、炮姜温中平肝。黑为死候。"

《疮疡经验全书·卷七》："鼻居面中，为一身之血运，而鼻孔为肺之窍，其气上通于脑，下行于肺。若肺气清，气血流通，百病不生。肺气盛，一有阻滞，诸病生焉。"

《医学入门·卷一》："鼻端红紫粉刺谓之鼻齄，内生息肉，谓之鼻痔，流涕不止，谓之鼻渊。皆上热下虚也。"

《本草纲目·辛夷·卷三十四》："鼻气通于天。天者头也，肺也。肺开窍于鼻，而阳明胃脉环鼻而上行。脑为元神之府，而鼻为命门之窍。人之中气不足，清阳不升，则头为之倾，九窍为之不利。辛夷之辛温走气入肺，其体轻浮，能助胃中清阳上行通于天，所以能温中，治头面目鼻九窍之病。"

《医林绳墨·卷七》："鼻者肺之窍，喜清而恶浊也。盖浊气出于下，清气升于上。然而清浊之不分，则窍隙有闭塞者焉。为痈、为痔、为衄、为涕，诸症之所由也。在治者须以清气为主，又降火兼之。因其肺本属金，而畏火者论之，则治之无不明矣。"

《赤水玄珠·卷三》："大肠，肺之府也；胃，五脏之所受气者也。《经》曰：九窍不利，肠胃之所生，鼻主无形者也。《经》曰：天气通于鼻。又曰：喉主天气。设肠胃无痰火积热，则平常上升之气，皆清气也。"

《景岳全书·卷二十七》："鼻为肺窍，又曰天牝，乃宗气之道，而实心肺之门户。然其经络所至专属阳明，自山根以上，则连太阳、督脉以通于脑。故此数经之病皆能及之。若其为病则窒塞者谓之鼽，时流浊涕而或多臭气者谓之鼻渊，又曰脑漏，或生息肉而阻塞气道者，为之鼻齄，及有喷嚏、鼻衄、酒齄赤鼻之类，各当辨而治之。"

《简明医彀·鼻证·卷五》："凡鼻之为病，如生疮、干结、痛痒、衄蛆，至于鼻痔、鼻息、鼻痈、鼻髓等诸证，皆属于火也。唯伤风鼻塞，流清涕者为寒；若鼻中热气，浊涕有痰，亦为热矣。脉右寸浮洪而数。治当清肺火，有风邪兼疏散。"

《证治汇补·卷四》："鼻病外候：鼻乃清气出入之道，塞则气壅热郁，清浊混乱，为衄为渊，衄者鼻流清涕，热微；渊者鼻流浊涕，热重。间有属寒者，必涕清不臭，但觉腥秽，宜辛温填补，禁用凉剂。但郁热者多，脑寒者少，须审别施治。"

《冯氏锦囊秘录·杂症大小合参·儿科鼻病·卷六》："肺家有病，则鼻不利，如伤热之不散，或伤寒之久郁成热，皆能使塞而不利。若平人而多涕，或黄或白或带血，如脓状者，皆肾虚所致，不可过用凉药。更夫嚏者，鼻出声也，俗名喷嚏。"

《四圣心源·卷四》："鼻病者，手太阴之不清也。肺窍于鼻，司卫气而主降敛。宗气在胸，卫阳之本，贯心肺而行呼吸，出入鼻窍者也。肺降则宗气清肃而鼻通，肺逆则宗气壅阻而鼻塞。"

《罗氏会约医镜·论鼻证·卷六》："流浊涕为鼻渊，是脑受风热。流清涕为鼻衄，是脑受风寒，包热在内。脑崩臭水为脑漏，是下虚上热，亦脑有内虫。鼻塞无闻，是阳明风热。鼻生息肉，是阳明湿热。鼻痛，是阳明风热。"

《医学传心录·鼻塞者肺气之不利》："鼻者肺之窍。鼻塞有二症：鼻塞不闻香臭，或但遇寒月多塞，或略感风寒而塞者，是肺经素有火邪，火甚则喜热而恶见寒，故遇冬便塞，遇风便发也。若一时感风寒而鼻塞声重者，自作风寒治。大抵鼻之为病，除伤风鼻塞之外，皆由火热所致，俱用清热之药也。"

《医学摘粹·杂证要法·七窍病类·鼻病》："鼻病者，手太阴之不清也。肺窍于鼻，宗气所由出入而行呼吸者也。必肺降而气清，其鼻窍乃宣通而不窒。若肺逆不降，则宗气壅阻，而鼻塞流涕之病作矣。盖肺主皮毛，如外感风寒，而皮毛窍闭，肺气不宣，其冲激于鼻窍，则为嚏喷；其熏蒸于鼻窍，则为清涕；久之，涕清者，化为浊则滞塞而胶黏；再久之，涕白者，化为黄则臭败而秽恶，久而不愈，色味如脓，则鼻痈之病成矣。如中气不运，肺金壅满，即不感风寒，而浊涕时下者，此即鼻渊之谓也。而究其本源，总由土湿胃逆，浊气填塞于上，肺是以无降路矣。如肺气郁升，鼻塞涕多者，以桔梗元参汤主之；如肺热鼻塞浊涕黏黄者，以五味石膏汤主之；如鼻孔发热生疮者，以黄芩贝母汤主之；如鼻塞声重、语言不清者，以苓泽姜夏苏汤主之。"

《丹溪手镜·鼻·卷中》："鼻，肺窍也，心肺有病而鼻为之不利也。有寒有热。寒则表之，羌活、独活、防风、升麻、干葛、白芷、黄芪、苍术、甘草、川椒。热则清之，黄芩、黄连。"

《奇效良方·卷五十九》："鼻塞与嚏痒者，热客阳明胃之经也。衄涕者，热客太阴肺之经也。盖鼻者，足阳明胃经所主，阳明之脉，左右相交，注于鼻孔。又鼻者肺之窍，故肺气通于鼻。其邪热干于二经，发于鼻而为窒塞衄嚏之证。故《经》曰：心肺有病而鼻为之不利也。"

《苍生司命·卷六》："鼻疮、鼻痔、鼻痈，皆肺热所致，日久不已，结成息肉如枣，塞滞鼻中，气塞不通，不闻香臭。"

《针灸聚英·杂病歌》："鼻有息肉治迎香，衄血风府风池良，合谷二间三间穴，后溪前谷委中强，申脉昆仑并厉兑，亦治上星隐白长。鼻衄风府与二间，再兼一穴是迎香。鼻窒上星临泣烧，百会前谷厉兑高，通前通后共七穴，兼治合谷迎香焦。鼻流清涕治人中，上星风府三穴攻。脑泻鼻中臭涕出，曲差上星治有功。鼻衄上星二七壮，兼治绝骨囟会康。又法灸项后发际，两肋中间宛宛央。久病流涕出不禁，百会灸之病绝根。"

鼻部疾病相关论述摘录

《中藏经·卷中》："五丁者，皆由喜怒忧思，冲寒冒热，恣饮醇酒，多食肥甘，毒鱼酢酱，色欲过度之所为也。畜其毒邪，浸淫脏腑，久不攄散，始变为丁。其名有五：一曰白丁，二曰赤丁，三曰黄丁，四黑丁，五曰青丁。白丁者，起于右鼻下，初起如粟米，根赤头白，或顽麻，或痛痒，使人憎寒、头重，状若伤寒，不欲食，胸膈满闷，喘促昏冒者死，未可治。此疾不过五日，祸必至矣，宜急治之……白丁者，其根在肺。""治白丁憎寒喘急昏冒方：葶苈、大黄各一两，桑白皮、茯苓各二两，槟榔七个，郁李仁、汉防己各三分。上件为末，每服三钱，蜜水调下，以疏下恶物为度。"

《证治准绳·疡医·卷三》："或问鼻柱上生疽何如？曰：是名鼻疽，属手太阴肺经风热及上焦郁火所致，宜千金漏芦汤、活命饮，加栀子、木通、薄荷、桔梗。"

《外科正宗·拾遗症·卷四》："鼻疔生于鼻内，痛引脑门，不能运气，胀塞鼻窍，甚者唇腮俱肿……以上之症，俱先针刺，次行发汗，仍照疔类调治。"

《外科大成·鼻部·鼻疔》："鼻疔生鼻内，痛引脑门，鼻窍胀塞，甚则唇腮俱肿。宜蟾酥丸汗之；鼻孔内用蟾酥条研末吹之。

如鼻外发肿，用离宫锭子涂之。鼻肿如瓶者逆。”

《石室秘录·上治法·卷四》："鼻肿者，乃肺经火盛也，宜用甘桔汤则效。今不用，方用皂角末吹入，打清嚏数十个即愈。盖鼻因气壅，今打嚏，则壅塞之气尽开散，故不必清肺，而鼻肿自消也。"

《医宗金鉴·外科心法要诀·鼻部》："鼻疳生于鼻柱间，肺经郁火发督原，坚硬色紫常木痛，千金仙方托里痊。""鼻疔生在鼻孔中，鼻窍肿引脑门疼，甚则唇腮俱浮肿，肺经火毒蟾酥宫。"

《疡医大全·鼻疳门》："鼻疳乃肺经蕴积热邪，或忧思损伤脾肺，或过食五辛，嗜饮炙煿而成。初起鼻柱壅肿，两窍不通，焮痛难经。因蕴热嗜饮而成者，当用银花甘草汤加麦冬、花粉、贝母、赤芍、当归，以清肺热，稍分其炎燔之势；如忧思内伤而成者，又当保固肺脾为主，败毒清凉、损气伤脾之药，均不可滥施也。治法于痈疳门中采择用之。"

《外科证治全书》："鼻疔：生鼻孔内，肿胀痛引脑门，寒热交作，甚则唇腮俱浮肿，须速治，宜服夺命汤、夺命丹。更以夺命丹研细，吹鼻内。"

《治疗汇要·鼻疔》："红肿曰鼻疔，起白泡曰白刃疔。生于鼻孔中，肿塞胀痛，引及脑门，甚则唇腮俱肿，此由肺经火毒，宜服蟾酥丸汗之，再用蟾酥丸研末放入鼻窍。若鼻外肿硬，即用离宫锭子涂之。"

《金匮要略·肺痿肺痈咳嗽上气病脉证并治》："肺痈，胸满胀，一身面目浮肿，鼻塞清涕出，不闻香臭酸辛，咳逆上气，喘鸣迫塞，葶苈大枣泻肺汤主之。"

《诸病源候论·小儿杂病诸候》："鼻塞候：肺气通于鼻，而气为阳，诸阳之气，上荣头面。其气不和，受风冷，风冷邪气入于脑，停滞鼻间，即气不宣和，结聚不通，故鼻塞也。"

《太平圣惠方·卷六》："治肺脏伤风冷多涕诸方：夫脏腑虚弱，气血不足，则风冷之气伤于肺也。肺主气，气之所行，循环经络，若气虚则外邪所侵，真气与邪气相搏，故令咳逆恶寒，语声散失，目眩头旋，鼻多涕也。"

《明医杂著·伤风流涕·卷五》："小儿八岁以下无伤寒，虽有感冒伤风，鼻塞、流涕、发热、咳嗽，以降痰为主，略加微解。凡散利败毒，非幼稚所宜。或冒轻者，不必用药，候二三日，多有自愈。"

《医学入门·卷四》："外感风类：肺主皮毛，通膀胱，最易感冒，新咳嗽、恶风、鼻塞声重、喷嚏是也。柴胡半夏汤、参苏饮，寒用麻黄杏仁饮，重者头身疼，寒热咽干音哑，柴胡桂枝汤、防风冲和汤。"

《景岳全书·卷二十七》："鼻塞证有二。凡由风寒而鼻塞者，以寒闭腠理，则经络壅塞而多鼽嚏。此证多在太阳经，宜用辛散解表自愈，如川芎散、神愈散，及麻黄、紫苏、荆芥、葱白之类，皆可择用。若由火邪上炎而鼻塞者，单宜清火。火之微者，多近上焦，出自心肺，宜清化饮、黄芩知母汤之类主之。火之甚者，多出阳明，或微兼头痛，宜竹叶石膏汤、凉膈散之类主之。若风寒兼火者，即防风通圣散之类亦可用。大都常塞者多火，暴塞者多风寒，当以此辨之。"

《医宗必读·伤风·卷六》："风为阳邪，善行数变。其伤人也，必从俞入。俞皆在背，故背常固密，风弗能干。已受风者，常曝其背，使之透热，则潜消默散。经文所谓乘虚来犯固矣。若其人素有痰热，壅遏于太阴阳明之经，内有窠囊，则风邪易于外束，若为之招引者然。所谓风乘火势，火借风威，互相鼓煽也。治实之法，秋冬与之辛温，春夏与之辛凉，解其肌表，从汗而散。治虚之法，固其营卫，兼解风邪，若专与发散，或汗多亡阳，或屡痉屡发，皆治之过也。治风火之法，辛散外发，甘苦内和，勿与苦寒，恐正不得申，邪不得解耳。"

《医宗金鉴·幼科杂病心法要诀·伤风》："肺主皮毛感邪风，发热憎寒头痛疼，有汗嚏涕脉浮缓，鼻塞声重咳嗽频，杏苏饮同金沸散，疏风解表莫从容。伤风者，风邪伤卫也。卫主皮毛，内合于肺，故令身体发热憎寒，头疼有汗，嚏涕鼻塞声重，不时咳嗽也，脉浮缓，宜杏苏饮解散外邪，继用金沸草散，开通气逆则愈。"

《类证治裁·鼻口症·卷六》："鼻之呼吸通脑肺。肺感风寒，则鼻塞声重，参苏饮、羌活汤。若风热壅肺，亦致嚏涕声重，宜疏散，菊花茶调散。肺火盛，鼻塞，宜清解，黄连清肺饮。"

《血证论·卷六》："失血之人，有状似感冒，而实非感冒者，由于肺痿气虚，时时洒淅恶寒，鼻塞流清涕，乃金被火克，内壅外闭，卫气不布之故。只宜清养肺金，毋得妄用发散，以张火焰也。太平丸补散兼行以治之，千金麦门冬汤、小柴胡汤皆宜。小柴胡汤通上焦之津液，以调和营卫，尤平稳而神奇。"

《素问·五脏别论》："故五气入鼻，藏于心肺，心肺有病，而鼻为之不利也。"

《针灸甲乙经·血溢发衄·卷十二》："鼻鼽不利，窒洞气塞，喝僻多涕，衄衊有痈，迎香主之。

衄衊涕出，中有悬痈、宿肉，窒洞不通，不知香臭，素窌主之。鼻窒口僻，清涕出，不可止，龂衄有痈，禾髎主之。鼻鼽不得息，不收涕，不知香臭，及衄不止，水沟主之。"

《诸病源候论·虚劳病诸候》："虚劳候：肺劳者，短气而面肿，鼻不闻香臭……七伤者……四曰形寒，寒饮伤肺，肺伤少气，咳嗽鼻鸣。""解散鼻塞候：石发则将冷，其热尽之后，冷气不退者，冷乘于肺，肺主气，开窍于鼻，其冷滞结不宣通，故鼻塞。""鼻齆候：肺主气，其经手太阴之脉也，其气通鼻。若肺脏调和，则鼻气通利而知香臭；若风冷伤于脏腑，而邪气乘于太阴之经，其气蕴积于鼻者，则津液壅塞，鼻气不宣调，故不知香臭，而为齆也。"

《圣济总录·卷一百一十六》："鼻塞不闻香臭　论曰：鼻有生息肉不知香臭者，亦有无息肉不知香臭者……盖鼻之窒塞，或冷风乘肺，或肺经壅热。冷热固异，其塞则一，皆肺脏不和，气不宣通故也。治塞者，当审其冷热。"

《千金翼方·针灸·鼻病》："鼻中壅塞，针手太阳入三分，在小指外侧后一寸白肉际宛宛中。

囟一穴主鼻塞不闻香臭气，日灸二七至七百壮，初灸时痛，五十壮已去不痛，七百壮还痛即止，至四百壮渐觉鼻轻。"

《圣济总录·卷一百八十》："小儿鼻齆塞　论曰：小肺气通于鼻，鼻和则知香臭。小儿鼻齆塞者，肺气不利也。肺主气，诸阳之气，上荣头面，其气不和，风冷乘虚，客于脑，与气停滞，搏于津液，鼻道壅遏，故为鼻齆塞。"

《东垣试效方·鼻不闻香臭论·卷五》："夫阳气、宗气者，皆胃中生发之气也，其名虽异，其理则一。若因饥饱劳役损伤，脾胃生发之气既弱，其营运之气不能上升，邪害空窍，故不利而不闻香臭也。宜养胃气，使营运阳气、宗气上升，鼻则通矣。又一说，《难经》言心主五臭，肺主诸气，鼻者肺之窍，反闻香臭何也？盖以窍言之肺也，以用言之心也。因胃气失守，寒邪客于面，鼻亦受之，心不能为用而不闻香臭。故《经》曰：心肺有病，鼻为之不利。洁古老人云：视听明而清凉，香臭辨而温暖者是也。治法宜先散寒邪，后补卫气，使心肺之气交通则鼻利而闻香臭矣。"

《医学纲目·卷二十七》："鼻塞皆属肺。《经》云：肺气通于鼻，肺和则鼻能知香臭矣。又云：五气入鼻，藏于心肺，心肺有病，而鼻为之不利也。又云：西方白色，入通于肺，开窍于鼻，藏精于肺。又云：肺主鼻，在脏为肺，在窍为鼻是也。"

《医学入门·卷五》："鼻塞须知问久新。新者偶感风寒，鼻塞声重，流涕喷嚏，宜以风寒治之，九味羌活汤、参苏饮、消风百解散。久则略感风寒，鼻塞等症便发，乃肺伏火邪，郁甚则喜热恶寒，故略感冒而内火便发，宜清金降火，兼通气之剂，凉膈散加荆芥、白芷，或川芎石膏散。"

《灵枢·寒热》："皮寒热者，不可附席，毛发焦，鼻槁腊，不得汗。取三阳之络，补手太阴。"

《太平圣惠方·卷三十七》："夫鼻干无涕者，由脏腑壅滞，内有积热，攻于上焦之所致也。凡肺气通于鼻，主于涕。若其脏夹于风热，则津液不通，皮毛枯燥，两颊时赤，头痛鼻干，故令无涕也。"

《理瀹骈文》："燥属金寒，复而为火，则其肺。一则收之，以沥青、赤豆；一则滋之，以地黄、玄参。鼻燥，肺火也，玄参浸塞；或用生地、黄连、黄柏、姜黄、当归尾，香油熬膏涂。"

　　《素问·脉解》："所谓客孙脉则头痛鼻鼽腹肿者，阳明并于上，上者则其孙络太阴也，故头痛鼻鼽腹肿也。"

　　《素问·刺禁论》："刺中肾，六日死，其动为嚏（吴昆注：肾主髓，脑其海也，脑衰则虚阳淫于鼻，故令嚏）。"

　　《素问·气交变大论》："岁木不及……白露早降……脾土受邪，赤气后化，心气晚治，上胜肺金，白气乃屈，其谷不成，咳而鼽。"

　　《素问·六元正纪大论》："凡此阳明司天之政……初之气……其病中热胀，面目浮肿，善眠，鼽衄嚏欠呕，小便黄赤，甚则淋。""凡此少阳司天之政……三之气……民病热中，聋瞑血溢，脓疮咳呕，鼽衄渴嚏欠，喉痹目赤，善暴死。""凡此少阴司天之政……四之气，溽暑至，大雨时行，寒热互至。民病寒热，嗌干黄瘅，鼽衄饮发。"

　　《灵枢·经脉》："大肠，手阳明之脉……是主津液所生病者，目黄，口干，鼽衄喉痹，肩前臑痛，大指次指痛不用。""足太阳之别，名曰飞阳，去踝七寸，别走少阴。实则鼽窒，头背痛；虚则鼽衄。取之所别也。"

　　《诸病源候论·鼻病诸候·卷二十九》："鼻涕候：夫津液涕唾，得热即干燥，得冷则流溢，不能自收。肺气通于鼻，其脏有冷，冷随气入乘于鼻，故使津涕不能自收。"

　　《圣济总录·卷一百八十》："小儿多涕　论曰：鼻之气，有出有入，入则界内，已而复出，出则界外，已而复入。肺开窍于鼻，肺气不和，风冷乘之，使气道遏而不通，则风冷与气上界，蒸而为液，其液复界于下，故令鼻多涕。"

　　《脾胃论·脾胃胜衰论》："所不胜乘之者，水乘木之妄行，而反来侮土。故肾入心主汗，入肝为泣，入脾为涎，入肺为痰、为嗽、为涕、为嚏、为水出鼻也……此皆由肺金之虚而寡于畏也。"

《医学纲目·鼻衄·卷二十七》："鼻衄有二。一曰火攻肺虚鼻衄。《经》云：少阴司天，热气下临，肺气上从，衄衊鼻窒。又云：少阴司天，热淫所胜，民病衄衊嚏呕。又云：少阳司天，火淫所胜，甚则衄衊。又云：少阳之复，烦躁衄嚏。又云：少阴司天，客胜则衄嚏。又云：岁金不及，炎火乃行，民病衄嚏。又云：金不及曰从革，从革之纪，其病嚏咳衄衊，治以诸寒是也。二曰金助肺实鼻衄。《经》云：阳明所致为衄嚏。治以温剂是也。"

《医学纲目·欠嚏·卷二十九》："嚏有三：一曰热火。《经》云：少阴司天之政，热病生于上，民病血溢衄嚏。又云：少阴司天，热气下临，肺气上从，病嚏衄衊。又云：少阳所致为衄嚏。又云：少阳司天，火气下临，肺气上从，咳嚏衄衊，治以诸寒是也。二曰金不及火乘之。《经》曰：金不及曰从革，从革之纪，其病嚏咳衄衊，从火化者是也。三曰燥金。《经》云：阳明所致为衄嚏是也。"

《证治准绳·杂病·欠嚏》："运气欠嚏有三：一曰寒。《经》云：太阳司天，寒气下临，心气上从，寒清时举，衄嚏喜悲数欠是也。二曰火。《经》云：少阳司天之政，三之气，炎暑至，民病嚏欠是也。三曰湿郁其火。《经》云：阳明司天之政，初之气，阴始凝，民病中热嚏欠是也。"

《辨证录·卷三》："人有鼻流清涕，经年不愈，是肺气虚寒，非脑漏也。夫脑漏即鼻渊也，原有寒热二证，不止胆热而成之也。然同是鼻渊，而寒热何以分乎？盖涕臭者热也，涕清而不臭者寒也。热属实热，寒属虚寒。兹但流清涕而不腥臭，正虚寒之病也。热症宜用清凉之药，寒症宜用温和之剂。倘概用散而不用补，则损伤肺气，而肺金益寒，愈流清涕矣。方用温肺止流丹。"

《张氏医通·杂门·欠嚏》："中气虚寒，不能上温肺气，则善呼；不能下引肾气，则善欠。故呼欠虽主胃气不舒，实缘肾气郁伏所致。若中寒而加火迫津气，或风激水液，皆清涕出，纵由土虚不能御邪之故。设兼邪发热，而色和善嚏者，此表气尚强，逼邪上走空窍也。亦有里虚不能拒邪而为下利者，知其必有陈寒，无阳气以发越其邪，故欲嚏而不能也。"

《医理真传·卷二》："问曰：病后忽鼻流清涕不止，喷嚏不休，服一切外感解散药不效而反甚者何故？答曰：此非外感之寒邪，乃先天真阳之气不足于上，而不能统摄在上之津液故也。此等病近似寒邪伤肺之症，世医不能分辨，故投解散药不愈而反甚，不知外感之清涕喷嚏，与真气不足之清涕喷嚏不同。外感之清涕喷嚏，则必具发烧头痛、身痛畏寒、鼻塞之情形。真气不足之清涕喷嚏，绝无丝毫外感情状，况又服解散药不愈，更为明甚。法宜大补先天之阳。先天之阳足，则心肺之阳自足，心肺之阳足，则上焦之津液不致外越也。人身虽云三焦，其实一焦而已。方宜大剂四逆汤，或封髓丹亦可，即姜桂亦可。"

《诸病源候论·鼻病诸候》："肺气通于鼻，肺脏为风冷所乘，则鼻气不和，津液壅塞，而为鼻齆，冷搏于血气，停结鼻内，故变生息肉。"

《圣济总录·卷一百一十六》："鼻中生息肉　论曰：鼻者肺之窍，鼻和而知香臭。风寒客于肺经，则鼻气不利，致津液壅遏，血气搏结，附著鼻间，生若赘疣，有害于息，故名息肉。"

《医方考·鼻疾门》："辛夷散：鼻生息肉，气息不通，香臭莫辨者，此方主之。鼻者，气之窍，气清则鼻清，气热则鼻塞，热盛则塞盛，此息肉之所以生也。故治之宜清其气。是方也，辛夷、细辛、川芎、防风、藁本、升麻、白芷，皆轻清辛香之品也，可以清气，可以去热，可以疏邪，可以利窍；乃木通之性，可使通中，甘草之缓，可使泻热。"

《外科正宗·鼻痔》："取鼻痔秘法：用细铜筋二根，筋头钻一小孔，用丝线穿孔内，二筋相离五分许，以二筋头直入鼻痔根上，将筋线绞紧，向下一拔，其痔自然拔落；置水中观其大小，预用胎发烧灰，同象牙末等分吹鼻内，其血自止。戒口不发。"

《医学心悟·卷四》："鼻生息肉，名曰鼻痔，臭不可近，痛不可摇，宜用白矾散少许点之，顷刻化水而消。"

《医学正传·卷五》："其或触冒风寒，始则伤于皮毛，而成鼻塞不通之候，或为浊涕，或流清汁，久而不已，名曰鼻渊，此为外寒束内热之证也。《原病式》曰：肺热则出涕是也。又有胆移热于脑，则为辛颏鼻渊，鼻中浊涕如涌泉下渗而下，久而不已，则为鼻蔑、衄血、息肉、鼻痈等证。医者各以类推而治，无忽也。"

《医方考·鼻疾门·卷五》："苍耳散：鼻渊者，此方主之。鼻流浊涕不止者，名曰鼻渊。乃风热在脑，伤其脑气，脑气不固，而液自渗泄也。此方四件皆辛凉之品，辛可以驱风，凉可以散热。其气轻清，可使透于巅顶，巅顶气清，则脑液自固，鼻渊可得而治矣。"

《景岳全书·鼻证·卷二十七》："鼻渊证，总由太阳、督脉之火甚者，上连于脑，而津津不已，故又名为脑漏。此证多因酒醴肥甘，或久用热物，或火由寒郁，以致湿热上熏，津汁溶液而下，离经腐败，有作臭者，有大臭不堪闻者。河间用防风通圣散一两，加薄荷、黄连各二钱以治之。"

《辨证录·卷三》："人有无端鼻流清水者，久则流涕，又久则流黄浊之物，如脓如髓，腥臭不堪闻者，流至十年而人死矣。此病得之饮酒太过，临风而卧，风入胆中，胆之酒毒不能外泄，遂移其热于脑中。"

《医方集解·泻火之剂》："治鼻渊。鼻流浊涕不止曰鼻渊，乃风热灼脑而液下渗也。《经》曰：脑渗为涕。胆移热于脑，则辛頞鼻渊。頞即山根。辛頞，酸痛也。《原病式》曰：如以火灼金。热极则反化为水。肝热甚则出涕，心热甚则出汗，脾热甚则出涎，肺热甚则出涕，肾热甚则出唾。皆火热盛极销灼以致之也。白芷一两，薄荷、辛夷五钱，苍耳子炒二钱半，为末，食前葱茶汤调下二钱。"

《医宗金鉴·外科心法要诀》："鼻渊浊涕流鼻中，久淋血水秽而腥，胆热移脑风寒火，控脑砂因蚀脑虫。[注]此证内因胆经之热，移于脑髓，外因风寒凝郁，火邪而成。鼻窍中时流黄色浊涕，宜奇授藿香丸服之。若久而不愈，鼻中淋沥腥秽血水，头眩虚晕而痛者，必系虫蚀脑也，即名控脑砂。宜天罗散服之。但此证久则必虚，当以补中益气汤兼服之即效。"

《临证指南医案·卷八》："《经》云：肺和则鼻能知香臭矣。又云：胆移热于脑，令人辛頞鼻渊，传为衄衊瞑目。是知初感风寒之邪，久则化热，热郁则气痹而寒矣。治法利于开上宣郁，如苍耳散、防风通圣散、川芎茶调散、菊花茶调散等类。先生则佐以荷叶边、苦丁茶、蔓荆、连翘之属以治之。此外感宜辛散也。

内热宜清凉者，如脑热鼻渊，用羚羊、山栀、石膏、夏枯草、青菊叶、苦丁茶等类，苦辛凉散之法也。久则当用咸降滋填，如虎潜减辛，再加镇摄之品。其有精气不足，脑髓不固，淋下并无腥秽之气者，此劳怯根萌，以天真丸主之。此就案中大概而言之也。然症候错杂，再当考前贤之法而治之。"

《杂病源流犀烛·鼻病·卷二十三》："鼻渊导引法：《保生秘要》曰：用中指尖于掌心搓令极热，熨搓迎香二穴，可时搓时运，兼行后功。此法并治不闻香臭。"

《古今医彻·鼻渊·卷三》："鼻渊一名脑渊。以鼻之窍，上通脑户，脑为髓海，犹天之星宿，奔流到底，骨中之髓，发源于此。故髓减则骨空，头倾视深，精神将夺矣。李濒湖云：鼻气通于天。天者头也，肺也，肺开窍于鼻，而阳明胃脉，环鼻而上行，脑为元神之府，而鼻为命门之窍，人之中气不足，清阳不升，则头为之倾，九窍为之不利。然肺主皮毛，形寒饮冷则伤肺，治者但见其标，不求其本，往往喜于解散，散之过，则始流清涕者，继成浊涕，渐而腥秽，黄赤间杂，皆由渗开脑户，日积月累，而至九王嬴矣。使非参、芪益其阳，麦冬、五味敛其阴，佐以辛夷透其窍，脑户何由而固耶。虚寒少入细辛，内热监以山栀，又须六味丸加鹿茸、枸杞等，下填肾阴，则精足者髓自充，尚何漏卮之足云。"

《医法圆通·卷一》："鼻渊、鼻浊二证，俗云髓之液也。不知髓乃人身立命之物，岂可流出乎。然二证虽有渊（渊者流清涕，经年累月不止）、浊（浊者其如米泔或如黄豆汁，经年累月不止）之分，缘由素禀阳虚，不能统摄津液，治之又一味宣散，正气愈耗，而涕愈不休。清者肺寒之微，肺阳不足也；浊者肺热之验。

但肺热者必有热形可征，则是上焦化变之机失职，中宫之土气上升于肺，肺失大衰而化变失权，故黄涕作。治之须有分别。予治所二证，每以西砂一两，黄柏五钱，炙甘草四钱，安桂、吴茱萸三钱治之，一二剂即止。甚者加姜、附各二三钱，屡屡获效。即甘草干姜汤，加桂尖、茯苓亦可。"

《金匮要略·血痹虚劳病脉证并治》："男子脉虚沉弦，无寒热，短气里急，小便不利，面色白，时目瞑，兼衄，少腹满，此为劳使之然。虚劳里急，悸，衄，腹中痛，梦失精，四肢酸疼，手足烦热，咽干口燥，小建中汤主之。"

《诸病源候论·虚劳病诸候·卷四》："虚劳鼻衄候：肺主气而开窍于鼻，肝藏血，血之与气，相随而行，俱荣于脏腑。今劳伤之人，血虚气逆，故衄。衄者，鼻出血也。"

《外台秘要·卷三十七》："治吐血衄血诸方：夫口鼻中俱出血者，由劳热而成。是以血者本属于心，经脉流行，不暂停滞，一关不利，百病俱生。或有忧悸之所因，或有卒惊之所致，此皆食饮过度，饮酒劳伤，壅滞积蓄于心胸，热毒熏蒸于肝肺，脏腑既蕴邪热，则血流上行，故令吐血而兼鼻衄也。"

《仁斋直指方·妇人·卷二十六》："夫血得寒则闭涩，得热则宣流。荣气虚竭，风冷交侵，固易为虚劳月闭之证。若出血等类，大抵多因蓄热致之，荣道一开，鲜血亦为之不禁矣。川芎、当归，血中上药也。出血诸证，每每以胃药收功。盖心主血，肝藏血，胃者又所以生其血，而能使真气归元，故其血自止。《经》又云乎，血随气行，气逆则血逆，于此尤当加意。"

《医学纲目·衄血·卷十七》："运气衄有三：一曰热助心火，而血溢为衄。《经》云：少阴所致为衄蔑。又云：少阴司天，热气下临，肺气上从，衄蚵鼻窒。又云：少阴司天，热淫所胜，民病衄蚵。又云：少阳司天，三之气，炎暑至，其病血溢衄蚵。又云：少阳司天，火气下临，肺气上从，衄蚵鼻窒。又云：少阳司天，火淫所胜，病甚则衄蚵。又云：少阳之复，大热将至，咳蚵必也。二曰寒攻心火，而血逃为蚵。《经》云：太阴司天，寒淫所胜，呕血血泄，衄蚵善悲时眩仆也。三曰寒热相逼而蚵。《经》云：阳明司天之政，初之气，阴始凝，气复肃，民病中热衄蚵。此外寒郁内热而蚵也。又云：少阴司天之政，四之气，寒热互至，民病衄蚵。此下寒迫上热而蚵也。"

咽喉相关论述摘录

《素问·阴阳应象大论》："天气通于肺，地气通于嗌，风气通于肝，雷气通于心，谷气通于脾，雨气通于肾，大经为川，肠胃为海，九窍为水注之气，以天地为之阴阳，阳之汗，以天地之雨名之……善诊者，察色按脉，先别阴阳，审清浊，而知部分；视喘息，听声音，而知所苦；观权衡规矩，而知病所主。"

《素问·骨空论》："督脉者……贯脊属肾，与太阳起于目内眦，上额交巅上，入络脑，还出别下项，循肩膊内，侠脊抵腰中，入循膂络肾；其男子循茎下至篡，与女子等。其少腹直上者，贯脐中央，上贯心入喉，上颐环唇，上系两目之下中央。此生病……遗溺嗌干。督脉生病，治督脉……其上气有音者治其喉中央，在缺盆中者。其病上冲喉者治其渐，渐者上侠颐也。"

《灵枢·营气》："黄帝曰：营气之道，内谷为宝。谷入于胃，乃传之肺，流溢于中，布散于外，精专者行于经隧，常营无已，终而复始，是谓天地之纪。故气从太阴出……从肝上注肺，上循喉咙，入颃颡之窍，究于畜门。"

《灵枢·五味》："黄帝曰：营卫之行奈何？伯高曰：谷始入胃，其精微者，先出于胃之两焦，以溉五脏，别出两行，营卫之道。其大气之抟而不行者，积于胸中，命曰气海，出于肺，循咽喉，故呼则出，吸则入。"

《灵枢·忧恚无言》："黄帝问于少师曰：人之卒然忧恚而言无音者，何道之塞，何气出行，使音不彰？愿闻其方。少师答曰：咽喉者，水谷之道也。喉咙者，气之所以上下者也，会厌者，音声之户也。口唇者，音声之扇也。舌者，音声之机也。悬雍垂者，音声之关也。颃颡者，分气之所泄也。横骨者，神气所使，主发舌者也。故人之鼻洞涕出不收者，颃颡不开，分气失也。是故厌小而疾薄，则发气疾，其开阖利，其出气易；其厌大而厚，则开阖难，其气出迟，故重言也。（章虚谷注："肺之气候在前近胸，胃之咽喉在后近背，喉口中间有薄膜一片，名会厌。厌者，掩盖喉口者也，饮食入口，则掩盖气候而咽喉开；言语发声，则掩盖咽喉而气候开。故如饮食到喉，或值言语而气候开，则食饮误下气候，与肺气格逆，则必咳呛而出，以气候在前故也。是故会厌为音声之户，口唇为音声之扇，舌动方能变声音而成语，故舌为机，如舌强或萎，虽有声不能成语矣。上腭喉口垂下软肉名悬雍，故为音声之关也。横骨者，舌根之嫩骨，本由心脏所生，故为神气所使，主发动其舌，以舌为心之苗也。颃颡者，顶前额内之处，津气循喉上升至颃颡，如烟雾之四布周行也，故颃颡之气不开，不能分布津气，则由鼻下溜成涕，其气不能约束，故名洞涕。此因清阳不足，不能透开颃颡，故婴孩老年，多有此病"）

《备急千金要方·胆腑·咽门论》："夫咽门者，应五脏六腑，往还神气，阴阳通塞之道也。喉咙胞囊舌者，并津液调五味之气本也，不可不研乎！咽门者，肝胆之候也，其重十两，广二寸五分，至胃管长一尺六寸，主通五脏六腑津液神气，应十二时。若脏热，咽门则闭而气塞，若腑寒，则咽门破而声嘶，母姜酒主之……热则通之，寒则补之，若寒热调和，病不生矣。"

《儒门事亲·喉舌缓急砭药不同解》："咽与喉，会厌与舌，此四者，同在一门而其用各异。喉以候气，故喉气通于天；咽以咽物，故咽气通于地。会厌与喉，上下以司开合，食下则吸而掩，气上则呼而出。是以舌抵上腭，则会厌能闭其咽矣。四者相交为用，阙一则饮食废而死矣。此四者，乃气与食出入之门户最急之处。"

《重订严氏济生方·咽喉门》："夫咽者咽也，喉者候也。咽者因物以咽，喉者以候呼吸之气，物之与气，莫不由于咽喉也。若阴阳和平，荣卫调摄，气道无不宣畅矣。摄养乖违，喜饵丹石，多食炙煿，过饮热酒，致胸膈壅滞，热毒之气不得宣泄，咽喉为之病焉。热则为肿、为痛、为喉痹、为窒塞不通、为不利而生疮，或状如肉蚵，吐不出，咽不下，皆风热毒气之所致耳。又有伏热上冲，乘于悬雍，或长或肿，悬雍者，在乎上腭也。更有腑寒亦使人喉闭而不能咽者，治之当辨明也。"

《仁斋直指方·卷八》："心为声音之主，肺为声音之门，肾为声音之根。风寒暑湿，气血痰热，邪气有干于心肺者，病在上脘，随证解之，邪气散则夭簌鸣矣。唯夫肾虚为病，不能纳诸气以归元，故气奔而上，咳嗽痰壅，或鸣或胀，髓虚多唾，足冷骨痿，胸腹百骸，俱为之牵掣，其嗽愈重，其气愈干，君子当于受病之处图之可也。"

《医学正传·喉病·卷五》："《内经》曰：一阴一阳结，谓之喉痹。王注谓一阴即厥阴，肝与胞络是也；一阳即少阳，胆与三焦是也。四经皆有相火存焉。子和曰：胆与三焦寻火，治肝和胞络都无异。东垣曰：火与元气不两立，一胜则一负。盖元气一虚，则相火随起，而喉痹等暴病作矣。"

《外科发挥·咽喉·卷六》："大抵咽喉之症，皆因火为患，其害甚速，须分缓急，及脓成否。若肿闭及壅塞者，死在反掌之间，宜用金钥匙吹患处；吐出痰涎，气得通即苏。若吐后仍闭，乃是恶血，或脓毒为患，须急针患处，否则不治。前人云：治喉闭之火，与救火同，不容少待。又云：走马看喉闭，信夫！治喉之方固多，唯用针有回生之功。"

《医林绳墨·咽喉·卷七》："咽喉之症，未有不由肺胃二经为病也。盖肺主气，阴阳自夫流行，此为生生不息之所，神机动作之处，物我莫不由之而寄生也。唯夫嗜欲无节，劳苦奔驰，或暴怒不舒，郁结生痰，致使阴不升而阳不降，水无制而火无息，金被所伤，则咽嗌干燥，火热壅盛，则肿胀生疮。"

《外科正宗·咽喉论·卷二》："夫咽喉虽属于肺，然所致有不同者，自有虚火、实火之分，紧喉、慢喉之说。又咽为心、肺、肝、肾呼吸之门，饮食、声音吐纳之道。此关系一身，害人迅速，故曰：走马看咽喉，不待少顷也。假如虚火者，色淡微肿，脉亦细微，小便清白，大便自利，此因思虑过多，中气不足，脾气不能中护，虚火易至上炎，此恙先从咽嗌干燥，饮食妨碍，咳吐痰涎，呼吸不利，斑生苔藓，垒若虾皮，有如茅草常刺喉中，又如硬物嗌于咽下，呕吐酸水，哕出甜涎；甚则舌上白胎，唇生矾色，声音雌哑，喘急多痰。"

《医贯·喉咽痛论·卷四》："喉与咽不同，喉者肺脘，呼吸之门户，主出而不纳，咽者胃脘，水谷之道路，主纳而不出。盖喉咽司呼吸，主升降，此一身之紧关橐龠也。《经》曰：足少阴所生病者，口渴舌干咽肿，上气嗌干及痛。《素问》云：邪客于足少阴之络，令人咽痛，不可纳食。又曰：足少阴之络，循喉咙，通舌本。凡喉痛者，皆少阴之病，但有寒热虚实之分。少阴之火，直如奔马，逆冲于上，到此咽喉紧锁处，气郁结而不得舒，故或肿或痛也。其证必内热口干面赤，痰涎涌上，其尺脉必数而无力。"

《尤氏喉科秘书》："凡喉症非急症，一二日未必发寒热，病尚轻缓，若至第三日发寒热，症必加重，须问其大便通利否，如二便利，症虽加，不过浮火上攻，服解毒消风清火之剂，即愈，若二便不通行，乃内有实火，非用降火解毒重剂，及通二便之药，从何而解，亦即问其头痛否，如头痛则兼伤寒，难治。"

《外证医案汇编·卷二》："咽喉各症，头绪纷繁，治法总不出虚实两字而已。外来之火为实，内生之火为虚，有余之火为实，不足之火为虚。夫外来之邪为实，即风热犯上，温疫流行，治之在急，缓则伤人。外来暴热，若不倾盆暴雨，热势难消，治法不出乎凉解散，咸软或痰，如疫疬喉痧，芳香泄浊，解毒驱秽；烂喉痧，辛凉解肌，消透化热；风火郁结，以清凉解；急喉风、缠喉风，痰如拽锯，以通关化痰开郁；单乳蛾、双乳蛾，轻清滋养，此治外邪之大概也。内生之火为虚，寒气凝结，真阳闭郁，虚阳雷电上腾，若不离照当空，阴霾不能消散，龙雷断难潜伏，治法故以热药导之也。"

咽喉疾病相关论述摘录

《素问·咳论》："心咳之状，咳则心痛，喉中介介如梗状，甚则咽肿、喉痹。"

《素问·痹论》："心痹者，脉不通，烦则心下鼓，暴上气为喘，嗌干，善噫，厥气上则恐。"

《素问·缪刺论》："邪客于手少阳之络，令人喉痹舌卷，口干心烦，臂外廉痛，手不及头，刺手中指次指爪甲上，去端如韭叶，各一痏，壮者立已，老者有顷已，左取右，右取左，此新病，数日已。

邪客于足少阴之络，令人嗌痛，不可内食，无故善怒，气上走贲上，刺足下中央之脉各三痏，凡六刺，立已，左刺右，右刺左。嗌中肿，不能内唾，时不能出唾者，缪刺然骨之前，出血立已，左刺右，右刺左。"

《素问·气交变大论》："岁火太过，炎暑流行，肺金受邪，民病……嗌燥耳聋。"

《素问·五常政大论》："太阳司天，寒气下临，心气从上，而火且明……胜则水冰，火气高明，心热烦，嗌干善渴，鼽嚏，喜悲数欠。"

《素问·六元正纪大论》："凡此阳明司天之政，气化运行后天，天气急，地气明，阳专其令，炎暑大行，物燥以坚，淳风乃治，风燥横运……民病咳嗌塞……四之气，寒雨降。病暴仆，振栗谵妄，少气嗌干引饮，及为心痛痈肿疮疡疟寒之疾，骨痿血便。"

《素问·阴阳类论》："一阴一阳代绝，此阴气至心，上下无常，出入不知，喉咽干燥，病在士脾。"

《伤寒论》："29条：伤寒脉浮，自汗出，小便数，心烦，微恶寒，脚挛急，反与桂枝欲攻其表，此误也，得之便厥，咽中干，烦躁吐逆者，作甘草干姜汤与之，以复其阳。""30条：问曰：证象阳旦，按法治之而增剧，厥逆，咽中干，两胫拘急而谵语。师曰：言夜半手足当温，两脚当伸，后如师言，何以知此？答曰：寸口脉浮而大，浮为风，大为虚，风则生微热，虚则两胫挛，病形象桂枝，因加附子参其间，增桂令汗出，附子温经，亡阳故也。厥逆咽中干，烦躁，阳明内结，谵语烦乱，更饮甘草干姜汤。""140条：太阳病，下之，其脉促，不结胸者，此为欲解也。脉浮者，必结胸；脉紧者，必咽痛；脉弦者，必两肋拘急；脉细者，头痛未止。""311条：少阴病，二三日咽痛者，可与甘草汤：不差，与桔梗汤。""312条：少阴病。咽中伤生疮，不能语言，声不也者，苦酒汤主之。""313条：少阴病，咽中痛，半夏散及汤主之。""317条：少阴病，下利清谷，里寒外热，手足厥逆，脉微欲绝，身反不恶寒，其人面色赤，或腹痛，或干呕，或咽痛，或利止脉不出者，通脉四逆汤主之。""320条：少阴病，得之二三日，口燥咽干者，急下之，宜大承气汤。"

《金匮要略·肺痿肺痈咳嗽上气病脉证并治》："火逆上气，咽喉不利，止逆下气者，麦门冬汤主之。"

《诸病源候论·喉心胸病诸候·卷三十》："喉痹者，喉里肿塞痹痛，水浆不得入也。人阴阳之气出于肺，循喉咙而上下也。风毒客于喉间，气蕴积而生热，致喉肿塞而痹痛。脉沉者为阴，浮者为阳，若右手关上脉阴阳俱实者，是喉痹之候也。亦令人壮热而恶寒，七八日不治则死。马喉痹候：马喉痹者，谓热毒之气，结于喉间，肿连颊而微壮热，烦满而数吐气，呼之为马喉痹。狗咽候：喉内忽有气结塞不通，世谓之狗咽。此由风热所作，与喉痹之状相似，但俗云误吞狗毛所作。"

《诸病源候论·妇人妊娠病诸候·卷四十二》："妊娠咽喉身体著毒肿候：毒肿者，是风邪厉毒之气，客入肌肉，搏于血气，积聚所成。然邪毒伤人，无有定处，随经络虚处，而留止之。故或著身体，或著咽喉。但毒之所停，则血否涩，血气与邪相搏，故成肿也。其毒发于身体，犹为小缓，若著咽喉最急，便肿塞痹痛，乃至水浆不通，毒入攻心，心烦闷。妊娠者，尤宜急救，不尔，子母俱伤也。"

《素问玄机原病式·六气为病·火类》："喉痹，痹，不仁也，俗作闭。犹闭塞也。火主肿胀，故热客上焦，而咽嗌肿胀也。"

《丹溪治法心要·咽喉》："治咽痛，荆芥、当归、桔梗、甘草，煎汤漱服。喉干燥痛，四物汤加桔梗、荆芥、黄柏，立已。咽喉热痛，甘桔汤加荆芥，有热加黄芩、枳壳。"

《保婴撮要·喉痹·卷十三》："小儿喉痹，因膏粱积热，或禀赋有热，或乳母七情之火，饮食之毒，当分其邪蓄表里，与症之轻重，经之所主而治之。若左腮色青赤者，肝胆经风热也，用柴胡栀子散。右腮色赤者，肺经有热也，用泻白散。额间色赤者，心与小肠经热也，用导赤散。若兼青色，风热相搏也，用加味逍遥散。鼻间色黄，脾胃经有热也，用泻黄散。若兼青色，木乘土位也，用加味逍遥散。兼赤色，心传土位也，用柴胡栀子散。颏间色赤，肾经有热也，用地黄丸。凡此积热内蕴，二便不通者，当疏利之；风邪外客而发寒热者，当发散之；外感风邪，大便闭结，烦渴痰盛者，当内疏外解。若因乳母膏粱积热者，母服东垣清胃散。若因乳母恚怒肝火者，母服加味逍遥散。若禀赋阴虚者，儿服地黄丸。大概当用轻和之剂，以治其本。切不可用峻利之药，以伤真气也。"

《古今医统大全·卷六十五》："喉痹之病，属痰、属火、属风三者而已。喉为饮食之关所系，病喉痹多起饮酒太过，辛辣肥甘之毒，郁积壅滞，为痰生热，热生风，呕吐咯咳伤，咽系枯槁，饮食不下，甚者痰塞不通声而速死，故曰锁喉。导引：治喉痹，就令患人将手大拇指第二节屈膝，急令张口，勤勤紧咬，其气通畅，血丝自散，肿亦消矣。"

《疮疡经验全书·卷一》："风热喉症：此症之起，由于忧思劳碌太过，或对风言语，风入肺经作痰，务多去痰为要。其色鲜红，久而紫赤，急用小刀点之。或用芦刀点之，血向出，火已泻矣，再服煎剂，并冰片散吹之，甚效。凡紫赤色者变成淡红色者，愈之渐也。酒毒喉痹：其形若鸡子，其肿鲜红，其光如镜，外症发热恶寒，头痛项强，此上焦积热，心脾受之，盖心脾二经主上焦，宜服黏子解毒汤。风毒喉痹：外赤肿，内肿微红带白色，其形似蒸饼，连腮肿痛，外症身恶寒而无热，腮颔浮肿，牙关紧强，此乃风痰相搏，结塞喉间，治法必以去痰为主，吹药吹之。若外面肿红。用围药敷之，中留一大孔，再润之以助药力。阴毒喉痹：肿如紫李，见黑色，其色光血红可治，阴毒血黑不治。"

《医学纲目·咽喉·卷十五》："凡《经》云喉痹者，谓喉中呼吸不通，言语不出，而天气闭塞也；云咽痛去嗌痛者，谓咽喉不能纳唾与食，而地气闭塞也；云喉痹咽嗌痛者，谓咽喉俱病，天地之气并闭塞也。盖病喉痹者，必兼咽嗌痛，病咽嗌痛者，不能兼喉痹也。喉痹恶寒，及寸脉小弱于关尺者，皆为表证，宜甘桔汤、半夏桂枝甘草汤，详寒热发散之。若水浆不得入口者，用解毒雄黄丸四五粒，以极酸醋摩化灌入口内，吐出浓痰，却服之，间以生姜自然汁一蚬壳噙下之，神效。按喉痹恶寒者，皆是寒折热，寒闭于外，热郁于内，姜汁散其外寒，则内热得伸而愈矣，切忌胆矾酸寒等剂点喉，反使其阳郁结不伸；又忌硝黄等寒剂下之，反使其阳下陷于里，则祸不旋踵矣。"

《证治准绳·杂病·喉痹》："血壅而为痹，宜取红兰花汗服之，无鲜者则浓煎绞汁亦得，或用茜草一两煎服，或用杜牛膝捣自然汁和醋服，或用马鞭草捣自然汁服，或用射干切一片含咽汁，皆破血之剂也。针法治喉闭，刺少商出血，立愈……由是言之，喉痹以恶血不散哉也。凡治此疾，暴者必先发散，发散不愈，次取痰，取痰不愈，次去污血也。"

《景岳全书·咽喉·卷二十八》："喉痹一证，在古方书虽有十八证之辨，而古人悉指为相火。然此证虽多由火，而复有非火证者，不可不详察也。盖火有真假，凡实火可清者，即真火证也；虚火不宜清者，即水亏证也；且复有阴盛格阳者，即真寒证也。故《内经》曰：太阳在泉，寒淫所胜，民病嗌痛颔肿，其义即此。何后人之弗究也？喉痹所属诸经，凡少阳阳明厥阴皆有此证，具列如前，但其中虚实各有不同。盖少阳厥阴为木火之脏，固多热证，阳明为水谷之海，而胃气直透咽喉，故又唯阳明之火为最盛。欲辨此者，但察其以情志郁怒而起者，多属少阳厥阴。以口腹肥甘辛热太过而起者，多属阳明。凡患此者，多宜以实火论治。至若少阴之候，则非此之比，盖少阴之脉络于横骨，终于会厌，系于舌本，凡阴火逆冲于上，多为喉痹。但少阴之火有虚有实，不得类从火断。若果因实火，自有火证火脉，亦易知也。若因酒色过度，以致真阴亏损者，此肾中之虚火证也，非壮水不可。又有火虚于下而格阳于上，此无根之火，即肾中之真寒证也，非温补命门不可。"

《景岳全书·痘疹诠·咽喉口齿·卷四十四》："咽喉司呼吸之升降，乃一身之橐籥也，毒气不能舒散，则壅聚于此，肿痛闭塞，水浆难入，则死生系之，深可畏也。首尾俱宜甘桔汤加麦门冬、牛蒡子、玄参、杏仁，或加味甘桔汤及拔萃甘桔汤合黄连解毒汤，加石膏、木通、牛蒡子、山豆根、射干，兼外用玉钥匙点之。咽痛便秘者，宜四顺清凉饮下之。以上证治，必其能食肉热者方可用此寒凉之剂，若上焦虽热，而下焦不热，或不喜饮食者，只用加味甘桔汤，徐徐咽服，不必用牛蒡子，恐其性凉伤脾也。"

《简明医彀·耳证·卷五》："夫喉痹者，由痰生热，热生风，火主肿胀，故热客上焦，而咽嗌肿痛也。咽喉之于会厌，《内经》谓之吸门。咽以候气，通肺属金，轻清不容；喉以纳食，通胃属土，无物不受。会厌管乎其中以司开合，能闭其咽以进食。食卒误投滴粒，嗽出乃止。咽中唯呼吸行焉，故为人身之橐籥紧关。卒然浆水不入，语言不出，命悬须臾。喉痹即今之乳蛾，咽喉一十八证，谓单蛾、双蛾、缠喉风之类。名状不同，其源则一，相火是也。多感于酒腥辛辣厚味，七情痰火。发则通连颈项，头面肿胀。古书治法，刺破出血。今屡见刺有伤人者，莫如探吐痰涎，万无一失。脉宜浮洪，忌微伏。尤有伤寒少阴咽痛及阴证下虚痛，不能分别，先依主方。"

《红炉点雪·火病咽痛》："愚谓咽喉诸症，有虚有实，若上焦风热，君火令人咽喉肿痛，或喉痹乳蛾，分属关隘，仓卒即能杀人，然皆失治所致。即至危之际，外可施砭砯、拔发、咬指、吐痰、口畜鼻等捷法，以治其标；内服翘、射、山豆根、牛蒡子根、黍黏子等味，以拔其本，至绝地挽回者亦多。若失痰火咽痛，则必诸症悉具，甚乃有此。何也？以脏败及脉络，是根枯而槁及枝叶矣，可复荣乎？此盖阴火浮游，进退莫测，所以或痛或止，故非苦寒之可遏也。治亦不宜专攻，但以主剂中倍以益阴之品，少增畅利之味，庶几得法。若以苦寒直折，则阴火愈炎，立见倾危也，慎之慎之。"

《医灯续焰·喉痹脉证》："痹者，闭也，闭塞不通之谓，乃火盛气结，以致喉咙肿胀，呼吸难通，壅塞痰涎，水浆不下，一二日即能杀人。十二经脉与经别多过于此，即不然亦在其前后左右也，有经脉过者，有经别过者，有经脉经别俱过者。"

《医学纲目·卷十五·咽喉》："凡《经》云喉痹者，谓喉中呼吸不通，言语不出，而天气闭塞也。云咽痛、云嗌痛者，谓咽喉俱病，天地之气闭塞也。盖病喉痹者，必兼咽嗌痛，病咽嗌痛者，不能兼喉痹也。喉痹恶寒，及寸脉弱小于关尺者，皆为表证，宜甘桔汤、半夏桂枝甘草汤，详寒热发散之。喉痹，乡村病皆相似者，属天行运气之邪，治必先表散之，亦大忌酸药点之，寒热下之，郁其邪于内，不得出矣。其病有二：其一属火……其二属湿。"

《喉科指掌·卷二》："喉痹客曰：五痹之外，而又有所谓喉痹者何也？曰火之在于气分也，可随呼吸之气而散，火之入于络也，必郁而难伸，郁于喉，故喉亦痹也。客曰：何经之火为病也？曰《经》云：一阴一阳结，谓之喉痹，所谓一阴者，少阴心也，所谓一阳者，少阳胆也，二经皆从火化，二火合邪，并逆而上，乘于肺络而喉痹之证成矣。客曰：其与喉何也？曰：经谓喉以候气，即肺管也，管有十二节，长七寸，下连于肺，故肺亦通于喉也。客曰：二火何以见合也？曰：本子平之脏，有同气相求之理也，故易有家人之爻象，结同心之义，故二火有合邪之理也。曰：愿闻何以合邪之故？曰：少阴者，君火也，少阳者，相火也，全赖阴精以濡润之，而各安其治，今因忧患无穷，所谋不决，则二经之火皆郁，郁极乃厥，以致燔灼上炎，此其候也。客曰：何以见其为舌干口苦也？曰：舌乃心之苗，故见舌干也。曰：何以见其为耳鸣也？曰：经谓少阳之脉循颈直上入耳中，故见耳鸣也。客曰：何以治之？曰：经谓其在上者，因而越之当初起之时，最宜针刺也，或以辛凉散之可耳，如起手便以大苦极寒之极，则在络之火无从泄越。况喉位居高，至于汤剂，不过一经而下，难以取效，致伐无地，迨至年深，不能期愈，遗累无穷。客曰：诚哉，是言也。"

《咽喉脉证通论》："乳蛾此证因嗜酒肉热物过多，热毒积于血分，兼之房事太过，肾水亏竭，致有此发。其状或左或右，或红或白，形如乳头，故名乳蛾，一边肿曰单蛾，两边肿曰双蛾，或前后皆肿，白腐作烂，曰烂头乳蛾。初起必发寒热，用保命丹、红内消兼煎剂治之。"

《外科证治全书·喉部证治》："乳蛾：其形圆如箸头，白色，生于咽喉关上者轻，生于关下者重。或左有右无，或右有左无曰单，左右皆有曰双，双者轻，单者重，用苏子利喉汤数剂即愈，外吹珍珠散。又以土牛膝绞汁，含口漫咽妙。"

《医学心悟·第四卷·咽喉》："双单乳蛾。状如乳头，生喉间。一边生者，名单乳蛾；两边生者名双乳蛾。宜以齑菜汁调元明粉，灌去痰涎，吹以冰片散，随服甘桔汤，自应消散。若不消，以小刀点乳头上出血，立瘥。凡针乳蛾，宜针头尾，不可针中间，鲜血者易治，血黑而少者难痊。凡用刀针，血不止者，用广三七末，嚼敷刀口上，即止。凡使刀针，不可误伤蒂丁，损则不救，慎之慎之！"

《疡科心得集·辨喉蛾喉痈论》："夫风温客热，首先犯肺，化火循经上逆入络，结聚咽喉，肿如蚕蛾，故名喉蛾。（今世俗传说鸡鹅之鹅，谓不可食菜者，非也）霍生于一偏为单蛾，或生于两偏为双蛾。初起寒热，渐渐胀大，即用疏解散邪，入牛蒡散加黄连、荆防败毒散之类，又以冰硼散加薄荷、川连末吹之。"

《辨证录·咽喉痛门》："人有感冒风寒，一时咽喉肿痛，其势甚急，变成双蛾者，其症痰涎稠浊，口渴呼饮，疼痛难当，甚则勺水不能入喉，此阳火壅阻于咽喉，视其势若重而病实轻也。夫阳火者太阳之火也，太阳之火，即膀胱之火也，与肾经之火为表里，膀胱火动，而肾经少阴之火即来相助，故直冲于咽喉之间，而肺、脾、胃三经之火，亦复相随而上升，于是借三经之痰涎，尽阻塞于咽喉，结成火毒而不可解，治法似宜连数经治矣。然而其本实始于太阳，泄膀胱之火，而诸经之火自安矣。但咽喉之地近于肺，太阳既假道肺经，而肺经险要之地，即狭路之战场也，安有舍虎场要地不解其围，而先捣其本国者乎？所贵有兼治之法也。方用破隘汤，方中散太阳之邪者居其二，散各经之邪居其五，尤加意于散肺之邪者，由近以散远也。此症用散蛾汤亦神效。"

《儒门事亲·咽喉肿塞·卷六》："一妇人病咽喉肿塞，浆粥不下，数日肿不退，针亦无功，戴人以当归、荆芥、甘草煎，使热漱之，以冷水拨其两手。不及五六日，痛减肿消，饮食如故。咽喉之病甚急，不可妄用针药。"

《疮疡经验全书》："夫缠喉风属痰热，咽喉里外皆肿者是也。外面无肿者必身发热，面赤，此乃热毒之气极也。外面有肿毒身亦发热，邪火发外之原也。或牙关不强，外面不肿，但喉中红者，曰暴感，热在心。如左边病退传右边，此余毒未尽故也。咽喉有数症，有积热，有风热，有客热，有病后余毒未除，变化双乳蛾者。且如病中喉间有肿红色数日，其光似镜者，此积热也。且如喉中有肿，其色微白，其形若臂者，此风毒喉痹也，此热毒因而感风，相搏而发故也。或咽中有肿，其色带紫色者，此乃客热，谓其人暴感热毒之气，壅塞喉间，须用木通、玄参、生地、黄芩、黄连、山栀仁泻心经之火为要，或有传变木舌者，皆心热蕴积于胸中，故口中痰臭，服剂以凉膈为要，搽药以冰片散佐之，或用小靡刀点之出紫血。"

《咽喉脉证通论》："锁喉此证，因风热积于胸膈，或酒色有郁怒所致，其状，喉上下左右红紫肿痛，或帝丁焦黑腐烂，颈项浮肿，痰涎壅塞，声响如潮，气急发喘，眼目直视，额上有汗如珠，身汗如雨，或泄泻清水，四肢厥冷，或腰胁疼痛，肚腹胀痛，法在不治。若脉六七至，不论大小至数分明，虽甚危险，十中可救一二，或脉洪大，或沉细，唯三部混乱，即形色神气如常，终为难治。初起用吹药噙药，痰多以万年青根捣汁和醋，搅去痰涎，或土牛膝汁，或青鱼胆汁俱可。"

《医宗金鉴·卷六十六》："紧喉膏粱风火成，咽喉肿痛难出声，声如拽锯痰壅塞，穴刺少商吐下功。""慢喉发缓体虚生，微肿咽干色淡红，或由暴怒五辛火，或因忧思过度成。""喉闭肝肺火盛由，风寒相搏肿咽喉，甚则肿痛连项外，又有酒毒当细求。""哑瘴喉风肿痛咽，牙关紧急不能言，风痰涌塞咽膈上，火盛生痰风搏源。""弄舌喉风心脾经，实火外寒凝滞成，舌出搅动因胀闷，咽喉作肿更兼疼。"

《诸病源候论·风病诸候·卷二》："风冷失声候：风冷失声者，由风冷之气，客于会厌，伤于悬雍之所为也。声气通发，事因关户。会厌是音声之户，悬雍是音声之关。风冷客于关户之间，所以失声也。中冷声嘶者，风冷伤于肺之所为也。肺主气，五脏同受气于肺。而五脏有五声，皆禀气而通之。气为阳，若温暖则阳气和宣，其声通畅。风冷为阴，阴邪搏于阳气，使气道不调流，所以声嘶也。"

《千金翼方·针灸·卷二十六》："灸失音不语法：先灸天窗五十壮讫，息火乃移灸百会五十壮毕，还灸天窗五十壮。若初发，先灸百会，则风气不得泄，内攻五脏，当闭伏更失音也。所以先灸天窗，次灸百会乃佳。一灸五十壮，息火泄气复灸之。视病轻重，重者处各三百壮，轻者以意。一云次灸肩井得二百壮，即灸二里三壮若五壮以下气也，鸠尾可灸百壮，灸至五十壮，暂息火也。"

《素问玄机原病式·六气为病·火类》："暴喑，猝哑也。金肺主声，故五行唯金响。金应于乾，乾为天，天为阳、为健、为动；金本燥，为涸、为收、为敛、为劲切、为刚洁。故诸能鸣者，无越此也。凡诸发语声者，由其形气之鼓击也。鼓击者，乃健动之用也。所谓物寒则能鸣者，水实制火，火不克金也。其或火旺水衰，热乘金肺而神浊气郁，则暴喑无声也。"

《古今医统大全·卷四十六》："声音病分三因 有内热痰郁窒塞肺金，而声哑及不出者，及有咳嗽久远，伤气而散者，此内因也；有外受风寒，腠理闭塞，寒束于外，郁嗽而声哑，三拗之类，此外因也；又有忽暴吸风，卒然声不出者，亦外因也；有因争竞大声号叫，以致失声，或因歌唱伤气声不出，此不内外因也，养息自愈。"

《景岳全书·咳嗽·卷十九》："咳嗽声哑者，以肺本属金，盖金实则不鸣，金破亦不鸣。金实者，以肺中有邪，非寒邪即火邪也；金破者，以真阴受损，非气虚即精虚也。寒邪者宜辛宜温，火邪者宜甘宜清，气虚者宜补阳，精虚者宜补阴。大都此证，邪实者，其来暴，其治亦易；虚损者，其来徐，其治亦难。"

《景岳全书·声暗·卷二十八》："暗哑之病，当知虚实。实者其病在标，因窍闭而暗也。虚者其病在本，因内夺而暗也。窍闭者，有风寒之闭，外感证也；有火邪之闭，热乘肺也；有气逆之闭，肝滞强也。风闭者，可散而愈；火闭者，可清而愈；气闭者，可顺而愈，此皆实邪之易治者也。至若痰涎之闭，虽曰有虚有实，然非治节不行，何致痰邪若此。此其虚者多而实者少，当查邪正、分缓急而治之可也。内夺者，有色欲之夺，伤其肾也；忧思之夺，伤其心也；大惊大恐之夺，伤其胆也；饥馁疲劳之夺，伤其脾也。此非各求其属而大补元气，安望其嘶败者复完，而残损者复振乎？此皆虚邪之难治者也。然难易之辨固若此，而犹有难易之辨者，则辨其久暂，辨其病因乃可悉焉。盖暂而近者易，渐而久者难。脉缓而滑者易，脉细而数者难。素无损伤者易，积有劳怯者难。数剂即开者易，久药罔效者难，此外复有号叫歌唱悲哭，及因热极暴饮冷水，或暴吸风寒而致暗者，乃又其易者也。若此者，但知养息，则弗药可愈。是皆所当辨者。"

《简明医彀·咽哑水呛·卷六》："音声出于肺，肺金为火所克，毒壅气道，音不出也。作痛者亦由此耳。甘桔汤、玄参、牛蒡子之类。水呛者，盖气喉居前，食喉在后，气喉有痘壅碍，茶汤误入，故嗽也。甘桔汤解毒为主，加玄参、牛蒡、麦门冬、杏仁、荆芥之类。"

《红炉点雪·卷十一》："夫失声之证非一，有痰壅邪郁、肺痿毒风、寒热狐惑、舌强不语、肾虚喑痱，治法各从其类也。唯痰火声嘶，则与诸证大异，何也？以水涸火炎，熏灼肺窍，金为火烁而损，由是而声嗄声嘶见焉。治法非苦寒降火、温燥消痰可复，唯益水清金则善矣。"

《辨证录·喑哑门》："人有口渴之极，快饮凉水，忽然喑哑，不能出声，人以为心火亢热也，谁知肺气之闭乎。夫肺主气，气通则声音响亮，气塞则声音喑哑。盖肺属金，金实则不鸣耳。但肺金最恶心火，火来刑金，宜为金之所畏，金不敢出怕刑也，何得水而反闭耶？不知水来克火，则火必为水所克，金虽幸水之克火，犹恐火之刑金，肺气随水气而下降，金沉水底，何能自鸣耶？此种喑哑，乃水抑肺气而不升，非肺气之自败。治法宣扬肺气，分消其水湿，不治喑降水消，金无所畏，肺亦何所顾忌而不鸣哉。此症亦可用冬茯苏贝汤。"

《血证论·失血兼见诸证·声音》："失血家初病失音，多是风火。声音者，肺之所生，肺金清朗则声音显明。失血家，肺金阴虚，为火所克，肺窍不通，鼻塞声闭。若系外感闭其气者，宜小柴胡汤加杏仁、桔梗、荆芥、薄荷治之。若是肺中实热，壅遏其窍，而声音闭者，人参泻肺汤治之。又有津液干枯，肺痿叶焦，声音嘶小者，乃失血之虚弱证，人参清肺汤、清燥救肺汤主之，常用白蜜、川贝母、人参、胡桃、百合蒸服。又有痨虫居于肺间，啮坏肺脏，金蚀不鸣，喉中痒、咳喘热难已，此为痨瘵难治之证，宜百部、人参、明雄、獭爪、白及、百合、蚕砂、麝香、桔梗、甘草、獭肝、鳗鱼骨治之。又凡痨瘵而咽喉破烂者，均在不治，总宜上方，外用珍珠、人参、牛黄、明雄吹之。"

《仁斋直指方·卷八·声音》："心为声音之主，肺为声音之门，肾为声音之根。风寒暑湿，气血痰热，邪气有干于心肺者，病在上脘，随证解之，邪气散则天籁鸣矣。唯夫肾虚为病，不能纳诸气以归元，故气奔而上，咳嗽痰壅，或喘或胀，髓虚多唾，足冷骨痿，胸腹百骸俱为之牵制，其嗽愈重，其气愈乏，其声愈干，君子当于受病之处图之可也。按钱氏方，小儿吐泻，利其小便过多，以致脾虚不食，钱用益黄散作效；数日以后，忽尔不语，钱知其脾气已复，肾气尚虚，投以地黄丸益肾，相继数剂，于是能言。余益信声音之根出于肾也，不诬矣。"

《素问玄机原病式·六气为病·火类》："暴喑，猝痖也。金肺主声，故五行唯金响，金应于乾，乾为天，天为阳，为健，为动。金本燥，为涸，为收，为敛，为劲切，为刚洁。故诸能鸣者，无越此也。凡诸发语声者，由其形气之鼓击也。鼓击者，乃健动之用也。所谓物寒则能鸣者，水实制火，火不克金也。其或火旺水衰，热乘金肺，而神浊气郁，则暴喑无声也。"

《医学纲目·卷二十七·喑》："出声音方：诃子炮去核，木通各一两，甘草半两，用水三升，煎至升半，入生姜、地黄汁一合，再煎数沸，放温，分大服，食后，日作半料。诃子治逆气，破结气。木通通利九窍，治肺痈甚当。诃子汤：治失音不能言语。诃子四个（半生半炮），桔梗一两（半生半炙），甘草二寸（半炙半生）。上为细末，每服二钱，童便一盏，水一盏，煎五七沸，温服。甚者不过三服愈，桔梗通利肺气，诃子泄肺导气，童便降火甚速。"

《万病回春·卷之五·咽喉》："噙化丸：治咽喉肿痛，或声音不清，或声哑咽喉干燥，或生疮者并治。南薄荷叶、楝参五钱，怀生地一两，生甘草二两，白桔梗三钱，山豆根八钱，片脑三分。上为细末，炼蜜为丸，如龙眼大。每一丸，分三次，临卧将丸噙入口中，津液渐渐化下。响声破笛丸：连翘二两半，桔梗二两半，川芎一两半，砂仁一两，诃子一两（炒），百药二两，薄荷四两，大黄一两，甘草二两半。上为细末，鸡子清为丸，如弹子大。每服一丸，临卧时噙化，徐徐咽下。"

《外科正宗·卷六·咽喉论第二十一》："实火之症，由于过饮醇酒，纵食膏粱，叠褥重衾，饷餐辛烈，多致积热于中，久则火动痰生，发为咽肿。甚则风痰上壅，咽门闭塞，少顷汤水不入，声音不出，此为喉闭。即紧喉风是也。用药不及事，先用针刺喉间，发泄毒血，随用桐油饯鸡翎探吐稠痰，务使痰毒出尽，咽门得松，汤药可入，语声得出，乃止。内服清咽利膈汤疏利余毒。"

《景岳全书·卷二十八·声喑》："火邪侵肺，上焦热甚而声喑者，宜四阴煎、麦门冬汤主之。心火盛者，二阴煎。胃火上炎者，竹叶石膏汤。肝胆火盛者，柴胡清肝散之类主之。劳瘵痰嗽夹火者，竹衣麦门冬汤主之。肝邪暴逆气闭为喑者，宜小降气汤、润下丸、七气汤之类主之。痰气滞逆而为喑者，如二陈汤、六安煎、贝母丸、润下丸之类，皆治标之可用者。或用盐汤探吐之亦可。其有虚痰或痰火之甚者，当于痰饮门参酌治之。虚损为喑者，凡声音之病，唯此最多，当辨而治之。凡色欲伤阴病在肾者，宜六味丸、八味丸、左归丸、人参平肺汤、大补元煎之类主之。"

《理瀹骈文·外治医说》："治肺病并失音者。党参、陈皮、贝母、半夏、桔梗、茯苓、桑白皮、知母、枳壳、杏仁、款冬、麦冬、地骨皮、黄芩、生地各一两，黄连、炒木通、五味、苏子、诃子肉、菖蒲、甘草、生姜五钱，枇杷叶、百合各四两。油熬，丹收，阿胶八钱搅，贴胸。若肾虚失音者，宜党参、川芎、当归、熟地、白芍、茯苓、菟丝子、五味子、杜仲、巴戟天、橘红、半夏曲各一两，牛膝、白术、破故纸、胡芦巴、益智仁、甘草各五钱，菖蒲三钱，加姜、枣，油煎贴脐下。纳气归肾，则咳嗽减而气以增，其声自出矣。按心为声音之主，肺为声音之门，肾为声音之根。凡治失音，以清肺膏贴胸口，此膏贴脐下最妙，即贴法也。凡诸病之宜兼治者照此推。"

《临证指南医案·卷二·失音》："夫宫商角徵羽，歌哭呼叫呻，此五脏所属之音声也。然其发声之本在于肾，其标则在乎肺。病有虚实，由咳嗽而起者居多。或肺有燥火，外感寒邪，火气郁遏而喑者；有肺金燥甚，木火上炎，干咽喉痹而喑者；有风热痰涎，壅遏肺窍而喑者；有嗔怒叫号，致伤会厌者；亦有龙相之火上炎，凌烁肺金，久咳不止而喑者；有内夺而厥，则为喑痱，此肾虚也。是即暴中之不能言者也。先生有金空则鸣，金实则无声，金破碎亦无声，此三言足以该之矣。有邪者，是肺家实也。无邪者，是久咳损肺，破碎无声也。其治法有寒者散寒，有火者清火，有风痰则祛风豁痰。若龙相上炎烁肺者，宜金水同治。若暴中之喑，全属少阴之虚，宜峻补肝肾，而稍兼痰火而治之。其用药总宜甘润，而不宜苦燥，斯得之矣。"

《罗氏会约医镜·卷之七·论声喑》："声喑之症，虽兼五脏，而于心、肺、肾三经为重。又须知其虚实治之，乃为上工。舌为心之苗，心病则舌不能转，此心为声音之主也。声由气而发，肺病则气夺，此气为声音之户也。肾藏精、精化气，阴虚则无气，此肾为声音之根也。然此三者之中，又以肾为主。肾阴一足，则水能制火，而肺以安，庶金清而声亮矣。譬之钟焉，实则不鸣，破亦不鸣。肺被火烁，是邪实其中，即形破于外，声何而出乎！是知宜补水降火也。至于实邪之闭其窍者，或肺胃风寒，或肺被客热，散之清之，而病自愈，此暂而近者也。彼虚邪为害者，内夺而喑也。有房劳之夺，伤其胆也；饥馁疲劳之夺，伤其脾也；暴怒气逆之夺，伤其肝也。此非各求其属，而大补元气，安望伤残者之复完乎？此外，复有号叫歌哭、冷饮吸风而致喑者，能知养息，自不药而愈，不足虞也。"

《喉证全科紫珍集·卷下·喉风》："此症乃风热感于膈间，或过食炙煿厚味，以致火动痰生而起，帝丁两旁肿塞，或白或紫。治法吹十叶及本下刀以秘药及碧雪吹之，内服三黄凉膈或涂方连翘解疫清咽等剂。如有脓，用千金内托及枳桔二陈多加银花服之，肿不消，用均末碧雪加冰麝吹之。"

《喉科心法·咽喉痛失音》："咽喉声哑须分暴久。暴病得之皆可治之症，如喉痛起于四五日间，是暴病也。咳嗽声重吐稠痰，恶寒发热头痛，咽喉红肿，其声嘶哑，此热结于肺，寒束于外也，先用辛凉之剂，荆防败毒散加苏叶、北辛四分去叶、杏仁去皮尖、炒牛子、葱豉、姜汁以散之；然后加石膏以清之；或麻杏甘石汤重加生玉竹；肥人痰多者，再加法夏、苏红皮去白，或枳桔二陈汤；体实者加味导痰汤，皆对症汤剂。又有暴病声哑，咽痛异常，不红不肿，猝然而起，或欲咳而不能，或清痰上溢，脉沉细，或弦紧，此大寒犯肾，宜蜜炙附子噙之，不可妄投寒凉之剂。二症寒热天渊，不可不辨。"

《咽喉证治要略·杂证要方》："肺有实热壅遏其窍，而声音闭者，治宜人参泻肺汤。西党参一钱五分，黄芩一钱，栀子一钱五分（炒），枳壳一钱（炒），甘草五分，连翘二钱，杏仁一钱五分（去皮），桔梗八分，桑白皮二钱，大黄三钱，薄荷五分。煎服。又有津液枯干，系肺痿叶焦，声音嘶小者，乃虚弱之大证，治宜人参清肺汤。党参二钱，阿胶一钱五分，知母一钱（炒），地骨皮二钱，桑白皮二钱，杏仁三钱（去皮），甘草一钱，乌梅一枚，罂粟壳五分，加大枣三枚。煎服三五剂。或用清燥救肺汤。凡喉病初起失音，多是风火，如鼻塞声闭，兼有外感，治宜加味小柴胡汤。柴胡一钱五分，党参二钱，黄芩一钱二分，炙草五分，生姜一片，姜夏二钱，加杏仁一钱五分（去皮），桔梗一钱，荆芥一钱，薄荷五分。煎服一二剂自愈。"

《妇人良方大全·卷之十五·妊娠门》："孕妇不语非病也，间有如此者，不须服药。临产月但服保生丸、四物汤之类，产下便语。得亦自然之理，非药之功也。医家不说与人，临月则与寻常之药，产生能语，则以为医之功，岂其功也哉。"

《儒门事亲·卷之五·身重音哑》："夫妇人身，九月而暗哑不言者，是胞之络脉不相接也，则不能言。《经》曰：无治也。虽有此论，可煎玉烛散二两，水一碗，同煎至七分，去滓，放冷，入蜜少许，时时呷之，则心火下降，而肺金自清，故能作声也。"

《胎产心法·卷上》："夫暗者，有言无声，《经》曰不能者，非绝然不语之谓。凡音出于喉咙，发于舌本，因胎气肥大，阻肾上行之经，肾经入肺，循喉咙，系舌本。喉者肺之部，肺主声音，其人窃窃私语，心虽有言而人不能听，故曰喑。肺肾子母之脏，故云不必治。"

《景岳全书·卷二十八·声喑》："至于酒色过伤，欲火燔烁，以致阴亏而盗气于阳，精竭而移槁于肺，肺燥而嗽，嗽久而喑者，此肾水枯涸之病也。是五脏皆能为喑者其概如此。虚损为喑者，凡声音之病，唯此最多，当辨而治之。凡色欲伤阴，病在肾者，宜六味丸、八味丸、左归丸、右归丸、人参平肺汤、大补元煎之类主之。或兼肺火者，宜一阴煎、四阴煎、人参固本丸之类择而用之……凡病人久嗽声哑者，必由元气大伤，肺肾俱败，但宜补肺气，滋肾水，养金润燥，其声自出，或略加诃子、百药煎之类，兼收敛以治其标，务宜先本后末，庶可保全。"

《医碥·卷二·伤燥》："《经》曰：诸燥枯涸，干劲皴揭，皆属于燥。燥为肺金之化，秋令也。所以致燥有二：一因于寒，秋风清肃，夏令之湿至是而干，所谓风胜湿也；一因于热，夏时热盛，有湿以润之，至秋则湿退而热犹未除，故燥，所谓燥万物者，莫乎火也。其因于热者固热矣，即因于寒者亦未始非热，何则？秋令降敛，阳气内入，寒气外束，故每当秋凉，多觉口鼻气热，是其理也。此言天时之致燥也。若或亡血亡津，肾虚火盛，致此多端，则又属于人事矣。在外则皮肤皴揭枯涩，在上则鼻咽焦干，在下则二便涸涩，在手足则痿弱无力，在脉则涩滞虚衰。治以甘寒润剂，清肺以滋水源，庶几血充液满，泽及百骸，滋燥养荣汤、大补地黄丸、清凉饮子、导滞通幽汤、润肠丸、八正散，皆可随证选用也。《内经》每云秋伤于湿，盖运气之说，以立秋、处暑、白露三气，属湿土也，毕竟伤燥者多。"

《诸病源候论·妇人杂病诸候·卷三十九》："咽中如炙肉脔候：咽中如炙肉脔者，此是胸膈痰结，与气相搏，逆上咽喉之间结聚，状如炙肉之脔也。"

《简明医彀·梅核气·卷三》："是证因七情之气，郁结不舒，或因饮食之时，触犯恼怒，妇人犯此最多。总由痰与气结，状如梅核，或如破絮，停于咽嗌之间，咯之不出，咽之不下。或中脘痞满，气不舒快；或痰壅热盛，上气喘急；或留饮恶心，呕吐涎沫，久久不已，则为噎膈、关格之渐。治宜开郁顺气，利肺化痰、清肺为主。"

《太平圣惠方·卷第三十五》："治咽喉中如有物妨闷诸方：若脏腑不和，肺脾壅滞，风邪热气，搏结经络，蕴蓄不散，上攻于咽喉，故令咽喉中如有物妨闷也。亦有愁忧思虑，五脏气逆，胸膈痰结，则喉中如梗，甚则咽喉肿痹也。"

《圣济总录·卷第一百二十四》："咽者胃之系，故咽主咽物。天气通于肺，故喉主通气。咽喉中妨闷，如有物者，乃肺胃壅滞，风热客搏，结于咽喉使然。故圣惠谓忧愁思虑，气逆痰结，皆生是疾。"

《疡科心得集·卷上·辨梅核气喉暗论》："梅核气者，乃痰气结于喉中如块，咽之不下，吐之不出。《金匮》云：妇人咽中有如炙脔，半夏厚朴汤主之。炙脔者，干肉也。此病不因肠胃，故不碍饮食，二便；不因表邪，故无骨痛，寒热。乃为积寒所伤，不与血和，血中之气溢而浮于咽中，得水湿之气凝结难移。男子亦间有之。"

《喉科心法·梅核气》："此症咽喉不痛不红肿，患者自觉咽中如有物状，或如梅核，或如破絮，咽不下，咯不出，似硬非硬，窒碍不舒。乃由七情气郁，郁则生涎，结聚于胸膈之间，甚则膈间痞满，恶心呕逆。治不如法，防成噎膈。法当散郁开结，宣畅胸膈。先进四七汤，次用六君子汤加砂仁、蔻仁调理，多服自愈。"

附录：刘老师对师承学生的要求

提示：通过以下学习，从传统文化、哲学、艺术、科学角度思考宇宙、社会、人生的本质和意义，深层次了解人体患病原因所在。认识医学不是单纯生物科学，而是文化、思想、关怀与科学的结合。

第一部分：专业知识

一、必背章节

1.背诵《大医精诚》以下内容 "凡大医治病，必当安神定志，无欲无求，先发大慈恻隐之心，誓愿普救含灵之苦。若有疾厄来求救者，不得问其贵贱贫富，长幼妍媸，怨亲善友，华夷愚智，普同一等，皆如至亲之想。亦不得瞻前顾后，自虑吉凶，护惜身命，见彼苦恼，若己有之，深心凄怆，勿避险巇，昼夜寒暑，饥渴疲劳，一心赴救，无作工夫行迹之心，如此可做苍生大医，反之则是含灵巨贼。

夫大医之体，欲得澄神内视，望之俨然，宽裕汪汪，不皎不昧，省病诊疾，至意深心，详察形候，纤毫勿失，处判针药，无得参差，虽曰病宜速救，要须临事不惑，唯当审谛覃思，不得于性命之上，率而自逞俊快，邀射名誉，甚不仁矣。

夫为医之法，不得多语调笑，谈谑喧哗，道说是非，议论人物，炫耀声名，訾毁诸医，自矜己德，偶然治瘥一病，则昂头戴面，而有自许之貌，谓天下无双，此医人之膏肓也。

医人不得恃己所长，专心经略财物，但作救苦之心，于冥运道中，自感多福者耳。又不得以彼富贵，处以珍贵之药，令彼难求，自炫功能，谅非忠恕之道。志存救济，故亦曲碎论之，学者不可耻言之鄙俚也！"

2.**背诵《素问》以下34篇**　上古天真论篇第一；四气调神大论篇第二；生气通天论篇第三；金匮真言论篇第四；阴阳应象大论篇第五；阴阳离合篇第六；阴阳别论篇第七；六节藏象论篇第九；五脏生成篇第十；异法方宜论篇第十二；移精变气论篇第十三；平人气象论篇第十八；玉机真脏论篇第十九；宣明五气篇第二十三；血气形志篇第二十四；太阴阳明论篇第二十九；热论篇第三十一；疟论篇第三十五；气厥论篇第三十七；咳论篇第三十八；举痛论篇第三十九；腹中论篇第四十；刺腰痛篇第四十一；风论篇第四十二；痹论篇第四十三；痿论篇第四十四；厥论篇第四十五；病能论篇第四十六；奇病论篇第四十七；经络论篇第五十七；调经论篇第六十二；五运行大论篇第六十七；五常政大论篇第七十；至真要大论篇第七十四。

3.**背诵《伤寒论》**　全部398条条文及112方。

二、必读中医经典

《黄帝内经》《伤寒杂病论》(《伤寒论》及《金匮要略》)、《神农本草经》《濒湖脉学》。

要求：

1.详细了解成书背景、作者状况，理解内容及文字特点。

2.结合临床实践，每月撰写经典学习笔记。

三、熟读中医经典

《医学入门》《证治准绳》《寿世保元》《景岳全书》《医宗金鉴》《血证论》《脾胃论》《丹溪心法》《温病条辨》《外科正宗》《诸病源候论》《临症验舌法》《针灸大成》《临证指南医案》。

要求：

1.摘录、学习相关章节，并结合临床病例分析释义。

2.从专著中总结各家用药特点。

3.结合临床跟师，撰写学习笔记。

4.总结老师的学术思想。

四、学习现代医学内容

要求：

1.掌握本专业解剖学、生理学、病理学、组织学、胚胎及发生学、免疫学等；常用药物药理学。

2.了解现代医学学术进展。

第二部分：文化学习

一、必背章节

《弟子规》（教导学生为人处世规范）。

二、细读内容

1.《了凡四训》　明朝袁了凡结合亲身经历和毕生学问与修

养，教育子孙认识命运、明辨善恶标准、行善积德、自立自强、掌握自己未来的道理。

2.《道德经》 道家哲学思想的重要来源。

3.《中庸》 儒家哲学代表著作。

4.《易经》 中医辨证思想部分来源。

三、阅读内容

1.《论语》，反映孔子政治思想、学术思想和教育思想，是学习中国传统文化重要的一本书。

2.《孟子》，是对孔子思想的继承、发展和完善。

3.《大学》，三纲八条为中国古代社会伦理道德核心。

4.《中国哲学简史》（冯友兰）。

5.《物种起源》（达尔文），《宇宙之谜》（［德］海克尔）。

要求：每年写 1 篇与社会、人生、疾病相关的思考或质疑。

四、了解传统文化内容

学习了解古文、诗、词、曲、赋、民族音乐、民族戏剧、曲艺、国画、书法、传统节日及各种民俗等；中国古代自然环境，以及生活在中国各地区、各少数民族的传统文化。

（一）综合文化

1.儒家（孔子、孟子、荀子；仁、义、礼、智、信；四书：《中庸》《大学》《孟子》《论语》）。

2.道家（老子、庄子、列子；思想、道德，无为、逍遥等）。

3.墨家（墨子、《墨子》；思想：兼爱、非攻、举贤、节俭）。

4.法家（韩非、李斯；君主集权，以法治国）。

5.阴阳家（邹衍、五行、金木水火土）。

6.兵家（《孙膑兵法》《孙子兵法》）。

（二）琴棋书画

1.了解中国乐器，学习其中一种。了解中国十大名曲（《高山流水》《广陵散》《平沙落雁》《梅花三弄》《十面埋伏》《夕阳箫鼓》《胡笳十八拍》《汉宫秋月》《阳春白雪》《渔樵问答》），深入理解中医"五音入五脏"理论。

2.中国象棋、中国围棋，学习其中一种。从中理解中医"临证如临阵，用药如用兵"的治疗思想。

3.中国书法、篆刻印章、文房四宝，每日临帖不少于一张。了解字的含义和出处。

4.会欣赏国画、山水画、写意画。从绘画用色浓淡干湿体会中药"君臣佐使"配伍。

（三）诗词曲赋

浏览《诗经》《汉乐府》《唐诗》《宋词》《元曲》等。体会诗词优美的韵律与合理的中药配伍关系。

（四）中国戏剧

昆曲、京剧、评剧、越剧、豫剧、黄梅戏、川剧、粤剧、花鼓戏、湘剧、秦腔、曲剧、二人转、梆子……归纳不同戏曲发声特点，观察与其相关的嗓音疾病。

（五）宗教哲学

佛、道、儒、阴阳、五行等。"从因果""自然"中思考中医辨证理念来源。

（六）武术健身

了解太极、咏春、南拳北腿、少林、武当、峨眉等历史；学习中医养生健身术。

（七）地域文化

中土文化、潮汕文化、江南文化、江南水乡、塞北岭南、大漠风情、蒙古草原、黑土地、天府之国、大西北、桂林山水、天涯海角、中原文化、巴陵文化等。理解中医流派形成及各地环境生活差异与患病表现特点。

（八）气候、节气与民俗

了解全国各地气候特点及从古至今的发展趋势。从中观察哪些疾病与气候特点、节气变化及民俗民风相关。

（九）衣冠服饰

了解各朝代形制不同的古装到现代服装，各类传统及现代的佩饰、鞋、帽等，哪些服饰与疾病相关（如古人繁复服饰、近代女性裹脚、现代人露脐装等）。

第三部分：了解未知领域

认识和思考生命，人体不可解释的功能，动物特殊感知，自然奇异现象，多维空间，黑洞，暗物质……从中认识人类与宇宙的关系，以及人思维的局限性，体会中医天人合一、顺应自然的思想。